胃肠疾病内镜临床征象与中医证型相关性研究及临床应用

主审　党中勤

主编　赵长普

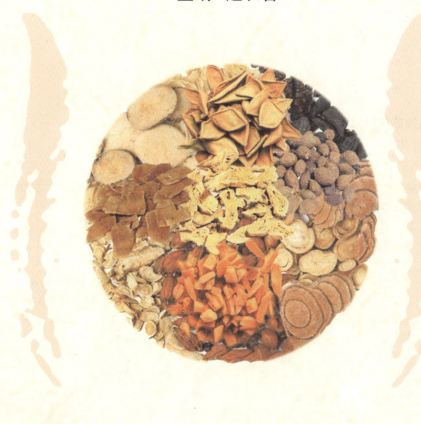

郑州大学出版社

图书在版编目(CIP)数据

胃肠疾病内镜临床征象与中医证型相关性研究及临床
应用／赵长普主编. -- 郑州：郑州大学出版社，2025.
3. -- ISBN 978-7-5773-0949-1

Ⅰ. R256.3

中国国家版本馆 CIP 数据核字第 2025BG5002 号

胃肠疾病内镜临床征象与中医证型相关性研究及临床应用

WEICHANG JIBING NEIJING LINCHUANG ZHENGXIANG YU ZHONGYI ZHENGXING
XIANGGUANXING YANJIU JI LINCHUANG YINGYONG

策划编辑	李龙传　薛　晗		封面设计	曾耀东
责任编辑	薛　晗		版式设计	曾耀东
责任校对	杨　鹏		责任监制	朱亚君

出版发行	郑州大学出版社	地　　址	河南省郑州市高新技术开发区
出 版 人	卢纪富		长椿路 11 号(450001)
经　　销	全国新华书店	网　　址	http://www.zzup.cn
印　　刷	河南文华印务有限公司	发行电话	0371-66966070
开　　本	787 mm×1 092 mm　1 / 16	彩　　页	27
印　　张	12.25	字　　数	287 千字
版　　次	2025 年 3 月第 1 版	印　　次	2025 年 3 月第 1 次印刷

书　　号	ISBN 978-7-5773-0949-1	定　　价	89.00 元

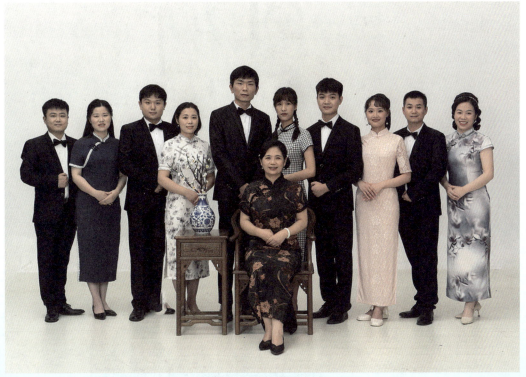

传统 No？传承 Yes！

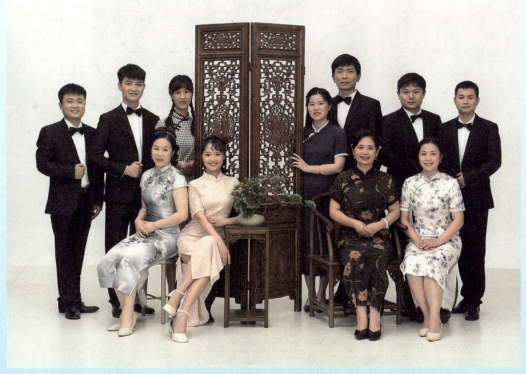

松木椅、雕花柜，医贵传承

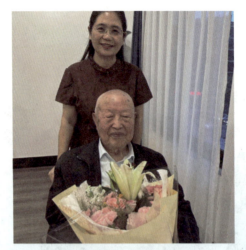

传师道义，志之弥坚

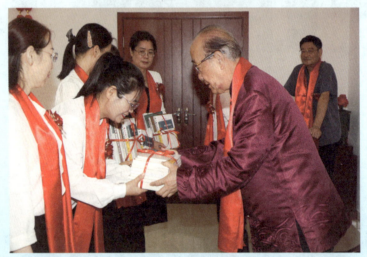

大道国医，薪火相传

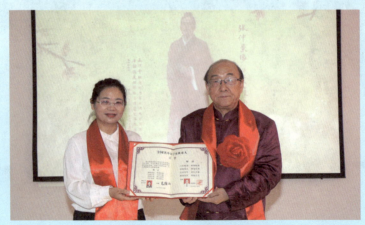

师恩指引，问道无境

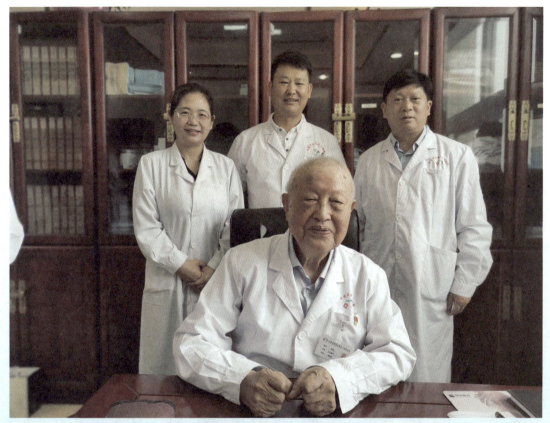

杏林同门沐师恩，仁心相授医道存

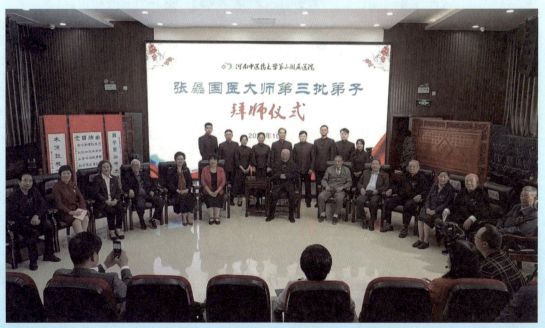

一脉相承，生生不息；杏林春满，岐黄永续

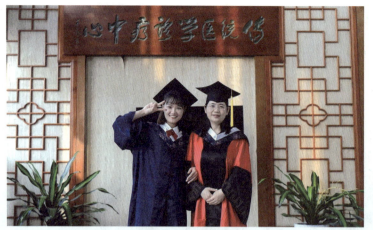

比个耶——毕个业

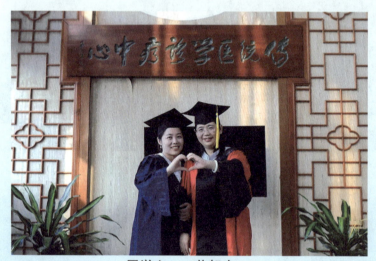

同举心——共努力

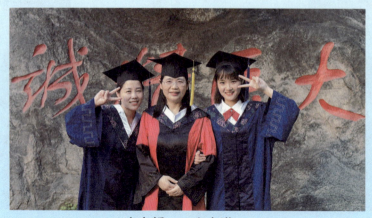

宣个誓——守个诺

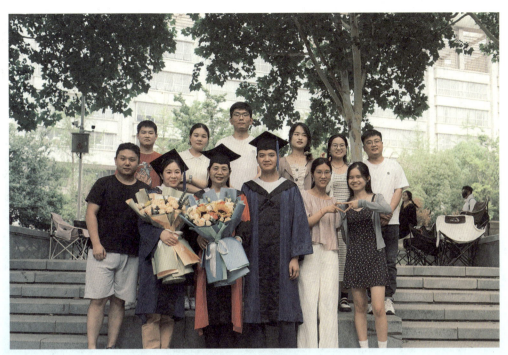

书声入耳，万卷期待破晓时

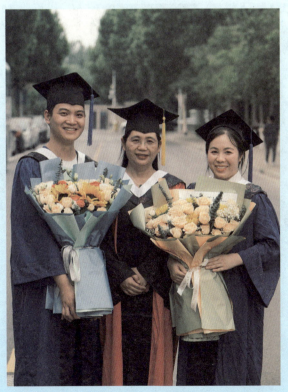

丝丝新绿，染春之景；英英姹紫，医路繁花

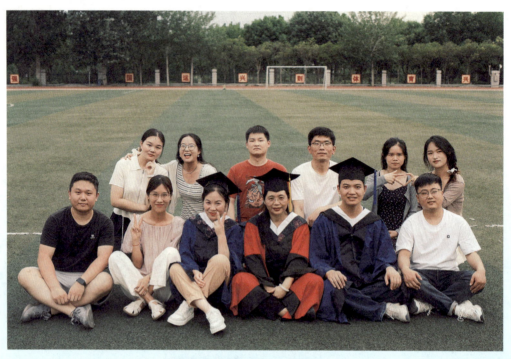

荷香濯半夏，厚朴正当归

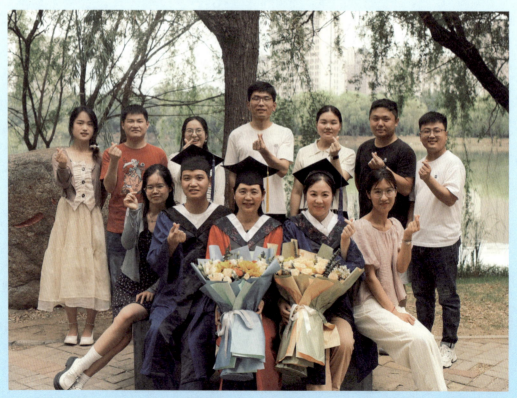

钟意于医，大医精诚

肝胆之病危证多，
中西结合起沉疴；
敢于碰硬凌云志，
售罄奇书乐若何。

张磊

作者名单

主　审　党中勤

主　编　赵长普

副主编　郝晨源　和梦静　胡慧慧　王　菲

编　委　（以姓氏笔画为序）

王　菲　王钦正　许钰颖　孙美好

李子舜　李荣枝　李美玲　张　雨

陈仁伍　和梦静　赵长普　郝晨源

胡慧慧

序一

　　中医药是中华民族的瑰宝,是中华优秀传统文化的杰出代表。习近平总书记指示:一定要保护好、发掘好、发展好、传承好中医药。我们要重视中医药学的发展和运用,要"坚持中西医并重,传承发展中医药事业"。消化系统疾病包括食管、胃、肠、肝、胆、胰等脏器的器质性和功能性疾病,临床上十分常见。据统计胃肠病和肝病引起的疾病负担占所有疾病的十分之一,在中国胃癌和肝癌分别是引起恶性肿瘤患者死因的第二位和第三位。《胃肠疾病内镜临床征象与中医证型相关性研究及临床应用》是我们通过多年的临床观察和探索,致力于研究消化系统疾病近三十年的结晶。

　　《胃肠疾病内镜临床征象与中医证型相关性研究及临床应用》框架清晰,结构明确,内容丰富,资料翔实,观点独特,该书将理论探讨、内镜征象、教学实践、临床运用融为一体,提出了许多卓有成效的学术观点和新颖的诊治方法,把宏观的中医辨证和微观的内镜下征象完美的融合,进一步拓宽了中医学望诊的范畴,很好地诠释了中西医结合的内涵,为临床消化系统疾病的诊断与治疗提供了新的思路和方法。

　　赵长普教授是我的弟子,长期致力于中西医临床、教学与科研工作,专业素养高,治学态度严谨,对疾病的诊断和治疗都有自己独特的见解和丰富的经验,并且坚持刻苦学习、不断更新自己的专业知识,提高自己的诊疗水平,因此受到了广大患者的信赖和好评。在带教研究生的过程中,更是勤于思考,精于业务,擅于用最新的视角发现问题,积极带领研究生思考问题,及时用中西医结合的方法去解决问题,把宏观与微观辨证、态靶与标靶施治很好地结合起来,传承和发展了中医消化病学。该书值得广大中西医学者细心研读,认真思考,以中西医结合的知识和技能,更好地服务于临床,造福广大患者。

张磊

2024 年 12 月

序二

　　中医学是在中华文化与长期临床实践基础上形成的独特医学，她不仅是维护人类生命的实用医学，还是传承中华文明的载体，更是推动中国传统医学走向世界的模板。传承、创新、发展中医是新时代中国特色社会主义事业的重要内容。中医学要想持续发展，必要顺应时代潮流，在保持中医特色的前题下，借助现代科技手段，守正创新，不断地去挖掘与提高。

　　赵长普是首届河南省中医药拔尖人才，二十多年来一直致力于中西医的教学、科研、临床等工作，并积极弘扬、传承、发展中医文化，总结出对胃肠疾病的理论见解及临床经验。为此，赵长普及其团队做了大量的临床研究工作，从二十余种胃肠疾病入手，详细阐述了中西医对这些疾病的认识，创新性的将内镜下临床征象与中医辨证分型结合起来，为胃肠疾病中医辨证分型提供了客观依据。

　　中医学的核心思维是整体观，所以宏观辨证是微观辨证的基础和前提。内镜下临床征象的微观辨证是中医辨证诊疗体系的一部分，是在中医基础理论指导下的辨证方法，也是传统辨证方法的延伸和发展。

　　赵长普长期坚持临床实践，基于胃肠疾病的特点，她在临床诊治中，将宏观与微观相结合，既关注内镜下微观的变化，又能从整体观出发，进行多维度、多层面的辨证分析。她将这些认知与经验总结成册，名为《胃肠疾病内镜临床征象与中医证型相关性研究及临床应用》。纵观全书，结构严谨，内容详实，图文并茂，贴切临床，并附有诊治医案与用药经验，堪为临床案头之佳作。

　　赵长普临床功夫扎实，善于思考，勤于实践。她的著作出版，为研究胃肠疾病的诊治增添了新知与力量，这是作者之喜，更是读者之幸，故乐为序。

毛德西

2024 年 12 月

前　言

近年来,消化系统疾病已经位居我国乃至世界系统疾病发病率的首位,而胃肠疾病是临床常见的消化系统疾病,临床表现千差万别,因此不能不引起重视。国外研究中尚未发现胃肠疾病内镜临床征象与中医证型的相关性。而中医对胃肠疾病的治疗有丰富的经验和独特之处。临床研究表明,中医辨证治疗可有效改善患者的临床症状,减轻患者疼痛的程度,降低不良反应发生率。在实际应用中,辨证论治受个人经验影响较大,缺乏规范客观的指标,一定程度上影响中医治疗的临床疗效。胃镜征像为中医辨证提供微观依据的高质量研究很少,仅有的成果也还不能很充分地被中医辨证论治作为微观依据所采纳。目前尚无相关全国性的指导规范,因此探索内镜下真实世界与胃肠疾病中医证型的相关性很有必要。在带教研究生和规培医师过程中,我们探索了内镜下的微观征象与宏观上胃肠疾病中医证型的相关性,并应用于广大患者,中西医并重,取得了很好的临床疗效。内镜是消化科医师的第三只手,这种人镜合一的中西医结合的教学和临床模式,必定会为国家培养出更高端的中西医结合实用人才。

应用先进的内镜技术辅助中医辨证,为中医胃病辨证提供可靠的客观指标,成为现代中医治疗脾胃病发展的需要,而"胃肠疾病内镜临床征象与中医证型相关性研究"就是我们提出的解决当下中医发展困境的途径。书稿囊括了多种消化系统疾病,如食管、胃、十二指肠、结肠等部位炎症、息肉、肿瘤等相关疾病,文中附有大量经典的案例,并辅以相应图片,这些图片统一放置于全书末尾,采用彩色印刷的方式呈现,为读者带来更优质的视觉体验。

本书是在中医辨证论治的基础上,结合内镜下胃肠黏膜的形态学改变和组织学活检的病理诊断,作为中医望、闻、问、切传统诊断方法的延伸,符合中医辨证论治的思路。其不仅能发挥中医药原创优势、推动我国生命科学实现创新突破;还可以探索胃镜下真实世界与胃肠病中医证候的相关性,创新性地将中医学宏观辨证法与内镜下微观辨证进行有机结合,为胃肠疾病中医证候诊断提供客观指标,指导中医临床诊断、治疗,更好地实现精准治疗,推进中医药现代化,推动中医药走向世界。

编　者

2024 年 10 月

目　录

第一章　食管癌 …………………………………………………………… 001

第二章　食管胃黏膜异位 …………………………………………………… 010

第三章　真菌性食管炎 ……………………………………………………… 016

第四章　贲门失弛缓症 ……………………………………………………… 022

第五章　贲门炎 ……………………………………………………………… 029

第六章　糜烂性胃炎 ………………………………………………………… 034

第七章　胃食管反流病 ……………………………………………………… 043

第八章　慢性萎缩性胃炎 …………………………………………………… 052

第九章　慢性非萎缩性胃炎 ………………………………………………… 058

第十章　消化性溃疡 ………………………………………………………… 065

第十一章　胃癌 ……………………………………………………………… 072

第十二章　胃息肉 …………………………………………………………… 079

第十三章　幽门螺杆菌现症感染 …………………………………………… 086

第十四章　幽门螺杆菌既往感染 …………………………………………… 094

第十五章　胃出血 …………………………………………………………… 101

第十六章　结直肠息肉 ……………………………………………………… 109

第十七章　结肠黑变病 ……………………………………………………… 117

第十八章　溃疡性结肠炎 …………………………………………………… 126

第十九章　克罗恩病 ………………………………………………………… 136

第二十章　直肠癌 …………………………………………………………… 143

第二十一章　结肠癌 ………………………………………………………… 155

第二十二章　家族性腺瘤性息肉病 ………………………………………… 165

第二十三章　糜烂性结肠炎 ………………………………………………… 174

附　全书彩图 ………………………………………………………………… 181

第一章 食管癌

【疾病概述】

(一)现代医学认识

食管癌(esophageal cancer)是起源于食管黏膜上皮的恶性肿瘤,临床常见症状有进行性吞咽困难、胸骨后疼痛、呕吐、消瘦及淋巴结肿大等。我国食管癌发病率和死亡率为全球最高,2020年我国食管癌新发病例数达32万余,位于我国癌症发病率第6位,死亡率第4位,严重威胁我国居民生命健康。流行病学显示,我国食管癌发病存在明显地区差异,高发区域主要位于太行山脉附近,如河南、河北、安徽等,男性发病率高于女性。

食管癌根据组织来源主要分为食管鳞状细胞癌(esophageal squamous cell carcinoma,ESCC;简称食管鳞癌)和食管腺癌(esophageal adeno-carcinoma,EAC)。我国食管癌主要的组织学类型为鳞癌,已知其发病与饮食习惯密切相关,包括烫食、饮酒、吸烟等,此外还包括食品霉变、炭烤或烟熏制备方式、饮用水、土壤成分或环境微生物菌群、遗传等因素;食管腺癌的发生与超重、胃食管反流病(gastroesophageal reflux disease,GERD)、巴雷特食管(Barrett's esophagus,BE)密切相关。

食管癌的发生、发展是一个多步骤、多阶段、复杂的演变过程,不仅包括诸多因素、不同阶段,还涉及多种基因异常表达。该病起病隐匿,早期缺乏特异性临床表现,若能够及时发现并予以治疗,可极大程度提高患者的生存率。然而多数患者确诊时已处于病情的中晚期,失去手术根治机会。随着内镜、微创技术的持续进步,内镜下手术治疗成为临床治疗早期食管癌及癌前病变患者的常用手段,既可保障手术效果,又可提高手术微创性及安全性,有效延长患者生存周期。目前常用的早期食管癌内镜下切除技术包括:内镜黏膜切除术(endoscopic mucosal resection,EMR)、多环套扎黏膜切除术(multi-band muco-sectomy,MBM)、内镜黏膜下剥离术(endoscopic submucosal dissection,ESD)等。对于轻中度异型增生,多采取定期复查胃镜、密切观察,有烧心、反酸症状的患者可酌情给予抑酸、促动力等治疗;对于食管重度异型增生的癌前病变,多采取内镜黏膜切除术及内镜黏膜下剥离术,而目前后期的预防性措施较少,尚缺乏对于食管癌前病变转食管癌的有效干预药物。相关研究表明中医药治疗可以减轻食管病理损害,预防和阻断食管癌癌前病变的病程进展,甚至逆转部分不典型增生。

食管癌确诊后常使用多模式联合治疗,主要包括外科手术治疗与放射治疗、化学治疗、经内镜治疗、靶向治疗,以及新辅助的化学治疗联合免疫治疗等非手术治疗,这些治疗手段的应用会在短时间内消除或缩小食管癌的瘤灶,但因其治疗过程中对免疫功能的影响,并不能使所有患者获得良好的治疗效果,且其伴发的不良反应也极大降低了患者的生活质量。如食管癌手术会直接损伤食管,间接损伤脾胃,造成中焦升降失序、气血亏虚等;多数食管癌患者在术后易出现胃肠功能紊乱,如慢性腹泻等症状。因此,当前食管癌的治疗常在上述疗法的基础上配合中医药治疗,以提高临床疗效、降低不良反应、改善症状和提高患者生活质量。

(二)传统医学认识

中医古籍文献中没有"食管癌"的病名,但早在2 000多年前就有类似食管癌症状的描述,历代医家对其病因病机及治则方药不断进行深入研究,将食管癌早、中期以进食噎塞不下为主症归属于"噎膈",至晚期时除进食困难,出现呕吐大量痰涎、吐血、全身极度消瘦时,将其归属"呕吐""反胃""虚劳"等病症的范畴。

关于本病症状的记载最早可追溯至《黄帝内经》,如《素问·至真要大论篇》云:"饮食不下,膈噎不通,食则呕"。唐代孙思邈《千金要方·噎塞论》中曰:"食噎者,食无多少,唯胸中苦塞,常痛不得喘息。"宋代严用和《济生方》记载:"其为病也,令人胸膈痞闷,呕逆噎塞,妨碍饮食,胸痛彻背,或胁下支满,或心忡喜忘,咽噎(原书无噎字)气不舒。"明代赵献可《医贯》描述本病:"噎膈者,饥欲得食,但噎塞迎逆于咽喉胸膈之间,在胃口之上,未曾入胃即带痰涎而出。"隋代巢元方《诸病源候论》将噎分为气、忧、食、劳、思五噎;忧、恚、气、寒、热五膈。唐宋以后始将"噎膈"并称,并逐渐认识到噎、膈证的预后不良,将其归于风、痨、鼓、膈四大绝症之列。

历代医家对本病的治则和方药积累了丰富的经验,如汉代张仲景创制补中降逆的大半夏汤治疗暮食朝吐、朝食暮吐的反胃,创制化痰散饮、和中止呕的小半夏汤;治疗吐后痞硬、噫气不除的旋覆代赭汤等。宋代《太平惠民和剂局方》记载用丁香透膈汤治疗脾胃虚弱，痰气郁结的噎膈。沈括在《苏沈良方》中记载软坚散结的"昆布丸"用于治疗噎膈等。在金元时期，刘完素、张子和主张用攻法治疗本病；李杲则用养血行瘀之法；朱丹溪重视滋阴降火；明代张景岳则偏于温脾滋肾。清代李用粹提出"化痰行瘀"的治法。近代张锡纯强调活血化瘀在本病治疗中的重要性，并指出预后与"瘀血之根蒂未净，是以有再发之"有关。上述理论对指导临床实践具有重要的意义。

【内镜征象】

早期本病胃镜图像并不呈现单调、一致的特征可供医师快速、轻松地作出判断，而可能会出现多种变化，黏膜颜色可能变红或变白，其中，变红的区域边界不清楚、不规则，变白指黏膜白斑，呈散状分布、边界清楚、大小不等、稍隆起状；有的黏膜还可发生形态学改变，包括糜烂、斑块、粗糙和结节等，多呈混合性改变等。在诊断过程中还需与食管炎相鉴别，食管炎常呈纵形糜烂，而食管癌边缘常有触角状、指形或突触样延伸；病灶表浅可出现黏膜充血、水肿，黏膜颜色改变，粗糙、糜烂、黏膜层增厚、颗粒状改变、结节状增生及不规则小溃疡等；食管癌患者胃镜下可见食管黏膜紊乱、管壁僵硬、管腔有充盈缺损、狭窄或扩张，边缘规则等征象。

胃镜是中医望诊的延伸，结合中医辨证体系，可以为医所用，是中医宏观辨证与微观辨证的有机统一。黄金昶教授认为：早期食管癌按其形态可分为隐伏型、糜烂型、斑块型和乳头型。其中以斑块型最为多见，多偏于少阳相火旺盛，少阳气机不利，容易郁结；糜烂型多为阴气不足，属于阳明燥金；乳头型常见于气滞血瘀或者痰瘀互结。

【内镜临床征象与中医辨证】

（一）内镜临床征象及辨证分型

目前我国对本病的辨证分型标准尚未形成统一规范，各医家根据自身临证经验对本病证型的认识不一。《中医内科学》噎膈病篇将其分为痰气交阻证、瘀血内结证、津亏热结证、气虚阳微证4种基本证型。刘洁等认为食管癌辨证分型主要为痰气互阻型、血瘀痰滞型、阴虚热毒型、气虚阳微型及脾虚气滞型。郑玉玲认为本病早期为肝胃不和、痰气交阻证;中期为肝脾失调、痰瘀互结证;晚期以正衰邪盛为主,最常见的为脾肾阳虚或肝肾阴虚证。

食管癌病因复杂,在典籍中多有描述。如《素问·通评虚实论》云:"隔塞闭绝,上下不通,则暴忧之病也。"《诸病源候论》指出:"此由忧恚所致,忧恚则气结,气结则不宣流,使噎。"明代李中梓《医宗必读》提出"忧思悲恚则脾胃受伤,血液渐耗,郁气生痰,痰则塞不通,气则上而不下,妨碍道路,饮食难进,噎塞所由成也。"宋代严用和《济生方·噎膈》认为:"倘或寒温失宜,食饮乖度,七情伤感,气神俱忧……结于胸膈,则成膈,气流于咽嗌,则成五噎。"指出该病多因七情内伤、酒食不节、年老体虚等致使气、痰、瘀交阻,热毒互结,津枯血竭,致食管狭窄不通,日久而成。食管癌,病位在食管,属胃气所主,病变脏腑与肝、脾、肾三脏有关。朱丹溪在《脉因证治·噎膈》中提到"血液俱耗,胃脘亦槁",认为噎膈早期是由多种原因导致火热上炎,津液不布,终致津液枯竭,胃脘干槁。现代医学认为其核心病机为脾、肝、肾功能失调,逆气、顽痰、瘀血交错而致胃食管腔的严重狭窄。病理性质总属本虚标实。本病初期,以标实为主,因痰气交阻于食管,故吞咽之时哽噎不顺;继则瘀血内结,气滞、痰凝、血瘀相互搏结,胃之通降受阻,上下不通,因此吞咽格拒,饮食难下;久则气郁化火,或痰瘀生热,损耗阴液,病机由标实转为正虚为主,病情由轻转重;晚期阴损及阳,脾肾脏腑功能减退,而致气虚阳微,病情危重。结合本病病因病机特点及内镜特点,赵长普教授将其分为痰气交阻证、瘀血内结证、津亏热结证、气虚阳微证4个证型。

1. 痰气交阻证　镜下食管管壁狭窄,食管黏膜粗糙斑驳不平,可见不规则增生、隆起、溃疡,表面多覆白苔污秽,质脆易出血,多伴黏膜粗糙、水肿,黏膜变薄,红白相间,白相为主,黏膜分泌物混浊、黏稠,不易清除,食管黏膜血管纹理可见或不明显,食管蠕动缓慢,可辨为痰气交阻证,如图1-1、图1-2。

2. 瘀血内结证　镜下食管表面黏膜充血暗红,部分可见粗糙、糜烂,触碰易出血,食管内常见轻微出血点,可伴暗褐色颗粒结节增生,黏膜分泌物呈褐色或灰白,黏膜下血管显露,胃窦黏膜红白相间,可见花斑样改变,可辨为瘀血内结证,如图1-3、图1-4。

3. 津亏热结证　镜下食管管壁僵硬、充盈不良,黏膜粗糙、暗红干燥,病变可呈茶褐色改变,可伴黏膜充血,血管扩张,可见大量散在点片状发红糜烂或溃疡,血管纹理尚清,黏膜分泌物黏腻,颜色暗红,可辨为津亏热结证,如图1-5、图1-6。

4. 气虚阳微证　镜下食管黏膜颜色苍白暗淡,常伴黏膜水肿,黏膜红白相间,以白为主,血管透见,癌变部位多可累及食管全腔、扩散较快,可辨为气虚阳微证,如图1-7、图1-8。

(二)医案实践

案例一

陈某,男,54岁。初诊(2017年11月25日):食管癌术后3月余。患者于2017年8月12日因"进行性吞咽困难1月余"就诊于河南省某医院。8月24日在全身麻醉下行食管癌根治术。术后病理示:浸润溃疡型低-中分化鳞状细胞癌,大小为4 cm×3 cm×1.5 cm,浸润至浆膜外并侵犯神经束,伴癌结节形成。食管周围淋巴结中发现两个淋巴结有癌细胞转移。2017年10月13日行紫杉醇与顺铂联合(TP)方案化疗。来诊时症见恶心呕吐,嗳气频频,大便偏稀,脘胀不适,纳差乏力,口干,夜寐尚可,察其舌淡白,苔白腻,舌下络脉瘀紫,诊其脉为弦滑,按之欠有力。此为胃失和降,痰瘀内阻,津气两伤;法当降逆祛痰化瘀,益气养阴和胃;方拟旋覆代赭汤合失笑散加减。处方:煅代赭石、太子参、枳壳、失笑散各15 g,制半夏、桔梗各10 g,旋覆花9 g,鲜芦根、大枣各30 g,白芍12 g,生姜、炙甘草各6 g。7剂,水煎服,日1剂。另嘱患者服药宜少量多次,频频呷服,不可操之过急,以免壅胃不运。胃镜所见见图1-9。

二诊(12月2日):服用前方后,恶心呕吐次数明显减少,饮食顺畅,仍有嗳气反酸,脘胀稍减,胃纳渐增,夜寐可,舌淡红、苔薄白,脉弦滑。续服前药。

三诊(12月9日):服药后已无恶心呕吐,吞咽顺利,无哽噎感,仍觉口干,乏力,二便尚调,夜寐安,舌淡红、苔薄白,脉弦,按之无力。此乃气阴两虚之象,拟益气养阴之法。处方:太子参、生黄芪、北沙参、麦冬、白芍、红枣、炙甘草10 g。14剂,水煎服,日1剂。

按:本案患者历经手术,正气已虚,加之化疗药毒,脾胃受损,胃失和降,气郁、痰凝、血瘀三者兼杂而成虚实夹杂之证。中气损伤,痰涎内生,胃失和降,故见恶心呕吐、嗳气频频。而胃虚当补、痰浊当化、气逆当降,故拟化痰降逆,益气补虚之法,以旋覆代赭汤和胃降逆,佐以失笑散祛瘀通络,白芍养血敛阴,枳壳、桔梗宣畅气机。诸药配合,共成降逆化痰、益气和胃之剂,使痰涎得消,逆气得平,中虚得复,则嗳气、呕呃可止。复诊症减,守方续进。三诊时患者呕呃嗳气已除,而气阴两虚之本质暴露出来,故投以益气养阴之品,固本培元。

案例二

张某,男,65 岁。2019 年 9 月无明显诱因出现吞咽困难,伴胸骨后不适感,进食后恶心,未重视。因症状逐渐加重,至当地医院行胃镜检查,考虑食管中段癌。于 2020 年 2 月 23 日行食管癌根治手术,术后活检示中-高分化鳞状细胞癌,浸润全层,食管旁淋巴结未见癌转移。术后胸骨后轻度不适感,吞咽困难消失。2020 年 11 月 21 日初诊时见:精神欠佳,乏力,进食多后恶心呕吐,呕出胃内容物、酸水,未诉吞咽困难,胸部紧绷感,时有咳嗽,咯痰不畅,痰白稀,双胁下针刺感,纳少,寐一般,梦多,二便无特殊,手术切口处有红肿疼痛。舌暗红,苔白厚腻,舌下络脉轻度迂曲,脉细。中医诊断:噎膈病,肝郁气滞证。西医诊断:食管中段鳞癌术后(ⅡA 期)。治以疏肝解郁,行气活血为法,方用四逆散合小柴胡汤加减。处方:柴胡 15 g,炒枳壳 20 g,赤芍 30 g,黄芩 15 g,清半夏 15 g,炒延胡索 30 g,炒酸枣仁 30 g,木香 15 g,郁金 30 g,炒麦芽 15 g,焦山楂 15 g,草果 15 g,砂仁 15 g,鸡内金 30 g,黄芪 50 g,三七粉 6 g,蜈蚣 3 条,全蝎 10 g,15 剂,水煎服,每日 1 剂。

二诊(2020 年 12 月 8 日):复诊诉恶心呕吐明显减轻,胁下针刺感基本消失,咳嗽咯痰少见,纳食增多。当日复查胸部 CT 未提示复发转移征象。续服前方。

按:脾胃为气机升降枢纽,气机逆乱,瘀血、痰凝等有形实邪阻滞,共同导致食管通降失常,胃气上逆,故而出现恶心呕吐。加之患者情绪欠佳,忧思气结则伤脾,脾虚则气血生化乏源,因而乏力;肝气郁滞,气血运行不畅,不通则痛,故见双胁下疼痛;治疗以四逆散合小柴胡汤加减为主,又加大剂量黄芪以补气,大补脾肺之气,使肝脾之气左升,肺胃之气右降,气机调畅。患者进食多后恶心呕吐、反酸症状,佐以砂仁、木香、鸡内金、山楂、炒麦芽、炒酸枣仁共奏健脾理气,和胃降逆之功,蜈蚣、全蝎以毒攻毒,炒延胡索理气止痛,草果温中化痰,炒酸枣仁养心安神。全方不离疏肝理气,调畅情志。肝气调和则哽噎自止,情志舒畅则气滞自消,诸证皆轻。后定期回访数次,患者未诉病情加重。

(三)临床应用综述

赵长普教授在古籍基础上,查阅相关文献并结合自身临床经验,认为食管癌的发病与不良饮食习惯如饮食不节或进食过烫、过硬、刺激、质硬、霉变等食物或食管慢性病变等长期损伤食道、脾胃,或长期情志抑郁、气机不畅伤肝,高龄体虚相关,在上述因素影响下,肝脾肾功能失调,气血紊乱,痰瘀内聚,阴津阳气耗伤,终致顽痰败血聚于食管,发为本病。本病的直接病位在食管,随着正邪交争,脏腑失调,其证候不断发生变化,涉及不同的脏腑。

食管失于濡润、通降失常是食管癌发生的重要病机。食管者,胃之系也,为胃所主,共为纳食进谷之通道,具阳明燥土之性、润降二性,喜润而恶燥。食管经阴液滋养使其黏膜表面光滑柔润,食物方能在食管的推进性蠕动作用下顺利下传至胃肠。若阳热之气隆盛,化燥伤阴或阴液不足,则食管失于濡润而干枯涩滞,日久瘀热停留,阻滞不通而为病。常见病因包括过度饮酒、久食烫食、嗜食辛辣刺激等直接耗伤食管阴津。清代吴鞠通《温病条辨》有"存得一分津液,便有一分生机"。赵长普教授认为临证应重视顾护阴液,可选用南沙参、北沙参、麦冬、生地、石斛、元参等。此外,选用清热解毒药物时,应避免苦燥伤阴。

明代李中梓指出:"脾胃受伤,津液渐耗,郁气生痰,痰塞不通,气则上而不下,妨碍道路,饮食难进,噎塞所由成也。"《景岳全书》云:"脾胃不足及虚弱失调之人,都有积聚之病。"脾胃为气血生化之源,中焦气机升降之枢,若素体亏虚或饮食不节、起居无常,中焦困顿,一则气血生化乏源则食道阴津失养,二则脾胃升降失常则食管失于和降,痰湿内生,浊瘀不降,聚于食道。在食管癌初期,以痰气互结、脾虚痰湿证为多见,治疗时主张健脾益气,补虚扶正,常用党参、太子参、白术、茯苓、半夏、陈皮等健脾化痰,同时可加谷麦芽、鸡内金、生山楂、大枣等,以顾护胃气。治病求本,以彰其效。

《证治汇补》谓噎膈虽有气滞、血瘀、痰凝等所致,却总归七情之变,指出肝气疏达对本病发生发展的重要性。隋代巢元方《诸病源候论》:"忧恚则气结,气结则不宣流,使噎。"清代王旭高也认为七情郁结或饮食不节,导致痰气交阻于胸膈胃脘,气机不利,是导致噎膈的关键病机。相关临床研究发现多数食管癌前病变中医病机常见"木土失调"。赵长普教授认为食管位居膈中,与胃相属,其气以通降为顺。肝主疏泄,主一身气机,肝气疏达有利于食管、胃之通降。治疗应疏肝理气,祛痰降逆,常选用旋覆代赭汤化裁,常合用四气汤、二陈汤、丁香柿蒂汤等。用药包括旋覆花、代赭石、半夏、陈皮、茯苓、丁香、柿蒂、木香、白术等。

无形气机之逆乱,有形实邪之阻滞,共同导致食管通降受阻。逆乱者,归于肝胃;阻滞者,责之痰瘀。痰瘀同源,二者常互为因果,多痰为始而瘀为渐,错杂以生。痰瘀结聚,胶于食管,积而成块,聚而为垒,以致食道狭隘,食饮不畅,病已始矣。有形实邪治以软坚化痰、行气散瘀,药物常选用生半夏,配伍丹参、郁金、莪术、赤芍、降香等。现时之人多食肥甘,少于运动,痰瘀之证层出迭见。于瘀血之证,尤其是见舌底脉络怒张之重症者,可选用动跃攻冲之虫类药,追拔沉混气血之邪。

对于食管癌的发病,历代医家多强调情志、饮食的作用,对于病因病机,多从痰、热、瘀、阴虚等角度论述。清代王旭高治疗噎膈,具有独特的临床经验,认为痰是噎膈之病根,除痰火、痰气外,还存在寒痰。赵长普教授基于对经典理论的长期总结和临证观察,认为寒痰内阻也是食管癌发病的重要病机之一。寒邪最伤人体阳气,而人体气血的运行乃至整个生命活动依靠阳气的温煦与气化功能来维持,《素问·调经论》言:"血气者,喜温而恶寒,寒则泣不能流,温则消而去之。"言气血具有得寒则凝的特点,气血凝滞,运行不畅,则气血津液停聚,日久成积。寒主收引,寒性凝滞,寒邪客于食道,可导致食管噎塞,吞咽苦难;痰浊停聚,则食管气机不利,顺降之性受阻,可见进食困难,呕吐痰涎。沈金鳌在《杂病源流犀烛》中强调:"积聚癥瘕痃癖,因寒而痰与血食凝结病也。"指出了寒痰凝聚,相互搏结,阻于食管,导致食管狭窄,进食困难,呕逆胸痛,形成食管癌。食管癌寒痰的形成与风寒表邪相关,且食管癌病程迁延,正气逐渐消耗,往往又容易感受风寒邪气侵袭,如若失于疏解,则易内陷入里,引动伏饮,从而使得病情更加缠绵难愈。寒痰是导致食管癌的重要病因,依据"寒者热之""病痰饮者,当以温药和之"的原则,针对寒痰引起的食管癌,温阳化饮乃正治之法。针对食管癌患者有明显的风寒邪气引起各种表现,理应先开表闭,散寒邪,遵循中医学"先表后里"治法,恢复人体气机的升降出入,人体才能气血自化,邪逐病安。

1. 中医方面 食管癌病机复杂,多兼有瘀血、顽痰、气滞、热郁、寒痰诸多因素,阻碍胃气,单一证型出现的机会很少,所以在治疗时应统筹兼顾。若久病瘀血在络,化瘀用三棱、莪术、桃仁、红花,宜配合虫类药物搜络祛邪,方中可加用全蝎、蜂房、蜈蚣、壁虎等,搜剔削坚,散结避恶解毒。若顽痰凝结,宜咸味药,可加用海藻、昆布、海蛤壳、瓦楞子等以化痰消积。若气机阻滞,胸膈痞满者,可加用枳实、厚朴、柿蒂、刀豆子等开胸顺气,降逆和胃。若津伤热结者,可加白花蛇舌草、山慈菇、半枝莲、山豆根、白英等清热解毒、和胃降逆。另外,食管癌病程较长,治疗过程中应时时注意顾护脾胃,李东垣指出"内伤脾胃,百病由生",且痰是食管癌形成的重要病理因素,所谓"治痰不理脾胃,非其治也",遣方用药时可酌加炒麦芽、山楂、神曲等健脾和胃之品。而且还会产生一定的不良反应。中医把术后胃食管反流归于"反胃""吐酸""嘈杂""吞酸""喉痹"等范畴,其病位在食管,与胃、肝、脾关系密切。本病多为本虚标实之证,病机为脾胃虚弱,脾气不升,胃气不降,肝郁气滞,气郁化火生酸,耗伤阴血,血燥津枯,气机不畅,血运失常,痰瘀互结,痰气交阻于食管而致病,治疗以开郁降气、健脾和胃为主。

2. 西医方面 食管癌是严重危害人类健康的一类消化道肿瘤,不仅会对患者造成致命威胁和身心的巨大创伤,而且给家庭和社会带来极大的影响和负担。因此,呼吁大家改变不良饮食生活习惯,避免进烫食和进食太快,少食或不食腌制品,避免食用发霉的食物,戒烟酒。注意饮水来源,防止饮用污染水,减少水中亚硝酸盐含量。加强营养,多食新鲜蔬果。避免经常性的情志刺激,如忧思恚怒,以防气血郁滞和痰浊滋生,适当体育锻炼,增强体质。结合现代检查手段,做到早期诊断、早期治疗。及时治疗食管慢性疾病,如食管炎、食管白斑、贲门失缓症、食管疤痕性狭窄、憩室和食管溃疡等,防止癌变。

3. 药物配伍

莪术、白术:莪术具有行气破血、消积止痛之攻,白术具有益气健脾之功效。赵长普教授认为食管癌初期,痰气瘀结于食管,治疗宜理气化痰活血为法,常在药物中加入莪术、白术,二者合用,补而不滞,行气破血而不过。

石见穿、威灵仙:石见穿软坚散结、祛瘀生新,威灵仙走窜消克,行痰逐饮,患者进食哽噎、泛吐痰涎,赵长普教授常在用药时加入此对药可通行十二经脉,祛风通络止痛。

黄连、吴茱萸:川黄连味苦性寒,可清心火、泻肝火;吴茱萸味辛苦性热,可疏肝下气止呕逆。赵长普教授认为食管癌中期患者情志抑郁,日久化火,肝火犯胃,胃失和降,故嘈杂吞酸,呕吐,用药时将此对药加入,二者合用,辛开苦降,清泻肝火,降逆止呕。

蜈蚣、全蝎:蜈蚣味辛性温,具有息风镇痉,攻毒散结之效;全蝎味辛性平,具有息风镇痉,攻毒散结,通络止痛之效。赵长普教授常将活血软坚解毒法贯穿于食管癌治疗的始终,治疗时常加入蜈蚣、全蝎以毒攻毒,开关散结。

第二章 食管胃黏膜异位

【疾病概述】

（一）现代医学认识

食管胃黏膜异位（heterotopie gastric mueosain the esophagus，HGME）是指异位的胃黏膜出现在食管，多指出现在近端食管，即食管上括约肌附近，因多处于食管颈部，故也称为"入口斑"或"颈段食管入口斑"。本病通常无临床症状，除非有并发症。王迎伟等报道 HGME 大部分患者并无症状，少数现反流、烧心等，HGME 泌酸功能为出现症状主因。

目前 HGME 的发病机制尚未明确，其起源理论主要分为 3 种。①Rusu 等主张本病为先天性发育异常：胚胎期胚芽发育 40～130 mm 时段，复层鳞状上皮会替换发育的食管纤毛柱状上皮，如替换不充分（常发生于最后替换的是颈段食管部分），就形成残存的柱状、片状、岛状独特改变，直至婴儿出生，甚至终生伴随。②王振翔认为本病发病机制主要是柱状上皮化生：残留的多能干细胞增殖，以及食管上段鳞状上皮受感染、物理化学因素刺激、反流等刺激影响化生为柱状上皮，因此而致 HGME。③混杂学说：此观点认为由于食管黏膜创伤、反流、感染使鳞状上皮丧失后，固有层中存在先天性异常的异位胃黏膜，向表面生长覆盖替代损伤面而产生柱状上皮。

食管胃黏膜异位的临床意义在于它的分泌功能。分泌的胃酸可引起一些症状，如烧灼感、疼痛和下咽不顺等。如果局部形成溃疡可致狭窄、穿孔或颈部瘘道形成等。对于 HGME 治疗的目的在于缓解症状和防止并发症发生。多采取对症治疗，主要予以抑酸药物，如无症状可不予处理。有严重并发症时可在内镜下治疗，并发食管局部狭窄行探条扩张并结合制酸治疗是有效的；有严重的并发症且内镜下治疗无效者应考虑手术治疗。由于食管胃黏膜异位处于内镜检查时通过较快极易忽略的位置，目前关于其研究和临床数据均较少，有关异位的食管胃黏膜形成的病因、引起的临床症状等问题，目前均无明确定论。关于食管胃黏膜异位的研究资料数据仍不充足，在其病因、临床特点、治疗及预后等方面也未达成共识，临床医师及患者需对此予以更多的关注和重视。

（二）传统医学认识

历代医家并没有关于本病的论述，古代典籍中亦没有对本病病因病机、治则治法及方证的认识。根据中医重在辨证，结合辨病，可根据本病当前阶段特点，四诊合参，即异病同治。此外，根据本病的并发症，可进行中医诊断。如烧心、反酸，可归类为祖国医学"反酸"范畴。《症因脉治》一文曰："诸有吐酸之症，内伤七情，肝胆气机瘀滞，久郁化火，侵扰脾胃，则饮食不化，伤于胃，遂成反酸之病矣。"张雁等认为本病尚有吞咽困难并发症，根据此症状特点可归类为祖国医学中的"噎膈"。《临证指南医案·噎膈反胃》谓："酒湿厚味，酿痰阻气，遂令胃失下行为顺之旨，脘窄不能纳物。"杨璐等认为本病可有咽部不适等并发症，根据本并发症特点，可将其归类于祖国医学"梅核气"范畴。《灵枢·邪气脏腑病形篇》其曰："脉甚喉营"即言喉间物。汉代《金匮要略》描述妇咽炙脔症状及治疗："妇人咽中如有炙脔，吐之不出，咽之不下，半夏厚朴汤主之。"但鹿程玪等则通过回归分析发现食管胃黏膜的异位并非导致咽部异物感的独立危险因素，总结出食管胃黏膜的异位与咽部异物感、反酸、烧心等的症状没有相关性。故临床对本病的中医认识尚未规范化与统一化，仍需要临床医师不断实践探索，以便更好地指导临床治疗。

【内镜征象】

临床上关于 HGME 的研究资料数据仍缺乏循证依据，其病因、临床特点、治疗及预后等方面也未形成统一标准，临床医师及患者需对此予以更多的关注和重视。食管胃黏膜异位症在国内报道较少，可能与医师的内镜检查经验、警惕性和操作技术有关。临床医师对本病及并发症的认识尚不足，因位置较高，在胃镜检查中可由于食管上括约肌的持续收缩和内镜通过时可能引发的剧烈呕吐致内镜检查时操作困难，食管壁观察困难，很容易误诊、漏诊。

内镜检查是诊断本病的主要手段，然而现有的报道中的 HGME 检出率差异较大，故赵长普教授认为为提高本病检出率，在退镜至食管上段时，应停留片刻，注少量水保持黏膜清洁，仔细注意观察食管全周黏膜的改变，一旦发现异常，如白光内镜下 HGME 的形态为粉红色或深红色的、圆形、椭圆形或长条形的与周边粉色、略灰的食管黏膜有明显边缘差异的病损组织，表面平坦或细颗粒样，病变可能为单发、散在多发或多处融合成片状，多与周边组织在同一平面或稍凸出或稍凹陷，极少表现为凸出或息肉状病变组织；在内镜窄带成像术（narrow band imaging，NBI）模式下，异位胃黏膜表现为均质灰暗的棕色，与周边明亮的绿白相间的鳞状上皮组织有明显区别的病损组织，应取活检送病理检查以明确诊断。由于该病可引起一些临床症状，如异位的胃黏膜会分泌胃酸刺激食管黏膜，表现为胸骨后疼痛，灼热，吞咽不畅，咽部不适，上腹部不适等，导致食管黏膜糜烂、溃疡、充血、出血、穿孔，甚至可致狭窄、癌变等，故应引起内镜医生的重视。

【内镜临床征象与中医辨证】

（一）内镜临床征象及辨证分型

目前的 HGME 中医证型尚未统一，现代医家在行医时大多根据其经验对其进行辨证。赵长普教授结合该病临床症状及自身临床经验总结出 HGME 的病因主要是情志不畅、饮食不节所致。病机主要是肝气郁滞，痰湿中阻，病位主要在肝脾。气病则百病皆生，痰湿等病理产物又会加重气机不畅，故临床可见出现烧心、反酸、吞咽困难、咽部异物感等症状。因此将本病分为脾胃虚寒证、痰气交阻证、脾胃湿热证、肝气犯胃证、痰瘀互结证 5 个证型。

1. **脾胃虚寒证**　镜下可见岛状、类圆形或椭圆形粉红色黏膜，与食管黏膜边界清晰，食管黏膜色泽多呈苍白、灰白，或伴食管黏膜水肿，或黏膜下血管轻微显露，分泌物稀薄清亮，食管蠕动缓慢，可辨为脾胃虚寒证，如图 2-1、图 2-2。

2. **痰气交阻证**　镜下可见岛状、类圆形或椭圆形粉红色黏膜，边界清晰，食管黏膜可见斑驳粗糙不平，颗粒感明显，多伴黏膜水肿，黏膜分泌物黏稠、颜色发白，下段可见条状糜烂，食管蠕动较为缓慢，可辨为痰气交阻证，如图 2-3、图 2-4。

3. **脾胃湿热证**　镜下可见岛状、类圆形或椭圆形橘红色黏膜，颜色发红，边界清晰，食管黏膜颜色粉红，可伴黏膜轻微糜烂，触之易出血，偶伴黏膜水肿、胆汁反流，常见弥漫性发红，可辨为脾胃湿热证，如图 2-5、图 2-6。

4. **肝气犯胃证**　镜下可见岛状、类圆形或椭圆形橘红色黏膜，黏膜边界清晰，食管黏膜蠕动缓慢,可见胆汁反流至食管、食管黏膜水肿,偶伴黏膜弥漫性发红,可辨为肝气犯胃证,如图2-7、图2-8。

5.痰瘀互结证　镜下可见岛状、类圆形或椭圆形橘红色,或深红色黏膜,边界清晰,可单发,可散在多发,食管黏膜颜色暗淡,异位胃黏膜多有出血点,食管内多有暗褐色颗粒或结节样增生,分泌物呈灰白或褐色,可透见黏膜下暗红色血管网,可辨为痰瘀互结证,如图2-9、图2-10。

(二)医案实践

安某,女,51岁,2011年2月28日初诊。1个月前无明显诱因出现胸骨后及胃脘部疼痛,伴堵塞感,夜间明显,疼痛与进食前后无明显相关,烧心,偶嗳气,肠鸣明显,偶有恶心干呕,易汗出,纳可,大便每日1次、质干。舌质黯、苔白厚腻,脉弦。中医诊断为:胃痛;证属痰湿中阻,气滞血瘀证。方选温胆汤合丹参饮加减。处方:白芍30 g,丹参30 g,茯苓20 g,枳壳20 g,厚朴20 g,海螵蛸15 g,莱菔子15 g,延胡索15 g,莪术15 g,白鲜皮15 g,法半夏10 g,陈皮10 g,竹茹18 g。14剂,每日1剂,水煎服,早晚分服。

二诊:服药3周后,症状缓解,为进一步了解食管及胃黏膜的情况,并做出西医诊断,行胃镜检查(图2-11)。2011年3月21日胃镜检查示:食管胃黏膜异位,在进镜18 cm处有3处红斑,慢性胃炎。因患者情绪抑郁欲哭,上方加柴胡6 g。

三诊:服药至7月11日症状全部消失,停药观察,嘱注意饮食、起居、情绪。2012年3月12日复查胃镜示食管胃黏膜异位好转,入镜15 cm处有一处红斑,慢性胃炎。

按:从患者的临床表现来看,呕吐、苔白腻是中焦痰湿停滞的表现;痰浊阻滞气机,会出现嗳气、胸骨后堵塞感、肠鸣、恶心、脉弦;而气滞则影响血的运行导致血瘀,从而表现出舌黯、疼痛且在夜间加重;从病机而言,痰阻、气滞、血瘀可以相互影响,互为因果,所以在治疗上需要全面考虑,合理治疗。温胆汤可理气化痰和胃;丹参饮具有活血祛瘀,行气止痛之功效;再加上延胡索疏肝理气、海螵蛸抑酸止痛,临床运用获得了较好疗效。

(三)临床应用综述

赵长普教授结合患者临床症状及自身临床经验提出该病的中医治疗主要是辨证治疗。结合胃镜报告,根据四诊,辨证用药。如患者见进食梗阻,脘膈痞满,甚则疼痛,情志舒畅则减轻,精神抑郁则加重,嗳气呃逆,呕吐痰涎,口干咽燥,大便艰涩,舌质红,苔薄腻,脉弦滑,则可诊断为痰气交阻证。治法:开郁化痰,润燥降气。方药:启膈散。方中丹参、郁金、砂仁理气化痰解郁,沙参、贝母、茯苓润燥化痰,杵头糠和胃降逆。可加瓜蒌、半夏、天南星以助化痰之力,加麦冬、玄参、天花粉以增润燥之效。若郁久化热,心烦口苦者,可加栀子、黄连、山豆根以清热;若津伤便秘,可加增液汤和白蜜,以助生津润燥之力;若胃失和降,泛吐痰涎者,加半夏、陈皮、旋覆花以和胃降逆。

1. **中医治疗方面**　赵长普教授临床亦有经验用药,结合本病所表现出的症状,可加减用药。如患者患本病同时又有转氨酶升高,则可以用三草降酶:垂盆草、败酱草、生甘草;若患者舌苔白腻,湿浊不化,则可以用化湿三味:藿香、砂仁、佩兰;若患者伴食欲缺乏,则可以用开胃三芽:稻芽、谷芽、麦芽。临床辨证精准,则屡见奇效。

2. **西医治疗方面**　赵长普教授总结大多数患者自觉无任何症状。但异位胃黏膜具有正常胃黏膜的泌酸和分泌激素等功能,因此食管黏膜持续受到分泌物的刺激可能会产生一些相应的临床症状。目前关于 HGME 的治疗的文献报道甚少,西医主要的治疗手段有药物及内镜下治疗。前者是应用抑酸类药物,如 H_2 受体拮抗剂或质子泵抑制剂,主要针对异位胃黏膜的泌酸功能,但只能缓解部分临床症状,并不能根除异位胃黏膜;内镜下治疗有热探头、氩等离子凝固术、内镜黏膜切除术等。相对于电凝或黏膜切除术等手段,氩等离子凝固术是一种新型的非接触凝固术,组织损伤浅,不会损伤深层组织,凝固深度具有自限性,一般不超过 3 mm,显示良好的安全性,且能根除异位胃黏膜,是比较理想的治疗手段。鉴于以上优点,氩等离子体凝固术可能会成为治疗食管胃黏膜异位症的主要手段和首选方法。但汪海峡等认为尚缺乏与其他各种治疗手段对比研究的临床数据,故临床应用仍需大量实践。

3. **药物配伍**

垂盆草、败酱草、生甘草:垂盆草味甘淡性凉,具有利湿退黄,清热解毒之效;败酱草味辛苦性凉,具有清热解毒,排脓破瘀之效;生甘草味甘性平,具有和中缓急,润肺,解毒,调和诸药之效。赵长普教授认为患者本病同时又有转氨酶升高,则可用三草降酶。

藿香、砂仁、佩兰:藿香味辛性微温,具有芳香化湿,和胃止呕,祛暑解表之效;砂仁味辛性温,具有化湿开胃,温脾止泻,理气安胎之效;佩兰味辛性平,具有芳香化湿,醒脾开胃,发表解暑。赵长普教授认为藿香与佩兰配伍出自《时病论》,功效相仿,均有化湿、解表、止呕作用。佩兰对脾经湿热之口中甘腻多涎最为合拍,而砂仁化湿醒脾作用明显。三味用于中焦湿浊不化之胃炎,若患者舌苔白腻,湿浊不化,则可以用化湿三味。

稻芽、谷芽、麦芽:稻芽味甘性平,具有健脾开胃,和中消食之效;谷芽味甘性平,具有健脾开胃,和中消食之效;麦芽味甘性平,具有行气消食,健脾开胃,退乳消胀之效。赵长普教授认为三芽亦具芳香气味,有疏肝健脾开胃之用。麦芽为消食药,但有明显的疏肝作用;稻芽功用与麦芽相似,帮助消化,但药力缓和;谷芽是指北方小米的芽,性温和而暖胃且有安神作用。三味药合用,舒达肝气,开胃进食,并有温散湿邪的功效,若患者伴食欲缺乏,则可以用开胃三芽。

第三章 真菌性食管炎

【疾病概述】

(一)现代医学认识

真菌性食管炎又称霉菌性食管炎,是由白念珠菌、毛霉菌等真菌感染侵入食管黏膜造成的食管感染,是临床上常见的食管感染性疾病之一。主要症状为咽痛、吞咽痛和吞咽困难,甚至出现厌食、呕血,其症状的轻重与炎症发生的缓急和程度有关。婴儿可伴发鹅口疮,成人念珠菌性食管炎可以在没有念珠菌性口炎的情况下发生。目前由于糖皮质激素、细胞毒性药物、免疫抑制剂、抗生素及强力抑酸剂的广泛应用,器官移植技术、留置导尿、导管介入和肿瘤化疗等技术的推广,以及人类免疫缺陷病毒感染病例增多等因素,真菌性食管炎的发病率呈逐年上升趋势。近年来随着胃镜检查及病理诊断的普及,真菌性食管炎的检出率也呈上升趋势。发病人群的年龄构成也有较大的改变,青壮年发病数增多。真菌性食管炎临床上虽较其他疾病少见,但具有难治愈、易反复的特点,其病情较重时可引起多种严重并发症,应引起足够的重视。

本病是由于各种原因导致机体免疫力下降,尤其是细胞免疫力下降或黏膜受损和菌群失调,念珠菌的过度生长。内镜下可见消化道黏膜表面有白色如豆腐渣样的污苔附着物或伪膜形成,经水不易冲洗掉或冲洗后无法移动,用活检钳推动污苔后可见黏膜有糜烂灶,需取检排除癌肿后,做快速细胞刷片诊断为真菌感染,可明确诊断此病。

对于该病的治疗以抗菌为主,抗真菌素有多种,但国内外以制霉菌素应用最广,其有抑菌和杀菌的作用,制霉菌素肠道吸收很少,不会引起菌群失调。还有氟尿嘧啶(5-氟尿嘧啶)和咪唑衍生物如克霉唑也可治疗念珠菌感染。常规治疗,一般持续 10 d,若症状未完全消失尚可延长,通常治疗后症状可迅速改善,X 射线及内镜下改变 1 周左右即可完全恢复,不留后遗症。如有全身性真菌感染,可选用两性霉素 B 静脉注射,其不良反应大,注意毒性反应。在治疗上应积极设法消除诱因,特别是合理应用抗生素和皮质激素。

(二)传统医学认识

本病是现代医学通过内镜及病理检查而确定的病名,中医古籍对其无明确记载。中医学虽无"真菌性食管炎"病名,但根据其吞咽困难、吞咽疼痛、咽喉异物感、胸骨后不适、纳差、反酸、烧心、饱胀感、呕吐等临床表现,可将其归属于"吞酸""痞满""噎膈""梅核气""胃痛""呃逆"等范畴。《临证指南医案·噎膈反胃》曰:"酒湿厚味,酿痰阻气,遂令胃失下行为顺之旨,脘窄不能纳物。"《医碥·反胃噎膈》曰:"酒客多噎膈,饮热酒者尤多,以热伤津液,咽管干涩,食不得入也。"脾胃虚弱、湿热内蕴、浊瘀互结是本病最常见的病因。

食管与胃相连,中医认为食管禀气于胃,为胃气所主。脾胃乃后天之本,脾胃功能正常,机体正气得充,正气不足则易患病。《脾胃论·脾胃虚实传变论》曰:"脾胃之气即伤,而元气亦不能充,而诸病之所由生也。"酒食药毒、情志失常等皆可损伤脾胃,脾胃既伤,正气耗损。食管与胃相连,胃病则气不下行,逆行于上,食管通降功能受影响,导致食物不下行,或胃内食物反流入食管,造成食管损伤,临床可见烧心、反酸等。《太平惠民和剂局方·卷六》曰:"脾胃受湿,瘀热在里,或醉饱房劳,湿热相搏。"认为饮酒或饱食等可损伤脾胃,渐成中焦湿热。薛氏谓:"太阴内伤,湿饮停聚,客邪再至,内外相引,故病湿热。"强调中焦湿热是由于太阴脾阳虚损,水湿内蕴,又外感湿热之邪,内外合邪而发。《脾胃论·脾胃盛衰论》中认为心火旺,火热之邪传于中焦,与湿相合,或子病及母,令肝气实,肝木挟火乘犯脾胃,皆可导致中焦湿热。脾虚则生湿,湿蕴则化热,湿与热合,或蕴阻中焦,或上蒸,或下注而出现脘痞腹胀、纳差、反酸烧心、呃逆呕吐、口腔黏膜出现凝乳状白色伪膜或斑点、腹泻等症状。湿之甚成浊,热之甚成毒,湿热蕴结日久化生浊毒。毛宇湘教授认为真菌性食管炎是由于真菌黏附于食管而致病,真菌黏附于食管,胶着难去、缠绵难愈等特性与浊毒理论相似,可将真菌归属于中医学的浊毒范畴。浊毒蕴结于内,相互胶结,壅塞经络,经络不通则邪气不可外散,津液不可输布,阴血难以畅行,津血失其常道,停留于内生成瘀血痰浊,日久瘀浊、痰浊互搏结为病;浊毒久蕴而成胶着难解之势,使人体阴阳失衡,阻塞食管导致"不通则痛"。浊毒焦灼食管,耗气伤阴,津液耗损,食管失于濡养导致"不荣则痛",故见患者吞咽疼痛、胸前区疼痛。浊毒蕴结日久,亦可化生痰、瘀等有形之物阻于食管,使食物与水谷难以顺畅运行,如有物梗于胸前,故可见患者吞咽困难。

综上而言,中医认为真菌性食管炎的病机为痰、湿、虚、瘀、热五者相互兼夹,治则多为理气调中、燥湿化痰、降逆止呕、消痞散结、活血化瘀的辨证论治或自拟方剂治疗。

【内镜征象】

本病病变分布范围以食管中下段最多见,其他依次是全食管、下段、上中段、中段和上段,且相较于单一部位受累,多发于两个以上部位。食管黏膜镜下表现为散在白色或灰白色斑点状物附着,呈颗粒状或豆腐渣样,严重者弥漫分布融合成片,用水不易冲去。食管黏膜常常同时合并不同程度的充血和糜烂。现代医学根据内镜下所见真菌生长情况的不同,对食管炎进行 Kodsi 分级,具体如下。Ⅰ级:少数散在隆起白色附着物,直径<2 mm,伴局部充血,无水肿或溃疡。Ⅱ级:多个隆起白斑,直径>2 mm,可伴局部充血,无水肿或溃疡。Ⅲ级:融合的线、片状或结节样隆起的黄白色附着物,伴黏膜充血和溃疡形成。Ⅳ级:Ⅲ级表现的基础上加黏膜质脆,病情严重时可伴管腔狭窄。其中Ⅰ～Ⅱ为轻度感染,Ⅲ～Ⅳ为重度感染。近些年,国内有学者提出了真菌性食管炎的 X 射线表现分度标准。X 射线诊断真菌性食管炎最基本的要点是斑块或假膜的显示,其他还可有食管动力、黏膜的改变、龛影的形成及泡沫征等。真菌性食管炎 X 射线检查的分度标准与内镜相比具有较好的一致性。其优势在于患者痛苦小,耐受性好,更加安全。对不适合进行内镜检查的真菌性食管炎患者具有重要的临床意义。对于粟粒样的真菌性食管炎的数字 X 射线检查,在注重食管双对比图像的同时也要重视对黏膜相的观察,两者相结合的动态图像对该类病例的观察更有利。

【内镜临床征象与中医辨证】

(一)内镜临床征象及辨证分型

结合本病病因病机及内镜特点,赵长普教授将其分为脾胃虚弱证、湿热内蕴证、浊瘀互结证 3 个证型。其中在该病初期,患者因酒食药毒、外感六淫、内伤七情等损伤脾胃,此期患者以"脾胃虚弱"为主,临床表现如不欲饮食、脘腹胀满、胃阳亏虚出现神疲乏力、腹胀、便溏、恶寒等;导致脾胃升降失常,患者胃脘胀满不适,食后加重,烧心、反酸、不欲饮食、劳累等,脉细弱,舌淡或有齿痕,苔薄。真菌性食管炎中期,患者因失治误治,"脾胃虚弱"之本虚未得以改善,"浊毒"逐渐加重,此期患者以"脾胃虚弱"与"湿热浊毒内蕴"并重为主,临床多表现为脾胃虚弱所见的乏力、纳呆、胃脘胀满、反酸等,浊毒内蕴所导致的吞咽困难、胸前区疼痛、胃脘疼痛等,脉弦细,舌黯,或舌有瘀斑,苔腻。后期,因脾胃未健,浊毒未化,使"浊毒"逐渐加重,此期患者以"浊毒内蕴"为主,临床表现为浊毒内蕴导致痰结、血瘀、气滞,可见胃脘堵闷、胸前区疼痛、胃脘疼痛,腹胀,疲乏等,舌灰黯,或舌有瘀斑,苔黄腻,脉多弦。

1. 脾胃虚弱证　内镜下以少数散在的点状、颗粒状白色隆起附着物为主,大小较均一,直径<2 mm,用水不易冲掉,毛刷或活检可以拭去,拭去后基地潮红易出血,局部黏膜弥漫性充血,无水肿或溃疡,血管纹理模糊,可辨为脾胃虚弱证,如图3-1、图3-2。

2. 湿热内蕴证　内镜下食管黏膜表面颗粒不平,以多个灰白色隆起斑块为主或可见纵向发展的趋势,直径>2 mm,伴有黏膜局部充血,局部黏膜明显充血发红,无水肿或溃疡,可辨为湿热内蕴证,如图3-3、图3-4。

3. 浊瘀互结证　内镜下表现以融合呈片状或结节样白色、黄白色附着物为主,苔面增大或增厚,可见从中段放射状一直延伸至下段,用水冲洗难以消除,伴充血、黏膜糜烂,或有小溃疡形成,且黏膜质脆,或伴管腔狭窄,食管黏膜血管纹理模糊、紊乱,可辨为浊瘀互结证,如图3-5、图3-6。

(二)医案实践

张某,男,45岁,2021年8月18日就诊。患者间断胃脘部胀满5年余,间断胃脘部及胸前区疼痛,吞咽困难,口黏腻,食欲减退,偶有反酸烧心,无口苦、嗳气,夜眠尚可,大便2~3次/d,质稀溏,舌质黯,苔薄黄腻,脉弦细滑。患者自诉5年来间断口服奥美拉唑肠溶片、西咪替丁胶囊等药物,效果欠佳,饮食不规律,间断饮酒。就诊时携带当地医院电子胃镜检查报告单(图3-7)示:真菌性食管炎,慢性浅表性胃炎伴胆汁反流。西医诊断:真菌性食管炎,慢性浅表性胃炎。中医诊断:胃痞病,证属脾胃虚弱、浊毒内蕴型。处方:苍术12 g,厚朴15 g,炒薏苡仁30 g,败酱草30 g,瓜蒌12 g,黄连9 g,清半夏12 g,紫苏梗12 g,炒枳壳12 g,太子参12 g,百合20 g,乌药10 g,冬瓜皮30 g,黄芪15 g,茯苓20 g,白术15 g,半枝莲12 g,半边莲12 g,蒲公英10 g。14剂,水煎取汁400 mL,分早、晚两次温服。嘱患者清淡饮食、按时作息,戒酒,暂停服其他药物。

二诊(2021年9月10日):患者诉胃脘胀满明显好转,乏力症状减轻,偶有胃痛、嗳气,怕冷,畏风,纳眠可,大便日2次,质稀,舌红,苔薄黄腻,脉弦。于上方中减去太子参,加防风15 g,北沙参15 g,并嘱患者自备生姜5片,大枣5枚。14剂,水煎取汁400 mL,分早、晚两次温服。嘱患者清淡饮食、按时作息。

三诊(2021年9月25日):患者诉胃脘胀满明显减轻,胃脘及胸前区疼痛症状明显减轻,吞咽困难减轻,乏力症状好转,仍存在怕冷,畏风,纳眠可,大便日1次,偏稀,舌红,苔薄黄,脉弦,于二诊方中加用桂枝6 g。14剂,水煎取汁400 mL,分早、晚两次温服。

四诊(2021年10月10日):患者诉诸症状减轻,胃胀、胃脘疼痛、吞咽困难等症状明显减轻,胃脘部稍微怕凉,舌淡红,苔薄黄腻,脉弦滑,于三诊方中减量并去蒲公英。14剂,水煎取汁400 mL,分早、晚两次温服。

电话回访(2021年11月10日):未觉胃胀、胃脘疼痛、吞咽困难等症状。纳眠可,二便正常。

按:本案证属脾胃虚弱、浊毒内蕴型真菌性食管炎。根据患者临床症状及舌脉,可知"脾胃虚弱"与"浊毒内蕴"并重,初诊予平胃散、百合乌药汤、小陷胸汤三方合方,加茯苓、白术健脾和胃,半枝莲、半边莲、蒲公英加强化浊解毒之效,太子参、黄芪,益气养阴扶正。二诊时患者偶有胃痛、嗳气,胃怕凉,怕风,考虑脾胃仍虚弱,卫外不固,故去太子参,加防风、北沙参以益气养阴。三诊诸症减轻,仍有胃怕凉、怕风,考虑脾胃阳虚,故加桂枝以加强温阳之效;四诊时患者症状明显减轻,减轻药量,于三诊方中去蒲公英;五诊患者无明显不适,舌脉均示脾胃已强,浊毒已解,嘱患者原方续服1个月以巩固治疗。诸药配伍、临证加减,可使胃降脾升、浊化毒解,后天之本充盈,机体强健。

(三)临床应用综述

胃与食管相连,以通降为顺,胃病则气不下行,逆行于上,食管通降功能受影响,导致食物不下行,或胃内食物反流入食管,造成食管损伤,或浊毒内蕴于食管,胶着难去、缠绵难愈。赵长普教授认为,真菌性食管炎的病理性质属虚实夹杂,认为脾胃虚弱、湿热浊毒内蕴是真菌性食管炎的主要病机。治疗当以健运脾胃、清化浊毒为主。根据脾胃虚弱和针对病程的不同阶段,病机侧重点不同,并秉承"三因制宜"的原则,进行辨证施治。

1. 中医方面　在真菌性食管炎初期,患者因酒食药毒、外感六淫、内伤七情等损伤脾胃,此期患者以"脾胃虚弱"为主,治疗当于健脾类方中加黄芪、太子参、茯苓、白术、焦三仙、枳壳、陈皮等。疾病中期，"脾胃虚弱"之本虚未得以改善，"浊毒"逐渐加重，此期"脾胃虚弱"与"湿热浊毒内蕴"并重，治疗时当健脾与化浊并重，酌加黄芪、太子参、茯苓、半枝莲、半边莲、草果等。疾病后期则以"浊毒内蕴"为主，治疗时当于方中酌加半枝莲、半边莲、蒲公英、红花、太子参、茯苓等。

2. 西医方面　目前临床治疗真菌性食道炎以口服抗真菌药物为主，如氟康唑、制霉菌素、两性霉素 B 及伊曲康唑等，但此类药物不良反应较大，服药时间长，价格昂贵，且部分患者应用药物受限，在长期抗真菌治疗过程中可能会加重已有的胃肠道反应或出现肝肾损害症状，故一般患者难以规范坚持治疗。临床亦可采用中西医结合治疗真菌性食管炎，价格低廉且不良反应少。在治疗中应强化抗生素、激素及免疫抑制剂、抗肿瘤等药物使用的合理性，选择应用有针对性地使用抗真菌药物，防止致病真菌耐药性产生。

3. 药物配伍

茯苓、黄芪：茯苓味甘淡性平，具有渗湿利水，益脾和胃，宁心安神之效；黄芪味甘性温，具有补气固表，利尿托毒，排脓，敛疮生肌之效。赵长普教授认为真菌性食管炎中期患者以"脾胃虚弱"与"湿热浊毒内蕴"并重为主，临床表现是两者共同导致的症状，治疗时当健脾与化浊并重，故在用药时加入此药。

红花、太子参：红花味辛性温，具有活血通经，去瘀止痛之效；太子参味甘苦性微温，具有益气健脾，生津润肺之效。赵长普教授认为真菌性食管炎后期，患者以"浊毒内蕴"为主，治疗以活血化瘀，益气健脾为主，故在用药时加入此药。

第四章 贲门失弛缓症

【疾病概述】

(一)现代医学认识

贲门失弛缓症(achalasia,AC)是一种慢性特发性疾病,该病以食管体部正常蠕动消失及吞咽时下食管括约肌(lower esophageal sphincter,LES)松弛不良为特征,影响人类和所有种族,且无治愈性的治疗。AC 是食管中罕见的主要运动功能障碍性疾病之一,其年发病率为$(1.07 \sim 2.8)/100\,000$,男女无差异,且在所有年龄段中均可发生,主要集中在 $30 \sim 60$ 岁,但最近研究表明,其发病率被严重低估。临床表现为下咽不畅和胸骨后阻塞感,症状时轻时重,与情绪和精神状态有一定关系。疾病后期吞咽困难变为持续性。

AC 的主要特征是食管及贲门部肌壁内奥氏神经丛的神经节变形、减少或缺乏,妨碍了正常神经冲动的传递。以致食管下端贲门部不能松弛,食物不能通过食管下端,进而使这以上的食管逐步扩张、增宽、延长和迂曲。本病发病缓慢、病程较长,主要特征为食管缺乏蠕动,食管下段括约肌高压对吞咽动作的松弛反应障碍,导致食管功能性梗阻。对于 AC 的诊断为出现间歇性食物停滞、受阻感,非进行性吞咽困难。部分患者进液体食物比固体食物困难,有反流,为刚咽下的食物。可有胸部钝痛及夜间食物反流所致呼吸道症状。并结合钡餐检查、食管内窥镜检查、食管压力测定即可诊断。

目前西医治疗 AC 主要用硝酸酯类药、钙通道阻滞剂、镇静剂、食管扩张疗法和手术疗法。临床上由于药物治疗效果不佳而多采用手术治疗,但手术又具有不同程度的机体损害,并发食管黏膜破裂、裂孔疝、胃食管反流或术后瘢痕形成或挛缩而可能出现疾病复发,故不易为患者接受。

（二）传统医学认识

食管贲门失弛缓症以吞咽困难为主要表现,当属中医学"噎膈"范畴。噎、膈由各自分论到并称为噎膈病由唐宋开始。巢元方在《诸病源候论》中将噎膈分为五噎五膈。而噎膈与反胃是否相同,历来有争议。朱丹溪《丹溪治法心要·翻胃三十二》:"翻胃即膈噎,膈噎乃翻胃之渐。"明清新安医家大多分论之,如孙一奎主张,噎是饮食物进入咽喉部,尚未进入贲门便已阻塞不得下行,当即吐出,病位偏高;膈是食物进入膈膜、贲门阻塞不得下,方才徐徐吐出,故称作膈,病位居中;而反胃是食物已入胃脘,胃气不得运化水谷而吐出,病位偏低。

明清新安医家认为噎膈病多由情志过用、饮食不节、劳伤久虚、外伤血瘀、药邪误治所致。《赤水玄珠·第四卷·噎膈》云:"起始也,或由饮食不节,痰饮停滞,或因七情过用,脾胃内虚而作。"过服辛燥、通利、耗气等药物,年老久虚、阴枯阳结也可致噎膈。柯韵伯云:"盖口咽目三者,不可谓之表,又不可谓之里,是表之入里,里之出表处,所谓半表半里也。三者能开能阖,开之可见,阖之不见,恰合枢机之象。"认为该病病机为邪结于经,有碍经气运行,其临床多表现为胸胁苦满,胸骨下端食后梗塞感。

治疗上,梅国强教授认为可以使用吴茱萸汤加减治疗本病,其主编《伤寒论讲义》言及"呕而发热者,小柴胡汤主之"分析云:"少阳与厥阴互为表里,在一定的条件下,少阳病可转入厥阴,厥阴病也可转出少阳。本条即厥阴病转出少阳,即所谓脏邪还腑。"罗东逸论吴茱萸汤云:"吴茱萸得东方震气,辛苦大热,能达木郁,又燥气入肝,为能直入厥阴,招其垂绝不升之生阳以达上焦,故必用以为君;而又虑无真气以为之合则一阳不徒升也,于是择人参之清和而大任之,以固元和阳为之辅。"另有学者认为诊疗应理气化痰、开郁行瘀,使邪去正安、气机调畅,以启膈散为主方治疗。启膈散出自《医学心悟》,用于治疗噎膈,为开关之剂。其中川贝解郁化痰、消肿散结,瓜蒌化痰散结、宽胸利膈、通痹除痞,二药均具有开散之性,相须为用,化痰散结之力倍增;砂仁辛散温通,陈皮气香质燥,二药合用共奏理气消痰、和中开胃之功;郁金辛开苦降,解气郁,散血瘀;丹参入血分,活血化瘀、祛瘀生新;枳壳入气分,理气宽中、消胀除满;三药合用行气解郁、活血化瘀之效更显。沙参养阴润燥、益胃生津,兼制前药之燥。诸药合用,使郁开结散,气机通畅,食管通利,随症加减,功效更著。

【内镜征象】

AC 作为临床上少见的原发性食管动力障碍性疾病,是由于下食管括约肌松弛障碍和食管正常蠕动缺乏,造成食物排空受阻,导致吞咽困难、反流、胸痛等临床表现,在疾病的不同阶段表现各异。在临床中,贲门失弛缓症的诊断主要依赖于电子胃镜下的诊断,以及内镜下获取的病理诊断及其报告,其内镜下典型表现为可见食管内残留黏液和食物,食管黏膜水肿、失去正常黏膜色泽;食管体部扩张,可有不同程度的扭曲、变形;食管壁可出现节段性收缩环,似憩室状膨出;贲门狭窄程度不等,可呈紧密闭合状态、镜身难以通过。依据普通白光或特殊成像方法也可观察到黏膜变化,如食管黏膜鲜红、粗糙斑驳或苍白褶皱,黏膜糜烂破损或下垂等表现。临床中,应时刻关注贲门失弛缓症的黏膜状况,并内镜下评估食管下段的病变情况,其中应用染色内镜结合放大内镜有助于提高内镜诊断与病理检查的符合率。贲门失弛缓症早期内镜下可无显著异常,镜身通过贲门时阻力感并不明显,易被漏诊。

【内镜临床征象与中医辨证】

(一)内镜临床征象及辨证分型

本病病位在胃和食管,与肝脾关系密切。其发病机制多为饮食不节,情志不调,忧思易怒,肝郁气结,痰气交阻所致;或因其他因素导致食管损伤等。目前该病的中医证型尚未统一,现代医家在行医时大多根据其经验对其进行辨证。结合本病病因病机特点,赵长普教授将其分为肝胃不和证、痰气郁阻证、中虚气逆证 3 个证型。患者或因情志不畅,肝气郁结,横逆犯胃,导致肝胃不和,出现吞咽困难或呕吐间歇发作,胸骨后有梗塞疼痛感,每因情绪活动而诱发或加重;或伴有胸骨后灼痛,胃脘灼痛,脘腹胀满,嗳气或反食,易怒,口干苦的症状,其人可见舌红、苔薄黄、脉弦。或因饮食不节,食积内停而生痰生湿,饮食伤脾胃,脾胃运化失常,痰湿壅盛,阻滞气机,导致痰气郁阻,出现进食迟缓,甚则餐后呕吐,胸膈闷痛;或伴有嗳气,呕吐痰涎黏液,反流,吞咽困难,声音嘶哑,半夜呛咳等症状,其人可见舌苔白腻、脉弦滑;或久病体虚,或饮食伤胃,或肝郁犯脾,致脾胃虚弱出现吞咽困难,胸膈痞满,呕吐食物或痰涎;或伴有胃脘隐痛,胃痞胀满,纳少便溏,神疲乏力,少气懒言,形体消瘦,大便溏薄等症状,其人可见舌淡苔薄白,脉细弱或沉缓。不同证型贲门失弛缓症内镜下表现也有不同。

1. 肝胃不和证　若见贲门口紧缩,镜身较难穿过,食管中下段或有扩张、扭曲,食管黏膜发红,多伴黏膜糜烂破损,食管下段可见未消化食物,清理后可见环周黏膜粗糙,血管纹理模糊,可辨为肝胃不和证,如图4-1、图4-2。

2. 痰气交阻证　若见食管管腔扩张明显,腔内可见浑浊液体或白色泡沫留存,食管黏膜粗糙斑驳不平,可见点片状颗粒样结节,黏膜分泌液黏稠,食管下段呈环形收缩,贲门口紧,内镜通过有阻力,可辨为痰气交阻证,如图4-3、图4-4。

3. 中虚气逆证　若食管黏膜苍白,伴有褶皱、下垂,腔内可见无色液体留存,管壁黏膜色偏白,分泌物清亮不黏腻,蠕动迟缓,镜身通过贲门口有明显阻力,可辨为中虚气逆证,如图4-5、图4-6。

(二)医案实践

案例一

李某,女,48岁,职员。主诉:咽中异物感1月余。现病史:1个月前患者无明显诱因出现咽中异物感,伴烧心、反酸,上腹部胀痛不适,痛连两肋,食后加重,面色淡白,食少纳差,眠一般,二便正常,近3个月体重无明显变化。舌质红,苔薄黄,脉弦。既往体健,平素性情急躁。辅助检查:胃镜示贲门失弛缓症、慢性浅表性胃炎(图4-7);碳-14呼气试验阴性。辨证:肝胃郁热证。治疗:小陷胸汤加减。处方:瓜蒌15 g,蒲公英15 g,法半夏15 g,黄芩9 g,黄连9 g,小茴香15 g,浙贝母10 g,海螵蛸10 g,瓦楞子10 g,陈皮15 g,仙鹤草30 g,丹参10 g,三七20 g,砂仁15 g,甘草6 g,炙延胡索15 g,炒川楝子9 g,乌药9 g,水煎取汁400 mL,分早、晚两次温服,连续服用4周。

二诊:咽中异物感减轻,伴烧心反酸减轻,仍时有上腹部胀痛不适,痛连两肋,面色淡白,纳可,眠差,二便正常。舌质红,苔薄黄,脉弦。方药予加柴胡10 g。用法同上。

三诊:症状明显好转,继给药巩固治疗。

按:方中法半夏化痰散结消痞,黄连清泄热结,瓜蒌既助半夏化痰散结,又助黄连清热,三药同用消散互结于心下之痰热,苦降辛开,润燥相得,清胃降逆,散结止痛。蒲公英清中焦热邪。小茴香行气温中,佐制清热药之苦寒;浙贝母、海螵蛸、瓦楞子制酸和胃止痛;陈皮、砂仁、三七行气活血止痛;炒川楝子、炙延胡索活血行气止痛;甘草调和诸药。二诊时患者仍胀痛不适,痛连两胁,故加柴胡疏肝解郁止痛。现代药理学研究表明小陷胸汤可改善大鼠的病理状态,升高血浆胃动素、促进胃排空,可有效治疗贲门失弛缓症。

案例二

张某,男,61岁,职员。主诉:咽喉异物感伴吞咽困难半年余。现病史:半年前患者无明显诱因出现咽喉异物感,伴吞咽困难,呃逆嗳气,食欲下降,胃脘嘈杂不适,食后加重,面色淡白,食少纳差,眠差,乏力,二便正常。近3个月体重下降3 kg。舌质白,边有齿痕,脉沉细。既往体健。辅助检查:胃镜示贲门失弛缓症、慢性浅表性胃炎(图4-8);碳-14呼气试验阴性。辨证:中虚气逆证。治疗:六君子汤合旋覆代赭汤加减。处方:柴胡15 g,白芍10 g,五指毛桃15 g,党参15 g,麸炒白术15 g,茯苓15 g,炙甘草10 g,陈皮10 g,姜半夏15 g,枳壳10 g,旋覆花10 g^(包煎),代赭石15 g^(先煎),生姜5 g,瓦楞子10 g,海螵蛸10 g,佛手10 g。14剂,水煎服,分早、晚两次温服。

二诊:咽喉异物感减轻,吞咽困难、呃逆嗳气减轻,纳眠较差,乏力。在原方基础上,加远志9 g,酸枣仁10 g。

三诊:症状明显好转,继给药巩固治疗。

按:本案以六君子汤以益气健脾,旋覆代赭汤和胃降逆。五指毛桃味甘,微温,益气健脾,兼有行气之效;党参性平,味甘,可补肺脾之气;白术甘温而兼苦燥之性,炒用增强止泻之效;茯苓甘温益脾助阳,淡渗利湿助运;陈皮、佛手舒畅脾胃之滞气;枳壳理气宽中,与陈皮、佛手相配共达运脾调气之效;半夏配生姜,和胃散逆、燥湿化痰;旋覆花质虽轻扬功善下降,代赭石善镇肝胃之冲逆;柴胡配白芍,调理肝胆之气机;瓦楞子合海螵蛸,制酸和胃;炙甘草健脾益气,兼可调和诸药。二诊时患者眠差,难以入睡,加远志、酸枣仁宁心安神。现代药理学研究认为,健脾益气、疏肝理气法能增强食管平滑肌的收缩,可以改善消化道动力,促进胃排空,可促使食管黏膜组织的修复。

(三)临床应用综述

本病病位在胃和食管,与肝脾关系密切。病机为肝郁气滞,脾胃虚弱失于传输,导致津枯血燥,气郁、痰阻、血瘀互结,而致食管干涩,食管、贲门狭窄。久病可引起气阴两虚。本病初起以标实为主，随着病情发展，气结、痰阻、血瘀愈显，食管、贲门狭窄更甚，邪实有加；又因胃津亏耗，进而损及肾阴，以致精血虚衰，虚者愈虚，两种因素相合，而成噎膈重证。赵长普教授根据病因病机，提出本病最常见 3 个证型，为肝胃不和证、痰气郁阻证、中虚气逆证。并指出本病以行气降逆和胃、化痰活血通膈为基本治法。

1. **中医方面** 肝胃不和证可用四逆散合半夏厚朴汤加减疏肝和胃，痰气郁阻证可选用四七汤加减祛痰理气宽膈，中虚气逆证可选黄芪建中汤、补中益气汤、升阳益胃汤等补益脾胃，顺气降逆。其他中医特色疗法如针灸治疗、耳穴、推拿、穴位注射等也能有效缓解食管持续痉挛，改善症状。以双足三里、双内关、膻中、中脘为主穴行针，肝胃不和证加太冲、期门，痰瘀郁阻证加气海、公孙、丰隆、膈俞、三阴交、太溪，中虚气逆证者加下脘、天枢、三阴交。主穴采用补法，配穴则用平补平泻法。脾胃虚寒者可行艾条灸或温针灸。耳穴能缓解患者精神焦虑紧张，可选用交感、神门、肝、胃、皮质下等穴位。

2. **西医方面** 贲门失弛缓症病因目前暂未明确，临床多为姑息治疗，以缓解 LES 紧张、改善临床症状为主要目的。以药物治疗、肉毒杆菌毒素注射、内镜下气囊扩张术、腹腔镜下 Heller 肌切开术和经口内镜下环形肌切开术（peroral endoscopic myotomy，POEM）治疗为主要治疗方式。药物作为 AC 的初期治疗，以钙离子拮抗剂和硝酸酯类药物为主，意在降低食管下括约肌压力和减少吞咽困难的持续时间降低贲门压力，其余的药物包括洛派丁胺、西托溴铵、西地那非等，也能一定程度降低食管下括约肌压力，然药物仅短期疗效尚可，且多发头晕、心动过速等不良反应。肉毒杆菌毒素注射适用于不宜接受外科手术治疗的患者，如老年人及合并多种疾病者，以及可能患有严重 AC 的患者。内镜下气囊扩张术是最有效的非手术治疗方式，其优点是操作简单、费用低，但后期复发率高，术后并发症多见。POEM 作为一种新兴的 AC 治疗方法，创伤性较小，操作时间短，可控制肌肉切开的长度及方向，费用较手术治疗低，恢复也较快，但是对操作医师的技术要求较高。

3. **药物配伍**

半夏、黄连、瓜蒌：半夏味辛性温，具有燥湿化痰，降逆止呕，消痞散结之效；黄连味苦性寒，具有泻火燥湿，解毒杀虫之效；瓜蒌味甘，微苦性寒，具有清热涤痰，宽胸散结，润燥滑肠之效。赵长普教授认为若患者为肝胃郁热证，治疗应以清胃降逆，制酸止痛为法，用药时三药同用可消散互结于心下之痰热，苦降辛开，润燥相得，清胃降逆，散结止痛。

党参、茯苓、炒白术:党参味甘性平,具有补中益气,生津益肺之效;茯苓味甘淡性平,具有渗湿利水,益脾和胃,宁心安神之效;炒白术味苦甘性温,具有补脾益胃,燥湿和中,安胎之效。赵长普教授认为若患者为中虚气逆证,治疗应以和胃降逆、健脾柔肝为法,用药时三药同用以健脾益气。

半夏、厚朴:半夏味辛性温,具有燥湿化痰,降逆止呕,消痞散结之效;厚朴味苦辛性温,具有温中下气,燥湿消痰之效。赵长普教授认为若患者为痰气郁阻证,治疗应以活血化瘀、行气化痰、健脾和胃、疏肝理气为法,用药时两药同用以降逆化痰、行气散结。

第五章　贲门炎

【疾病概述】

(一)现代医学认识

胃贲门部由于其特殊解剖位置、生理功能及相关病理生理机制,成为胃食管反流病、胃食管结合部肿瘤等疾病的好发部位。贲门炎是慢性胃炎的一种类型,与胃食管反流病、Barrett食管等疾病存在一定关系。贲门炎是指贲门黏膜出现的良性炎症性病变,发生与刺激性饮食或者胃酸反流有一定关系,患者在临床上会出现胸骨后不适或者剑突下隐痛,部分患者也可以伴有反酸、烧心等相关反流症状。

随着贲门癌发病率上升,胃食管连接处附近炎症和肠化生的病因及其临床意义的研究日益受到重视。贲门炎的发生机制目前尚不明确,有研究认为可能导致黏膜炎症的因素有:胃食管黏膜皱襞作为胃向食管反流的通道,可能导致胃食管结合部位的慢性化学性炎症刺激。目前胃食管反流病发病机制中有一种"酸袋"理论,在胃食管结合部餐后高酸的区域,其pH值低于胃内pH值,这样的酸度会造成胃食管结合部黏膜损伤。患者出现胸骨后疼痛、反酸、烧心等相关反流症状,并在进行胃镜检查时会发现贲门部黏膜出现充血、水肿,甚至糜烂,以及浅溃疡形成,即可诊断。

针对患者症状及贲门部炎症,可以考虑使用包括奥美拉唑在内的质子泵抑制剂类药物,进行抑酸治疗,以及替普瑞酮等药物,进行胃黏膜的保护治疗。

(二)传统医学认识

贲门的解剖位置在胃之上口,上连食管,是饮食入胃的必经之路,多种原因均能引起贲门功能损伤而发为贲门炎。贲门炎在祖国医学中属"胃脘痛""食管瘅"的范畴,是内科常见病。临床表现为心下、胃脘部痛胀,或累及两胁,发作时或喜按或拒按,或表现为灼热疼痛,或为拘急而痛,或进食痛甚,或进食而痛减,种种表现不一。

贲门炎的病因主要为外感六淫、饮食不节、肝胃不和、胃阴不足、脾胃虚寒等。贲门炎的病机主要为气机阻滞,肝气横逆犯胃。胃气累发上逆,损伤食管,脉络瘀滞而成贲门炎。久则气郁、瘀滞化热,痰热互结,留结于胸;或热郁于胃,灼耗胃阴。

【内镜征象】

贲门炎内镜下贲门部有充血水肿、糜烂等,内镜医生会取活组织检查,但关于是否一定要取活检及活检结果分析国内报道不多。有研究采用回顾性分析表明贲门炎内镜下有3种类型:渗出型、糜烂型、狭窄型。渗出型黏膜充血水肿、渗出;糜烂型黏膜表面点片状糜烂、黏膜粗糙,不同程度充血水肿、渗出。狭窄型表现不同程度狭窄,开放欠佳,但胃镜可通过,表面粗糙,有细颗粒样增生和(或)糜烂,充血水肿较轻,无肿块、溃疡及凹凸不平。

【内镜临床征象与中医辨证】

(一)内镜临床征象与辨证分型

目前本病的中医证型尚未统一,现代医家在行医时大多根据其临床经验对其进行辨证。结合本病病因病机及内镜特点,赵长普教授将其分为肝胃不和证、脾胃虚寒证、湿热蕴结证、瘀血内阻证4个证型。

1. 肝胃不和证　　清代沈金鳌的《沈氏尊生书·胃痛》所说:"胃痛,邪干胃脘病也。……唯肝气相乘为尤甚,以木性暴,且正克也。"表现胃脘胀闷而痛,气冲两胁,暖气、矢气则舒,性情急躁或喜太息,舌苔薄白,脉弦。治以疏肝理气,和胃止痛,柴胡疏肝散加减治之。主要药物为香附、枳壳、白芍、川楝子、延胡索、甘草。内镜临床征象见食管下段近贲门处黏膜多伴黏膜糜烂破损,呈片状,平坦,糜烂黏膜粗糙,不同程度充血水肿渗出,可辨为肝胃不和证,如图5-1、图5-2。

2. 脾胃虚寒证　　若因多食生冷寒凉食物,寒自内生或感受寒凉,饥饱无度,损伤脾胃,中阳不振,胃气失和,疼痛乃作。治以温中健胃。其症状表现胃脘隐痛绵绵,喜温喜按,得食痛缓,复食则痞胀痛甚,四肢欠温,胃脘部有冷感,有时泛吐清水,大便溏薄,精神倦怠,舌质淡、苔薄白而润,脉沉细弱。方选黄芪建中汤合理中汤加减。主要药物黄芪、桂枝、白术、白芍、党参、干姜、甘草等。内镜临床征象见食管下段近贲门处黏膜多伴苍白斑驳不平,多伴轻微水肿渗出,黏液稀薄,可辨为脾胃虚寒证,如图5-3、图5-4。

3. 湿热蕴结证 如果长时间喝刺激性饮料,比如酒、浓茶、咖啡或者刺激性食物,如辣椒很容易使胃黏膜遭到破坏,从而出现贲门炎。一些药物对胃黏膜也有刺激性,长期服用也会出现贲门炎的可能。湿热蕴结,湿邪困脾,脾主升清功能受损,湿热蒸腾胃气上泛,故出现低热、口中黏腻、嗳气反酸、小便色黄、大便黏腻不爽、夜晚身热,舌红,苔黄腻,脉弦数,治以清热利湿,方选茵陈蒿汤加减,主要药物为茵陈蒿、栀子、大黄等。内镜征象见食管下段近贲门处黏膜多伴点片状溃疡,充血水肿粗糙不平,可伴颗粒样结节增生,可辨为湿热蕴结证,如图5-5、图5-6。

4. 瘀血内阻证 贲门炎的病位虽在胃,但与肝的关系甚为密切,肝胃之气相通,一荣俱荣,一伤俱伤。在生理上相互为用,病理上也相互影响。肝为刚脏,性喜条达而主疏泄,若忧思恼怒,则气郁而伤肝,肝木失于疏泄,横逆犯胃,致气机阻滞,因而发生疼痛,痛有定处,或疼痛如刺,舌质黯或有瘀点,脉细弦涩者,内镜征象见食管下段近贲门处黏膜颜色暗红,可见黏膜下血管显露,多伴点片状糜烂,可辨为瘀血内阻证,如图5-7、图5-8。

(二)医案实践

肖某,男,50岁。主诉:胃脘痛反复发作3年,加重3 d。现症状:3 d来,因恼怒胃脘痛复发,胀痛为主,饱食或进冷食后明显,嗳气较少,时有恶心,无呕吐,烧心反酸不明显,大便秘结,睡眠可,易急躁,舌质红少苔,脉弦。既往史:慢性胃炎(图5-9)。中医诊断:胃脘痛(肝胃不和证)。西医诊断:慢性胃炎(图5-9)。治法:行气疏肝,和胃止痛。处方:柴胡15 g,当归15 g,香附20 g,郁金15 g,白芍20 g,延胡索15 g,陈皮15 g,枳壳15 g,厚朴15 g,白豆蔻15 g,砂仁10 g,鸡内金10 g,焦神曲15 g,甘草15 g。颗粒剂,7剂,开水冲服,每日1剂,早晚2次。

二诊:胃痛减轻,略有胀饱感,大便通畅,舌质红苔薄,脉弦。上方加青皮10 g,炒莱菔子15 g,以加强行气导滞之力。7剂,服法同上。

三诊:电话回访诉胃痛未再出现,告知患者注意舒畅情志,忌辛辣生冷饮食,不要熬夜,适度运动为宜。

按:本病案之胃脘痛,为肝气郁滞,影响及胃,肝胃不和所致。《难经》云:"见肝之病,则知肝当传之与脾,故先实其脾气,无令得受肝之邪,故曰治未病焉。"根据临床经验,"见脾胃之病,则知为肝传之,故当先疏肝调气",也是对经典的发扬。治法当以行气疏肝为主,肝气升降正常,则胃和痛止。处方中柴胡以疏肝之用,当归、白芍具柔肝之用,香附、郁金以调和肝之气血,陈皮、枳壳、厚朴以和降胃气,延胡索以行气止痛,砂仁、鸡内金、焦神曲有健脾消食和胃之效,甘草调和诸药,共奏行气疏肝、和胃止痛之功。全方以疏肝理气为主,疏肝之中兼以养肝,理气之中兼以和胃消食。二诊时患者出现胃脘部胀饱感,在原方基础上加青皮理气消积,炒莱菔子消食除胀。三诊时患者症状消失,嘱其调畅情志,注意饮食,适当运动。

(三)临床应用综述

赵长普教授结合临床症状及自身临床经验提出该病的中医治疗主要是辨证治疗。结合胃镜报告,根据四诊,辨证用药。如患者见:胃脘胀闷而痛,气冲两胁,嗳气、矢气则舒,性情急躁或喜太息,舌苔薄白,脉弦。则可诊断为肝胃不和证。治法:疏肝理气,和胃止痛。方药:柴胡疏肝散加减。柴胡以疏肝之用,当归、白芍具柔肝之用,香附、郁金以调和肝之气血,陈皮、枳壳、厚朴以和降胃气,延胡索以行气止痛,砂仁、鸡内金、神曲有健脾消食和胃之效,甘草调和诸药,共奏行气疏肝、和胃止痛之功。

1. 中医方面　赵长普教授临床亦有经验用药,结合本病所表现出的症状,可加减用药。如患者胃脘疼痛明显,可加入川楝子、延胡索以增强止痛效果;若患者嗳气明显,可加入沉香、旋覆花以助消化和排气。临床辨证精准,则屡见奇效。

2. 西医方面　赵长普教授总结患者在临床上会出现胸骨后不适或者剑突下隐痛,部分患者也可以伴有反酸、烧心等相关反流症状。目前关于贲门炎的治疗,文献报道的甚少西医主要的治疗手段有药物治疗及手术治疗,辅以生活方式调整。药物治疗有抑制胃酸类药物,如质子泵抑制剂(PPI)或 H_2 受体拮抗剂以减少胃酸的分泌;黏膜保护剂用以保护胃黏膜;促胃动力药增强胃肠道运动功能,抗生素药物治疗细菌感染。对于药物治疗效果不佳或伴有严重并发症的情况,可能需要进行抗反流手术,如内镜下黏膜切除术和胃底折叠术等。除了药物治疗或内镜下治疗,患者还需要调整生活方式,改善饮食习惯,避免过度饮食、辛辣食物和咖啡因,戒烟戒酒,减少腹部压力;避免过晚饮食,减少高脂肪和刺激性食物的摄入;保持好体重,避免肥胖增加腹部压力,避免睡前立即进食,抬高枕头有助于减少夜间胃酸反流。贲门炎患者还需要定期复查,监测病情变化,及时发现并处理可能出现的并发症。

3. 药物配伍

乌贼骨、瓦楞子:乌贼骨味咸涩性温,具有收敛止血,固精止带,制酸止痛,收湿敛疮之效;瓦楞子味咸性平,具有化痰软坚,散瘀消积之效。赵长普教授认为若患者为肝胃不和证,应以疏肝和胃法治疗,同时患者出现呕吐酸水者,用药时加入两药。

佛手花、玫瑰花:佛手花味辛苦酸性温,具有疏肝理气和胃,化痰之效;玫瑰花味甘微苦性温,具有理气解郁,和血散瘀之效。赵长普教授认为若患者为胃阴不足证,治疗应以滋阴养胃为法,同时患者出现胃脘痛胀较重者,可在用药时加入两药。

半夏、茯苓:半夏味辛性温,具有燥湿化痰,降逆止呕,消痞散结之效;茯苓味甘淡性平,具有渗湿利水,益脾和胃,宁心安神之效。赵长普教授认为若患者为脾胃虚寒证,治疗应以温中健脾为法,同时出现恶心欲吐者,可在用药时加入两药。

第六章　糜烂性胃炎

【疾病概述】

（一）现代医学认识

糜烂性胃炎又称胃炎伴糜烂，是一种胃黏膜上皮完整性受损的疾病，是以胃黏膜有不同程度的糜烂、出血为特征的病症，一般慢性浅表性胃炎、萎缩性胃炎、消化性溃疡等病程中均可出现。糜烂性胃炎分为急性糜烂性胃炎和慢性糜烂性胃炎。急性糜烂性胃炎是以胃黏膜多发性糜烂为特征的急性胃炎，又称急性胃黏膜病变或急性糜烂出血性胃炎，是上消化道出血的重要病因之一，约占上消化道出血的20%。慢性糜烂性胃炎又称疣状胃炎或痘疹状胃炎，一般仅见饭后饱胀、泛酸、嗳气、无规律性腹痛及消化不良等症状。但症状的有无及其严重程度与胃黏膜的病变程度无明显相关性，尤其是隆起糜烂性胃炎，多伴肠上皮化生或不典型性增生，有高度癌变倾向。

本病病因分为内源性因素与外源性因素，内源性因素为危重疾病如严重创伤、大面积烧伤、败血症、颅内病变、休克及重要器官的功能衰竭等严重应激状态等是急性糜烂性胃炎的常见病因。外源性因素为某些药物如非甾体抗炎药、类固醇激素、某些抗生素、酒精等均可损伤胃黏膜屏障，导致黏膜通透性增加，胃液的氢离子回渗入胃黏膜，引起胃黏膜糜烂、出血。本病的确诊主要依靠胃镜下的独特黏膜变化及病理学检查。西医采取药物治疗时遵循个体化原则，主要是以祛除病因、缓解症状和改善胃黏膜炎症反应为治疗目的。现代医学认为病因主在幽门螺杆菌（Helicobacter Pylori，HP）感染，因此对于伴有HP阳性的患者临床多采用根除HP为目的的药物联合治疗。对于HP阴性的患者可根据病情或症状严重程度选用抑酸药、胃黏膜保护剂、质子泵抑制剂（proton pump inhibitor，PPI）等药物治疗，缓解临床症状、抑酸、保护胃黏膜以延缓糜烂灶下一步进展。伴有消化不良症状者可酌情使用促动力药如莫沙必利、多潘立酮等。同时，有研究发现其发生与情志因素密切相关,将常规治疗与单纯抗抑郁治疗相结合,患者在联合用药的治疗下消化道症状和情绪障碍都明显减轻。伴情绪障碍者,首先可视患者情况适当配合心理干预治疗,如三环类抗抑郁药、5-HT再摄取抑制剂、NE再摄取抑制剂等。其次是创伤性治疗,随着内镜下介入术的发展,一些靶向性强的创伤性治疗也逐渐在临床使用。高频电凝术可以很好地控制炎症的发展,治疗时病变组织可以被高频电流直接电凝灼烧致坏死。研究表明,此法不仅临床疗效可,且并发症发生较少。

(二)传统医学认识

糜烂性胃炎或胃炎伴糜烂的病名虽未在中医学中具体出现,但该病可根据其临床体征与中医的"胃脘痛""胃痞""嘈杂""嗳气""吐酸"等对应,其涉及范围大致相似。古今医家对此病均有论述。《素问·六元正纪大论》云:"木郁之发,民病胃脘当心而痛,上支两胁,膈咽不通,食饮不下。"《素问·至真要大论》云:"厥阴司天,风淫所胜,民病胃脘当心而痛。"《素问·举痛论》云:"寒气客于肠胃之间,膜原之下,血不能散,小络急引,故痛。"综合诸多医家观念,总体看来主要在于饮食、情志、劳倦、体虚、外邪等内外病因,病机总属本虚标实,本虚为脾胃虚弱,标实则为热郁、湿阻、气滞、痰凝、血瘀等各种病理产物交错,终至膜损络伤而成。中华中医药学会脾胃病分会将慢性胃炎主要分为5种证型:肝胃不和、脾胃湿热、脾胃虚弱、胃阴不足、胃络瘀阻证。就治疗来讲,现代诸多医家考据文献从经典中学习,并结合临床经验,归纳总结出许多颇具疗效的方剂。如丹栀逍遥散加减、藿朴夏苓汤加减、沙参麦冬汤加减及良附丸和手拈散加味、半夏泻心汤加减、升阳益胃汤加减。治疗肝胃不和,多以柴胡疏肝散化裁;治疗脾胃湿热,多以三黄泻心汤化裁;治疗脾胃虚弱,多以归脾汤化裁;治疗胃阴不足,多以麦门冬汤化裁;治疗胃络瘀阻,多以金铃子散化裁。

【内镜征象】

糜烂性胃炎的胃镜表现包括胃黏膜糜烂、脊状皱襞消失、黏液渗出等。①胃黏膜糜烂:通过胃镜检查可见胃黏膜上存在不规则形状的浅表溃疡或糜烂灶,通常呈现红色或黄白色,并且可能会出现血迹。②脊状皱襞消失:糜烂性胃炎的病变区域,正常的脊状皱襞可能会受到糜烂和溃疡的破坏,从而在该区域上出现皱襞消失。③黏液渗出:糜烂性胃炎时,胃黏膜上可能有黏液的渗出,使得黏膜表面呈现光滑或绒毛样的外观。

参考《中国慢性胃炎共识意见(2017年,上海)》制定的分级标准,指南中将慢性胃炎分为慢性非萎缩性胃炎和慢性萎缩性胃炎两类,其中若同时存在糜烂征象,可根据内镜下糜烂灶的表现,将糜烂性胃炎分为隆起型和平坦型糜烂。隆起型糜烂可见单个或多个疣状、膨大皱襞状或丘疹样隆起,顶端可见黏膜缺损或脐样凹陷,中央有糜烂;平坦型糜烂表现为胃黏膜有单个或多个糜烂灶,病灶大小不等。病理表现可因病变处于不同阶段而呈现不同结果,病理组织学改变在活动期可见上皮变性、坏死、脱落,炎症细胞浸润和纤维素样物质渗出;修复期常见糜烂灶周围固有腺、幽门腺或胃小凹上皮增生,有时可见纤维化,再生腺管可出现不同程度的不典型增生;黏膜肌层常明显增厚并隆起,结构紊乱。

【内镜临床征象与中医辨证】

(一)内镜临床征象及辨证分型

目前内镜下糜烂性胃炎的中医证型尚未统一,现代医家在行医时大多根据其临床经验对其进行辨证。结合本病病因病机及内镜特点,赵长普教授将其分为肝胃不和证、脾胃湿热证、脾胃虚弱证、胃阴不足证、胃络瘀阻证5个证型。

1. 肝胃不和证　肝气郁结,疏泄失常,可致气机不畅。肝郁则气滞,气郁则横逆犯胃,使胃气阻滞。胃气以降为顺,胃气阻滞则通降失常,出现胃脘胀满疼痛。气机不畅还会影响脾胃的运化功能,导致食物不能正常消化吸收,在胃内停留时间过长,产生浊气。浊气积聚,进一步阻碍气机运行,加重气滞症状。气行则血行,气滞则血瘀。气血运行不畅,胃黏膜局部血液循环障碍,容易出现缺血、缺氧,从而使胃黏膜受损,引发糜烂。肝郁化火,肝火犯胃。火热之邪灼伤胃黏膜,使胃黏膜出现炎症反应。热盛则肉腐,胃黏膜在火热之邪的持续作用下,容易发生糜烂。肝火还会使胃酸分泌增多。胃酸过多会直接刺激胃黏膜,破坏胃黏膜的屏障功能,加重胃黏膜的损伤,促进糜烂的形成。肝胃不和与情志因素密切相关。不良情绪可加重肝气郁结的程度,进而使肝胃不和的症状更加明显。长期的精神紧张、焦虑、抑郁等情绪状态会影响神经系统对胃肠功能的调节,使胃黏膜的血供减少,防御能力下降。同时,情志不遂还会影响免疫系统功能,降低机体对炎症的抵抗力,使糜烂性胃炎难以愈合。饮食不节、劳倦过度等因素可损伤脾胃,导致脾胃虚弱。脾胃虚弱则运化失常,水湿内停,聚湿生痰。痰湿阻滞中焦,又会进一步影响脾胃的功能。脾胃虚弱还会使正气不足,抵御外邪的能力下降。胃黏膜容易受到外界因素如饮食、药物等的刺激而发生损伤,形成糜烂。而且,脾胃虚弱时,胃黏膜的修复能力也会减弱,使糜烂难以愈合。表现为胃脘胀痛、嗳气频繁、反酸烧心、胁肋疼痛、情绪变化、食欲减退、口苦咽干、大便不调、舌质淡红,苔薄白或薄黄,脉弦。中医治法主要是疏肝理气,和胃止痛。方用柴胡疏肝散加减。胃镜下可见胃黏膜不同程度充血,不规则糜烂,胃蠕动异常,加快或减慢,胃液分泌异常,胃液分泌增多,表现为胃内有较多的清亮或浑浊的液体;胃液分泌减少,胃黏膜显得相对干燥,可辨为肝胃不和证,如图6-1、图6-2。

2. 脾胃湿热证　湿热之邪侵犯脾胃,困阻中焦。湿邪具有重浊、黏滞的特性,会阻碍脾胃的气机运行,使脾胃升降失常。胃气不降则上逆,可出现胃脘痞满、疼痛、恶心、呕吐等症状。热邪则易耗伤胃阴,使胃黏膜失去濡养。同时,热邪还会迫血妄行,导致胃黏膜局部的血液循环紊乱,容易出现充血、水肿等炎症反应。脾胃湿热会影响脾胃的运化功能。脾主运化水湿,胃主受纳腐熟水谷。湿热困脾,脾失健运,水湿内停,进一步加重湿热的程度。胃受湿热之邪影响,腐熟功能失常,食物不能正常消化,在胃内停留时间过长,产生浊气和湿热。这些病理产物积聚在胃内,对胃黏膜造成刺激,使其容易受损,引发糜烂。脾胃湿热之邪熏蒸胃黏膜,使胃黏膜长期处于湿热的环境中。这种湿热的刺激会导致胃黏膜的屏障功能受损,胃酸、胃蛋白酶等消化液更容易侵蚀胃黏膜。湿热还会使胃黏膜的细胞代谢紊乱,影响胃黏膜的修复和再生能力。长期的湿热刺激可使胃黏膜逐渐出现糜烂。脾胃湿热常与气滞、血瘀、痰浊等病理因素相互影响。湿热阻滞气机,可导致气滞;气滞又会加重湿热的困阻。湿热与瘀血相互搏结,可使胃黏膜的血液循环更加不畅,加重胃黏膜的损伤。痰浊与湿热互结,可使病情更加复杂,胃黏膜的修复更加困难,从而增加了糜烂性胃炎的发生和发展风险。表现为胃脘痞满、疼痛灼热、恶心呕吐、口苦口黏、食欲缺乏、大便黏滞不爽,排便时感觉不顺畅、肢体困重、小便黄赤、舌苔黄腻,脉濡数。中医治法主要是清热化湿,健脾和胃,方用连朴饮加减。胃镜下可见胃黏膜呈弥漫性的红色,胃黏膜肿胀,表面不光滑,伴有轻微的隆起,胃黏膜糜烂,呈点状、片状或地图状分布,糜烂灶表面可覆盖着黄色或白色的渗出物,触碰时容易出血,胃液的质地变得较为黏稠,胃内可见较多的黄色或白色的分泌物,可辨为脾胃湿热证,如图6-3、图6-4。

3. 脾胃虚弱证　脾胃虚弱，运化功能减退。脾主运化水谷精微，胃主受纳腐熟水谷。脾胃虚弱则不能正常消化吸收食物，水谷精微不能充分转化为气血营养全身，反而在胃内积聚，形成湿浊、气滞等病理产物。这些病理产物阻碍脾胃气机，进一步影响脾胃的运化功能，形成恶性循环。胃内湿浊、气滞等可刺激胃黏膜，使其容易受损，引发糜烂。脾胃为气血生化之源。脾胃虚弱则气血生化不足，胃黏膜失去气血的濡养，变得脆弱。同时，机体正气不足，抵御外邪的能力下降，胃黏膜容易受到外界因素如饮食、药物、细菌等的侵袭而发生损伤。气血不足还会影响胃黏膜的修复能力。当胃黏膜受损后，由于气血虚弱，修复过程缓慢，难以恢复正常的结构和功能，容易导致糜烂持续存在或反复发作。脾胃虚弱可导致脾胃升降失常。脾气主升，将水谷精微向上输送至心肺等脏腑；胃气主降，将食物残渣向下传导。升降失调后，胃气不降反升，可出现恶心、呕吐、嗳气等症状，同时胃内压力增高，容易引起胃内容物反流，刺激食管和胃黏膜。脾气不升则运化无力，水湿内停，进一步加重脾胃的负担。脾胃升降失常使胃黏膜处于不稳定的环境中，容易受到损伤，从而引发糜烂性胃炎。脾胃虚弱的人身体抵抗力较弱，容易感受外邪。寒湿、湿热等邪气侵犯脾胃，可加重脾胃虚弱的程度，使病情更加复杂。例如，寒湿困脾可导致脾胃阳气受损，进一步影响脾胃的运化功能；湿热蕴脾则会使胃黏膜受到湿热之邪的熏蒸，加重炎症反应和糜烂程度。表现为胃脘隐痛、腹胀纳呆、食后饱胀，神疲乏力，面色萎黄，消瘦，畏寒肢冷，大便溏薄，舌质淡、苔白，脉弱。中医治法主要是健脾益气，和胃止痛，方用四君子汤加减。胃镜下可见胃黏膜色泽苍白或淡白，胃黏膜变薄，胃黏膜糜烂灶相对较浅，呈点状或小片状分布，边缘较为规整，周围黏膜组织相对较为松弛，黏膜渗出物较少，胃蠕动减弱，排空延迟，可辨为脾胃虚弱证，如图6-5、图6-6。

4. 胃阴不足证　胃阴不足，胃黏膜失去阴液的濡润和滋养。胃黏膜正常的生理功能需要足够的阴液来维持，包括保持黏膜的弹性、分泌黏液以保护胃壁等。阴液不足时，胃黏膜变得干燥、脆弱，容易受到各种刺激因素的损伤。胃阴不足，阴虚则生内热，虚火内生。虚火会进一步灼伤胃黏膜，加重胃黏膜的损伤。虚火还会影响胃的蠕动和排空功能，使食物在胃内停留时间延长，加重胃的负担。同时，虚火可导致胃黏膜局部血液循环加快，血管扩张，容易出现充血、渗出等炎症表现。长期的虚火内扰可使胃黏膜的炎症难以消退，逐渐发展为糜烂。胃阴不足会影响胃的消化功能。胃主受纳腐熟水谷，需要胃阴的滋润和参与。胃阴不足时，胃的腐熟功能减弱，食物不能充分消化，容易在胃内积聚，产生浊气和湿热。这些病理产物会刺激胃黏膜，使其受损。而且，消化功能紊乱还会导致营养物质吸收不良,进一步加重胃阴不足的程度,形成恶性循环。胃阴不足可导致机体整体的免疫力下降。阴液具有滋养和濡润脏腑组织的作用,阴液不足则脏腑功能失调,机体的防御能力减弱。胃黏膜在免疫力低下的情况下,容易受到细菌、病毒等病原体的侵袭,引发炎症和糜烂。此外,免疫力下降还会影响胃黏膜的修复能力,使糜烂难以愈合。表现为胃脘隐痛,嘈杂似饥,口干咽燥,形体消瘦,舌红少津,脉象细数。中医治法主要是养阴益胃,和中止痛,方用一贯煎合芍药甘草汤加减。胃镜下可见胃黏膜干燥,变薄,糜烂灶较小且浅,渗出物少,胃液量少质稠,分泌物少,可辨为胃阴不足证,如图6-7、图6-8。

5. 胃络瘀阻证 瘀血阻滞胃络,气血运行不畅。胃黏膜的正常血液供应受到影响,局部缺血缺氧,导致胃黏膜细胞代谢障碍,功能失常。胃黏膜在缺乏充足血液滋养的情况下,容易受到胃酸、胃蛋白酶等消化液的侵蚀,从而发生损伤。气血不畅还会使胃黏膜的修复能力下降,一旦出现损伤,难以迅速恢复,容易发展为糜烂。瘀血可直接损伤胃络脉络。脉络破损后,血液溢出脉外,形成出血。出血可进一步刺激胃黏膜,加重炎症反应,促使糜烂的形成。同时,出血部位容易形成血凝块,阻碍局部气血的流通,加重瘀血的程度。胃络脉络受损还会导致胃黏膜的屏障功能破坏,使有害物质更容易侵入胃黏膜,加重胃黏膜的损伤。瘀血阻络会导致气机阻滞。胃气以降为顺,气机阻滞则胃气不降反升,可出现胃脘胀满、疼痛、恶心、呕吐等症状。胃内压力增高,容易引起胃内容物反流,刺激食管和胃黏膜,增加糜烂的发生风险。气机不畅还会影响脾胃的运化功能,使食物不能正常消化吸收,在胃内停留时间延长,产生湿浊、气滞等病理产物。这些病理产物与瘀血相互作用,进一步加重胃黏膜的损伤。胃络瘀血常与气滞、寒凝、热结等病理因素相互夹杂。气滞可加重瘀血,瘀血又会进一步阻碍气机运行。寒凝则使血液凝滞加重,热结可迫血妄行,使瘀血更加严重。这些因素共同作用,使胃黏膜的损伤更加复杂和严重,容易导致糜烂性胃炎的发生和发展。表现为胃脘疼痛,拒按,呕血黑便,食少纳呆,面色晦暗,口唇紫暗,舌质紫暗或有瘀点瘀斑,脉象涩滞。中医治法主要是活血化瘀,通络止痛,方用失笑散合丹参饮加减。胃镜下可见胃黏膜色泽暗红或紫暗,胃黏膜失去弹性,胃黏膜糜烂灶形状不规则,边缘不整齐,可能呈锯齿状或星芒状,糜烂面易出血,在糜烂灶周围的胃黏膜上,可能会看到散在的瘀斑,大小不一,颜色暗紫,胃蠕动缓慢,排空延迟,可辨为胃络瘀血证,如图6-9、图6-10。

（二）医案实践

陈某,女,55 岁,2022 年 9 月 2 日初诊。主诉:上腹部胀痛半年余。现病史:患者近半年出现上腹部胀痛,反复发作,未经诊治,门诊建议行胃镜检查,2022 年 8 月 31 日查胃镜示:慢性糜烂性胃炎伴胆汁反流(图 6-11)。病理:"窦后"重度浅表性胃炎,伴糜烂。刻下见上腹部胀痛,晨起口苦,无嗳气反酸,纳欠佳,偶有便溏,夜寐差。舌红苔薄黄,脉细弦。西医诊断:慢性糜烂性胃炎伴胆汁反流。中医诊断:胃脘痛(胆火上逆证)。治法:疏肝利胆,清热化痰。治疗:柴胡疏肝散合化肝煎加减。处方:郁金 10 g,柴胡 10 g,浙贝母 10 g,海螵蛸 20 g$^{(先煎)}$,青皮 10 g,陈皮 10 g,枳壳 10 g,香附 10 g,黄芩 6 g,黄连 6 g,川楝子 10 g,延胡索 10 g,吴茱萸 2 g,白及 6 g,白芍 10 g,炒谷芽 10 g,炒麦芽 10 g,生甘草 6 g。14 剂,日 1 剂,水煎温服,早晚饭后服。

二诊(9 月 19 日):上腹部胀痛较之前明显缓解,纳可,夜寐可,二便调。予原方继服 14 剂,煎服法同前。

随访月余,遵医嘱忌油腻、大荤之品,患者症状明显改善。

按:慢性糜烂性胃炎伴胆汁反流患者常常伴有焦虑、抑郁等情志问题,"胆附于肝""肝之余气泄于胆,聚而成精""肝胆相照"等阐述了肝与胆互为表里,从气机角度而言,肝随脾升,胆同胃降,从生理功能而言,肝主疏泄,胆可贮藏、排泄胆汁,而肝气郁结,疏泄失常,则胆失通降,郁而化火,致胆火上逆,此类患者多有口苦之症。此方君药为郁金,入肝胆经,行气解郁,化瘀通络,清心利胆,活血止痛,可治胆火上逆之胀痛、口苦。臣药为柴胡、浙贝母、海螵蛸,配柴胡可增强疏肝解郁之效,浙贝母可清热化痰软坚散结,重用海螵蛸可收敛止痛。佐药为青皮、枳壳、香附、黄芩、黄连、川楝子、延胡索、陈皮、吴茱萸、白及、白芍、炒麦芽、炒谷芽。欲降火必先降气,而辛苦之品可理气降气,青皮入肝经,可疏肝行气;枳壳宽胸理气,行滞消胀;香附可疏肝解郁;黄芩性寒味苦,善清上焦之火,可入胆经;黄连可清胃热;川楝子、延胡索可增强疏肝活血、行气止痛之功;苦寒须制,入陈皮辛苦温,理气健脾,燥湿化痰;吴茱萸辛温降逆开痞,散气须敛;白及可护膜止血,胃炎活动期常用;白芍养血柔肝,收敛止痛;炒麦芽、炒谷芽可消食健脾、肝胃同治,改善患者食欲。使药为生甘草,调和诸药。肝脾之气治,升降之枢开,患者胀痛可解。此类患者膳食注意需忌蛋黄、羊肉等发物,大腥食物等。诸药合用,肝胆、脾胃之枢利,肝脾之气升,胆胃之气降,则诸症安。

（三）临床应用综述

赵长普教授结合临床症状及自身临床经验提出该病的中医治疗主要是辨证治疗。结合胃镜报告,根据四诊,辨证用药。如患者见胃脘胀痛、嗳气频繁、反酸、烧心、胁肋疼痛、情绪变化、食欲减退、口苦咽干、大便不调、舌质淡红,苔薄白或薄黄,脉弦。则可诊断为肝胃不和证。治法:疏肝理气,和胃止痛。方药:柴胡疏肝散加减。柴胡以疏肝之用,白芍具柔肝之用,香附、郁金以调和肝之气血,陈皮、枳壳、厚朴以和降胃气,延胡索以行气止痛,砂仁、鸡内金、神曲有健脾消食和胃之效,甘草调和诸药,共奏行气疏肝、和胃止痛之功。

1. 中医方面　赵长普教授临床亦有经验用药,结合本病所表现出的症状,可加减用药。如患者胃脘疼痛明显,可加入川楝子、延胡索以增强止痛效果;若患者嗳气明显,可加入沉香、旋覆花以助消化和排气。临床辨证精准,则屡见奇效。临床辨证精准,则屡见奇效。

2. 西医方面　赵长普教授总结道患者在临床上会出现饭后饱胀、泛酸、嗳气、无规律性腹痛及消化不良等症状,糜烂性胃炎是一种胃黏膜上皮完整性受损的疾病,是以胃黏膜有不同程度的糜烂、出血为特征的病症,一般慢性浅表性、萎缩性胃炎、消化性溃疡等病程中均可出现。目前关于糜烂性胃炎的主要的治疗手段包括药物治疗、内镜下治疗和手术治疗,辅以生活方式调整治疗。药物治疗包括抑酸剂,如质子泵抑制剂(PPI)以减少胃酸分泌,促进胃黏膜愈合;H_2受体拮抗剂以减少胃酸分泌;胃黏膜保护剂改善胃黏膜屏障,促进胃黏膜糜烂愈合。如果出现胃黏膜出血,可采用冰盐水洗胃,小动脉出血者可在胃镜直视下采用高频电凝止血或激光凝固止血。当药物和内镜治疗无效的情况下,考虑手术治疗。若存在 Hp 感染,应进行根除治疗;若出现出血症状,静脉滴注组胺 H_2 受体拮抗剂或质子泵抑制剂以维持胃内 pH>4,减少出血。

3. 药物配伍

柴胡、香附、炒白芍:柴胡味苦性微寒,具有和解表里,疏肝升阳之效;香附味辛微苦微甘性平,具有理气解郁,止痛调经之效;炒白芍味苦酸性微寒,具有养血柔肝,缓中止痛,敛阴收汗之效。赵长普教授认为此三者可合为角药,其中,炒白芍重在养血敛阴,柔肝止痛,柴胡与炒白芍合用,作为疏肝法基本配伍。炒白芍以补养肝血,调达肝气,可使柴胡升散而无耗伤阴血之弊,且二者恰适肝体阴用阳之性,加之香附合用,疏肝郁、理肝气、敛肝阴、养肝血。

枳壳、莱菔子：《神农本草经》有云："胃过于苦，胃气乃浓，益以苦能泄也。"枳壳味苦酸性微寒，具有破气行痰，消积之效；莱菔子味辛甘性平，具有下气定喘，消食化痰之效。赵长普教授认为善用"枳壳、莱菔子"，用枳壳味苦能泄，所以止痛，味苦能燥，以安胃也，与莱菔子合用，使得胃气降则舒。

黄芪、白术、茯苓、陈皮：黄芪味甘性温，具有补气固表，利尿，托毒排脓，敛疮生肌之效；白术味苦甘性温，具有补脾益胃，燥湿和中，安胎之效；茯苓味甘淡性平，具有渗湿利水，益脾和胃，宁心安神之效；陈皮味苦辛性温，具有理气调中，燥湿化痰之效。赵长普教授认为黄芪"气味甘温，温之以气，所以补形不足也；补之以味，所以益精不足也"；炒白术既甘温补虚，又苦温燥湿；加以茯苓、陈皮合用，重在补脾。

第七章　胃食管反流病

【疾病概述】

(一)现代医学认识

胃食管反流病(gastroesophageal reflux disease,GERD)是胃及十二指肠内容物反流引起相关症状和并发症的疾病。据中国共识,典型症状患者分为糜烂性、反流病等亚型,烧心和反流是典型症状,胸痛等为不典型症状。我国 GERD 患病率达 1.9% ~7.0%,发病随年龄增加而增加,有年轻化趋势。

GERD 的病因复杂,涉及下食管括约肌功能失调、食管清空延迟、膈食管裂孔疝、食管运动障碍、肥胖、妊娠、吸烟、特定饮食和生活方式及遗传等因素。诊断主要依据典型症状,如胸痛等,症状常于躺下或弯腰后加剧,反流症状一周至少出现 2 次以上,可通过抗酸药物试验性治疗、食管 pH 监测、食管镜检查等确诊。

目前西医预防和治疗措施主要是抑制胃酸、调节肠胃功能、调整生活方式。质子泵抑制剂是抑酸首选,还有 H_2 受体拮抗剂等,药物治疗不佳可考虑抗反流手术。近年来,GERD 内镜治疗发展快,如内镜下射频消融术等手术方式不断涌现,但尚无行业规范,如哪些患者适合内镜治疗、治疗前应评估内容、术式如何选择、有效性和安全性如何及治疗后如何随访等问题,成为临床医师困惑,也阻滞了内镜下胃食管反流病治疗的发展。

(二)传统医学认识

GERD 属于现代医学名词,古代中医学文献无针对性病名,可归属于"吐酸""吞酸"等范畴。《素问》等古籍对相关症状有所描述,如"诸呕吐酸,暴迫下注,皆属于热""木郁发之,民病胃脘当心而痛"等。清代叶天士对噎膈认识渐趋完善,程钟龄指出嘈杂若治失宜可变为噎膈。根据中医诊疗共识意见,GERD 多归属于"吐酸"范畴。后世医家见解不同,但总体以肝与脾胃为主,兼顾肺论治。许馨月认为脾胃气机升降失常致胃气上逆引发吐酸。国医大师徐景藩认为胃内容物反流与肝肺气机失调密切相关,肝气上升太过或肺气肃降失常致气机紊乱、胃气上逆,郁久化火使胃液反流。戴高中等认为脾胃功能失职致气机升降失序,气逆上犯食管是 GERD 发病关键。《症因脉治》提出情志不遂、肝郁气滞也是病机之一。中华中医药学会脾胃病分会研究人员认为"食管瘅"可作为 GERD 中医病名。《素问·奇病论》记载了脾瘅,王冰注解"瘅,谓热也"。1997 年国家标准将本病称为"食管瘅",但临床未普遍应用。至 2023 年胃食管反流病中医诊疗专家共识提出以"食管瘅"作为 GERD 中医病名,可反映病位、病因病机与主症。GERD 病位在食管与胃,与肝、脾、肺等脏腑关系密切。多因饮食不节损伤脾胃,水湿、痰浊壅滞中焦化热化火,或情志过激、忧郁致肝气失疏,克脾土致气机失调、胃气上逆;或久病伤脾,脏腑虚衰,脾胃虚弱致气机升降失调。随着社会经济发展和饮食习惯改变,GERD 发病率上升,反复发作,可引起咽炎、哮喘等并发症,严重影响生活质量。现代医学以抗酸药、抑酸药联合治疗为主,但有不足,如病情易复发。近年来,内镜下治疗 GERD 方法多样化,其短期疗效和安全性得到肯定,费用少、器械限制少,适合广泛开展。随着内镜技术进步,个性化镜下治疗方式及长时间随访的多中心试验将成为趋势。

【内镜征象】

本病内镜下食管的表现主要为食管的充血、糜烂、溃疡等,病变以食管下段多见,多表现为纵行多发食管黏膜损伤。洛杉矶(LA)分型为常用的反流性食管炎内镜下严重程度分级,即依据内镜下食管黏膜损伤的程度,将反流性食管炎分为 A、B、C、D 四级。A级:一个或一个以上黏膜破损,直径<5 mm,病灶互不连接。B 级:一个或一个以上黏膜破损,直径>5 mm,病灶互不连接。C 级:黏膜破损糜烂,多个病灶互相融合<食管周径75%。D 级:黏膜破损糜烂,多个病灶互相融合,≥食管周径的 75%,伴或不伴有狭窄等并发症。

【内镜临床征象与中医辨证】

（一）内镜临床征象及辨证分型

目前关于 GERD 的中医辨证分型尚缺乏统一的标准。2020 年中华中医药学会脾胃病分会制定的 GERD 指南中将其分为肝胃郁热、胆热犯胃、中虚气逆、气郁痰阻、瘀血阻络、寒热错杂六大证型。《胃食管反流病中医诊疗专家共识（2023）》则明确提出脾胃虚弱，胃阴不足是 GERD 的发病基础；胃失和降，胃气上逆是其基本病机，并将其分为肝胃郁热、胆热上逆、气郁痰阻、胸阳不振、中虚气逆、脾胃湿热、胃阴不足七大证型。赵长普教授结合最新指南与专家诊疗共识，结合自身临床经验和 GERD 临床胃镜下常见证型，将其归纳为肝胃郁热、胆热犯胃、气郁痰阻、胸阳不振、中虚气逆、瘀血阻络、寒热错杂七大证型。

1. 肝胃郁热/胆热犯胃证　肝气郁结，失于疏泄，可致气机不畅。肝郁化火后，火热之邪进一步扰乱气机，使肝气横逆犯胃。胃气以降为顺，肝气犯胃则胃气上逆，从而容易引起胃内容物反流至食管。肝胃郁热，火热之邪炽盛，可灼伤胃及食管的脉络。脉络受损后，局部气血运行失常，胃的通降功能受到影响，更容易发生反流。表现为烧心、反流、胸痛、胃脘灼痛、胁肋胀痛、烦躁易怒、口苦口干、大便干结、舌红苔黄，治疗上以左金丸、柴胡疏肝散为主方进行加减。胃镜下可见食管黏膜充血水肿，食管反流物呈酸性且较为黏稠，胃黏膜红斑，胃内黏液黏稠，胃蠕动增强，可辨为肝胃郁热/胆热犯胃证，如图 7-1、图 7-2。

2. 气郁痰阻证　肝气郁结，气机阻滞，一方面可使肝失疏泄，横逆犯胃，导致胃气上逆。另一方面，气机不畅会影响脾胃的升降功能，脾气不升，胃气不降，从而容易引起胃内容物反流至食管。痰浊形成后，可阻碍气机的运行。在胃和食管部位，痰浊可使胃气通降受阻，食管气机不利。胃内压力增加，容易促使胃内容物反流。痰浊还可黏附在食管黏膜上，刺激食管，引起食管的炎症反应，进一步加重反流症状。此外，痰浊为阴邪，易损伤阳气。脾胃阳气受损，运化功能减弱，更易产生痰浊，形成恶性循环。气郁痰阻证与情志因素密切相关。不良情绪可加重肝气郁结和气郁痰阻的程度。长期的精神紧张、焦虑、抑郁等情绪状态会影响神经系统对胃肠功能的调节，使胃食管反流的症状更加明显。

同时,情志不遂还会影响免疫系统功能,降低机体对炎症的抵抗力,使胃食管反流引起的食管炎症难以恢复。表现为反流、烧心、胸骨后不适、胃脘胀满、纳呆、嗳气、胸胁胀满、咽中如有物梗阻、舌苔白腻,伴有情绪抑郁、焦虑、烦躁等,治疗上以半夏厚朴汤为主方进行加减。胃镜检查下可见食管黏膜肿胀,分泌物增多且黏稠,食管蠕动幅度减小或频率降低,胃黏膜色泽暗淡,胃排空延迟,可辨为气郁痰阻证,如图7-3、图7-4。

3. 胸阳不振证 胸阳不振,阳气不能正常推动气血运行,可致胸中气机阻滞。而胸中气机与脾胃之气相互关联,胸阳不足可影响脾胃的升降功能。脾气不升,胃气不降,容易引起胃内容物反流至食管。同时,气机不畅还会使食管局部气血运行迟缓,容易产生瘀血等病理产物,进一步加重食管的病变,胸阳具有温通和推动作用,胸阳不振则食管和胃的通降功能减弱。胃失通降,食物在胃内停留时间延长,容易产生浊气和痰湿。这些病理产物积聚在胃内,增加胃内压力,促使胃气上逆,从而导致胃食管反流。而且,食管通降无力也会使反流物在食管内停留,刺激食管黏膜,加重反流症状。胸阳不振,阳气虚衰,易生内寒。寒邪可凝滞气血,使食管和胃的脉络收缩拘急。脉络拘急则气血运行更加不畅,加重食管和胃的功能障碍。同时,寒邪还会损伤阳气,使胸阳更加虚弱,形成恶性循环。胃受寒邪影响,腐熟水谷功能下降,也容易导致胃气上逆,发生反流。表现为反流、烧心、胸骨后闷痛、胃脘痞满、纳差、畏寒肢冷、胸闷气短、心悸、面色苍白或晦暗、舌淡苔白,治疗时枳实薤白桂枝汤(瓜蒌薤白桂枝汤)合小陷胸汤为主,胃镜下可见食管黏膜苍白,动力减弱,食管反流物相对清稀,胃黏膜淡白,胃内潴留液增多,胃蠕动缓慢,可辨为胸阳不振证,如图7-5、图7-6。

4. 中虚气逆证 脾胃为后天之本,主运化水谷。中虚即脾胃虚弱,运化功能失常,水谷不能正常消化吸收,易在胃内停留,产生湿浊、气滞等病理产物。脾胃虚弱还会导致中气不足,脾气不升,胃气不降。胃气上逆,从而引起胃内容物反流至食管。中虚气逆证中,中气虚弱不能固摄,气机升降失调。一方面,脾气不升则不能正常运化和升清,水谷精微不能上输于肺,反而与浊气混杂,容易上逆。另一方面,胃气不降则胃内浊气上泛。胃失和降,浊气上逆,进而导致食管反流。脾胃虚弱时,人体正气不足,抵御外邪的能力下降。食管和胃容易受到外界因素如饮食、情志等的影响,产生炎症、痉挛等病变。这些病变会进一步影响食管和胃的正常功能,加重气机逆乱,促使胃食管反流的发生。脾胃虚弱,清阳不升,浊阴不降。清浊混杂,容易导致气机阻滞。在胃和食管部位,清浊不分可使胃内浊气上逆,食管气机不利。同时,脾胃虚弱还会影响水液代谢,产生痰湿等病理产物。痰湿阻碍气机,也会加重胃气上逆,引起胃食管反流。表现为反流、烧心、胸骨后不适、胃脘隐痛、纳少、腹胀、便溏、神疲乏力、面色萎黄、气短懒言、舌淡苔白等。治疗时以旋覆代赭汤、小柴胡汤为主方进行加减,胃镜检查可见食管黏膜充血、水肿,可能伴有糜烂、溃疡,食管狭窄,胃黏膜淡红色或淡白色,胃蠕动减弱,胃液潴留,可辨为中虚气逆证,如图7-7、图7-8。

5. 瘀血阻络证　瘀血阻络,气血运行受阻。食管和胃的脉络不通,气血不能正常濡养食管和胃的组织。食管和胃的功能失常,容易引起胃气上逆,导致胃内容物反流至食管。瘀血还会影响脾胃的运化功能,使食物不能正常消化吸收,在胃内停留时间延长,产生浊气和痰湿。这些病理产物积聚在胃内,增加胃内压力,促使胃气上逆,加重胃食管反流。瘀血阻滞脉络,可直接损伤食管和胃的脉络。脉络受损后,局部气血运行更加不畅,容易出现炎症、溃疡等病变。这些病变会进一步影响食管和胃的正常功能,加重胃食管反流的症状。同时,脉络受损还会导致出血,血液瘀积在食管和胃内,也会刺激胃黏膜,引起胃气上逆,发生反流。瘀血阻络会导致气机阻滞。气机不畅则脾胃升降失常,脾气不升,胃气不降,容易引起胃食管反流。而且,气机阻滞还会加重瘀血的程度,形成恶性循环。瘀血和气机阻滞相互影响,使食管和胃的功能障碍更加严重,胃食管反流难以缓解。表现为烧心、反酸、胸痛、胃脘胀满疼痛、纳差、面色晦暗、口唇紫暗、舌质紫暗或有瘀点瘀斑,脉涩等。治疗上以失笑散、丹参饮为方进行加减,胃镜下可见食管黏膜充血水肿,食管黏膜下可见散在出血点或瘀斑,可出现食管溃疡、狭窄,胃黏膜色泽暗红色,皱襞增粗,胃黏膜下血管显露,胃蠕动减弱,可辨为瘀血阻络证,如图7-9、图7-10。

6. 寒热错杂证　寒热错杂于中焦,脾胃阴阳失调,功能失常。脾主升清,胃主降浊,寒热错杂则脾胃升降失序。脾气不升,胃气不降,容易引起胃内容物反流至食管。同时,寒热错杂还会影响脾胃的运化功能,使食物不能正常消化吸收,在胃内停留时间延长,产生湿浊、气滞等病理产物。这些病理产物积聚在胃内,增加胃内压力,促使胃气上逆,加重胃食管反流。寒邪主凝滞,热邪主升散,寒热错杂则气机紊乱。气机不畅可导致肝气郁结,肝气犯胃,进一步加重胃气上逆。而且,气机阻滞还会影响食管和胃的脉络气血运行,容易形成瘀血等病理产物,加重食管和胃的病变。此外,气机不畅还会影响肺的宣降功能,肺与大肠相表里,肺气不降则大肠传导失常,可出现便秘或泄泻等症状,这些也会间接影响脾胃功能,加重胃食管反流。寒热错杂证反映了中焦阴阳失调。阳气主温煦、推动,阴气主凉润、宁静。阴阳失调则食管和胃的生理功能失常,容易出现食管痉挛、胃排空延迟等问题。这些问题会导致胃内容物反流至食管的风险增加。同时,阴阳失调还会影响人体的整体代谢功能,使身体抵抗力下降,容易受到外邪侵袭,加重胃食管反流的病情。表现为烧心、反酸、胸骨后疼痛、胃脘胀满疼痛、嘈杂、食欲异常、口苦口干与畏寒肢冷,大便不调,舌质淡红,苔白等。治疗上以泻心汤为主进行加减。胃镜下可见食管黏膜充血与苍白相兼,食管黏膜糜烂或不规则溃疡,食管反流物形状复杂,可既有酸性较强的物质,又可有较为黏稠或清稀的分泌物,胃黏膜以鲜红色兼苍白色为主,胃内黏液可能有清稀和黏稠之分,胃蠕动功能紊乱,有时胃蠕动较快,有时胃蠕动缓慢,可辨为寒热错杂证,如图7-11、图7-12。

(二)医案实践

案例一

岳某,女,52岁。2019年1月15日初诊。主诉:胃脘部及胸骨后灼烧感反复发作2年,加重1个月。病史:患者自述2年前无明显诱因出现胃脘部及胸骨后灼烧感伴疼痛不适、反酸、嗳气不止、纳差。当地医院查胃镜示(图7-13):①反流性食管炎(A级);②慢性非萎缩性胃炎伴糜烂。给予奥美拉唑肠溶胶囊等药物及对症治疗,症状无明显缓解。患者平素性情急躁易怒,1个月前因与人争吵后自觉上述症状加重,灼烧感尤甚。今就诊于医院门诊,现症见:胃脘部及胸骨后灼烧感伴疼痛不适,伴反酸,呃逆频频难以自制,气冲咽喉呃声连连,晨起口干,无口苦,夜寐欠安,纳差,二便调;舌红苔黄,脉弦数。中医诊断:嘈杂(肝胃郁热)。西医诊断:反流性食管炎。治法:清肝泻火,和胃降逆。治疗:化肝煎合左金丸加减。处方:柴胡15 g,法半夏10 g,紫苏梗10 g,陈皮15 g,枳壳15 g,郁金10 g,黄连6 g,吴茱萸6 g,白芍20 g,炙甘草15 g,海螵蛸20 g,浙贝母20 g,白及10 g。7剂,水煎服,每日1剂,于早、中、晚饭前分服。

二诊(2019年1月24日):自述服药后反酸减轻,胃脘部及胸骨后灼烧感稍缓解,但仍频繁嗳气,舌脉同前。原方改白芍为30 g,并加旋覆花30 g,代赭石30 g。7剂同前。

三诊(2019年2月1日):患者症状反复,食管连及胸骨后及胃脘部灼热明显,心情烦躁不适,失眠加重,嗳气明显改善;舌红苔黄,脉弦数。前方加生石膏30 g,莲子心15 g,焦栀子15 g,龙骨30 g,牡蛎30 g。继服10剂,服法同前。

四诊(2019年2月12日):患者灼烧感明显改善,嗳气、反酸明显减轻,饮食睡眠尚可,疼痛感较明显;舌红苔薄黄,脉沉弦。前方加川楝子 10 g,延胡索 10 g。10 剂,服法同前。

五诊(2019 年 2 月 24 日):自述诸症均明显改善,情绪舒畅。前方去生石膏。10 剂,服法同前。2019 年 4 月 5 日复查胃镜:胃及食管糜烂消失,黏膜光滑,提示有红斑渗出性胃炎。随访 1 个月未复发。

按:本案为绝经期妇女,平素性情急躁易怒,肝郁化火,肝火横逆犯胃,肝胃郁热,灼伤胃络故见胸骨后及胃脘部灼热;火热灼烧津液,故见口干;气机郁滞,不通则痛,故见疼痛不适,胃失和降,胃中酸腐之气上逆,故见嗳气、反酸;肝横逆犯脾,脾失健运,故纳差;"胃不和则卧不安",故见失眠;舌红苔黄、脉弦数均为肝胃郁热之象。方中用柴胡配伍养血柔肝,与白芍疏肝解郁;紫苏梗理气宽中,与法半夏共助和胃降逆;枳壳、陈皮调理气机,郁金行气解郁;黄连清热泻火;黄连入肝胃二经,既能清胃热,抑制火性炎上,胃火降则其气自降;又可泄肝火,肝火得清自不横逆犯胃,标本兼顾。配辛温之吴茱萸,可制约黄连苦寒之性,使泻火而无凉遏之弊,辛开苦降取自左金丸,黄连配半夏辛开苦降取自泻心汤。

案例二

患者,女,69 岁,2019 年 6 月 5 日初诊。患者自述胃灼热、反酸多年,伴有右胁隐痛,平躺可缓解。症见:心烦易怒,咽喉有烧灼感,胸骨后无疼痛,口干不苦,纳食后稍有腹胀,二便调,难寐多梦,舌淡红,苔白,脉弦细。中医诊断:吐酸。辨证:肝胃不和。治疗:柴胡桂枝龙骨牡蛎汤合金佛乌贝散加减。处方:柴胡 10 g,桂枝 6 g,龙骨、牡蛎各 30 g$^{(先煎)}$,黄芩 10 g,清半夏 10 g,党参片 10 g,茯苓 10 g,佛手 10 g,郁金 10 g,浙贝母 10 g,煅乌贼骨 30 g$^{(先煎)}$,甘草片 6 g,每日 1 剂,水煎服。

二诊(2019 年 6 月 20 日):服用 15 剂后,患者右胁隐痛消失,反酸、胃灼热症状明显减轻,心情逐渐开朗,纳食后偶有嗳气,仍有入睡困难。续用上方 15 剂。2 个月后随访,患者已无明显不适。

按:本案患者右胁隐痛,食后腹胀,脉弦细乃肝胃不和之象。《四明心法吞酸》说:"凡为吞酸尽属肝木,曲直作酸也。"故酸之为病,多责之于肝。肝木常克伐胃土,正如《杂病源流犀烛》言:"胃痛,邪干胃脘病也……唯肝气相乘为尤甚,以木性暴,且正克也。"肝气左升,胃气右降,若肝气犯胃,胃失和降,则出现酸水上犯,进而咽喉有烧灼感。因肝主疏泄,调畅气机,调节情志,且肝藏魂,若肝郁不疏则易引发情志类疾病,故患者见难寐多梦、心烦易怒之症。《素问逆调论》言:"胃不和则卧不安。"胃为五脏之本,且脾胃同属中焦,运化水谷,协调气机升降,若肝气郁而化火,横逆犯胃,胃气不得通降,肝胃之热循经上犯于心,则导致心烦意乱,难寐多梦。故治疗以调和肝胃、镇摄精神为主。柴胡桂枝龙骨牡蛎汤为调摄精神之良方,方中柴胡、黄芩共奏疏肝理气、燥湿和胃之功,龙骨、牡蛎可镇摄心神、抑酸护胃。因患者反酸多年,肝胃气机失和,故在乌贝散基础上加入佛手、郁金,以奏疏肝和胃之功。

(三)临床应用综述

赵长普教授结合临床症状及自身临床经验提出该病的中医治疗主要是辨证治疗。结合胃镜报告,根据四诊,辨证用药。如患者见烧心、反流、胸痛、胃脘灼痛、胁肋胀痛、烦躁易怒、口苦口干、大便干结、舌红苔黄。则可诊断为肝胃不和证。治法:清肝泄热,和胃降逆。方药:柴胡疏肝散合左金丸加减。方中用柴胡配伍养血柔肝之白芍疏肝解郁;紫苏梗理气宽中,与半夏共助和胃降逆;枳壳、陈皮调理气机,郁金行气解郁;黄连清热泻火;黄连入肝胃二经,既能清胃热,抑制火性炎上,胃火降则其气自降;又可泄肝火,肝火得清自不横逆犯胃,标本兼顾。配辛温之吴茱萸,可制约黄连苦寒之性,使泻火而无凉遏之弊,辛开苦降取自左金丸,黄连配半夏辛开苦降取自泻心汤。

1. 中医方面　赵长普教授临床亦有经验用药,结合本病所表现出的症状,可加减用药。若反酸者加乌贼骨、浙贝母以抑制胃酸产生;若嗳气频繁者,加沉香、白蔻仁以降气;若心烦易怒者,加合欢皮、炒栀子以清心除烦;若呕吐者加代赭石、柿蒂重镇降逆止呕;若腹胀便秘者,加虎杖、厚朴以行气消胀。临床辨证精准,则屡见奇效。

2. 西医方面　赵长普教授总结患者在临床上会出现典型症状如烧心和反流,或可伴有胸痛,躺下或弯腰后加剧等不典型症状,目前反流性食管炎的主要治疗手段是药物治疗、内镜下治疗和手术治疗,辅以生活方式调整。药物治疗包括:①抑酸剂,如 H_2 受体阻断剂、质子泵抑制剂(PPI)和钾离子竞争性酸阻滞剂(P-CAB)。②抗酸剂和胃肠促动药,增强胃肠道的蠕动,帮助食物更快通过胃和食管,减少反流。③黏膜保护剂,在食管黏膜表面形成保护层,中和胃酸,减轻对黏膜的刺激。对于药物治疗无效或有并发症的患者,需要进行内镜下治疗。在药物和内镜治疗无效的情况下,可能需要考虑手术治疗。④生活方式的调整,建议患者戒烟、戒酒、睡前 2~3 h 禁食、避免食用诱发反流症状的食物(如咖啡、茶、碳酸饮料等)、抬高床头(约30°),超重和肥胖患者进行减重和合理运动等。

3. 用药经验

代赭石、柿蒂:代赭石味苦甘性平寒,具有平肝潜阳,重镇降逆,凉血止血之效;柿蒂味苦涩性平,具有降逆下气之效,赵教授认为肝胃郁热证的患者,呃逆、呕吐严重者可在用药时加入代赭石和柿蒂以降逆下气。

乌贼骨、瓦楞子:乌贼骨味咸涩性温,具有收敛止血,固精止带,制酸止痛,收湿敛疮之效;瓦楞子味咸性平,具有消痰化瘀、软坚散结、制酸止痛之效,赵教授认为肝胃不和证的患者,吐酸水严重者,可在用药时加入此药以治疗。

藿香、佩兰:藿香味辛性微温,具有芳香化湿,和胃止呕,祛暑解表之效;佩兰味辛性平,具有芳香化湿,醒脾开胃,发表解暑之效,赵教授认为脾虚胃热证的患者,出现大便烂,腹胀明显,舌苔白腻者,用药时加入此药以治疗。

第八章 慢性萎缩性胃炎

【疾病概述】

(一)现代医学认识

慢性萎缩性胃炎(chronic atrophic gastritis,CAG)是消化系统的常见病,是指胃黏膜上皮反复遭受损害,导致胃黏膜固有腺体减少,黏膜变薄,同时可伴肠腺化生和(或)假幽门腺化生。现代学者公认胃癌(gastric cancer,GC)的发展演变模式为:慢性活动性胃炎→萎缩→肠上皮化生(intestinal metaplasia,IM)→异型增生(dysplasia,Dys)→GC,2020年专家共识已将胃黏膜萎缩、IM列为癌前病变,是GC发生的独立危险因素。以往研究表明CAG患者GC及上皮内瘤变年发病率为0.58%。因此,及时干预和治疗CAG对胃癌的发病率具有重要意义。CAG的临床特征无统一标准,部分患者可表现为无症状,有症状者可表现为上腹部胀满、嗳气反酸、恶心呕吐、纳差食少等,此外,CAG患者还可伴有维生素 B_{12} 缺乏、缺铁、贫血及高同型半胱氨酸症的表现。

CAG是消化系统疾病中常见的慢性病,是以胃黏膜腺体减少或萎缩为特征,可发展为肠上皮化生或上皮内瘤变。已有研究报道指出,胃黏膜上皮内瘤变,是胃癌演变过程中的关键环节。流行病学显示,CAG发展为胃癌的概率较常人高出5.76倍,而CAG伴IM发展为胃癌的概率则较常人高出10倍。因此早期诊断和治疗CAG是非常有必要的。目前,CAG确诊主要依靠白光胃镜结合病理组织学活检,以病理组织学活检作为"金标准"。以往研究表明,CAG胃镜与病理诊断符合率较低,已有学者证实,放大内镜、窄带成像技术(NBI-ME)、共聚焦激光显微镜等技术的应用对CAG诊断具有较高临床诊断价值。西医对本病的病因和发病机制并不完全明确,多数学者认为本病与HP感染、胆汁反流、遗传免疫因素、年龄、不良饮食结构相关。治疗多采取对症治疗,包括根除HP,口服促胃动力药或胃黏膜保护剂等,若发生上皮内瘤变者,可考虑采用内镜黏膜下剥离术治疗。

(二)传统医学认识

中医将本病归为"痞证"的范畴,将本病的病因病机归为外邪侵袭、正气虚损、七情失和、饮食失常,其基本病位在胃,与脾、肝密切相关,病机为本虚标实,总属虚实两端,虚者责之于脾胃虚弱,包括脾气虚、脾阳虚等;实者责之于食滞内停、湿浊中阻、瘀血停滞、气机郁滞,虚实互为因果,互相转化,继而导致脾胃更加虚弱,两者互为因果,互相转化,导致脾胃气血虚弱、络脉瘀阻之结果。

关于痞证的论述,仲景在《伤寒论》中有相关论述,如中焦寒热错杂之痞证,予半夏泻心汤治之;邪热内结于少阳、阳明之心下痞硬,予大柴胡汤治之;太阴虚寒之痞证,予桂枝人参汤治之;邪热壅塞于心下之热痞,予大黄黄连泻心汤治之;水气不化痞证,予五苓散治之;水饮壅盛、饮停于胸膈之痞证,予十枣汤治之;胃虚上逆致心下痞硬、嗳气不除,予旋覆代赭汤治之。《备急千金要方》中记载有关于痞满的相关方剂,如桂心三物汤,可以治疗心中痞;桔梗破气丸,可以治疗上下痞塞不通。《医宗金鉴》中载有气机壅塞不通之三焦痞满证,方药选用以助气丸。叶天士在治疗湿热痞证时,选方用药侧重于苦辛温药物,此治法与仲景在《伤寒论》中治疗寒热错杂痞证之辛开苦降的治法一致。张景岳在《景岳全书》中提出,将痞满从实痞和虚痞两方面论治,实者可消可散,虚者非大加温补不可。张介宾将痞证分别从虚寒、食滞、实滞进行辨证论治,虚寒者宜温补,治以温胃汤;食滞以和胃饮以消食化滞,食滞已消者以养中煎加减;湿胜气滞者治疗以五苓散、平胃散。李东垣创内伤脾胃学说,根据痞满病位、病性不同选方给药,创立治疗痞满之方剂20多首,如通气防风汤用于治疗痞满初起;人参顺气饮子用于治疗心下痞之气滞不利;大消痞丸用于治疗心下痞之实证;枳术丸用于治疗心下痞之饮食所伤。最新诊治指南指出慢性萎缩性胃炎临床可分为肝郁气滞证、肝胃郁热证、脾胃湿热证、脾胃虚弱证、脾胃虚寒证、胃阴不足证、胃络瘀阻证,其对应治疗分别为:柴胡疏肝散加减、化肝煎加减、黄连温胆汤加减、香砂六君子汤加减、黄芪建中汤合理中汤加减、一贯煎加减、失笑散合丹参饮加减。

【内镜征象】

在临床中,慢性萎缩性胃炎的诊断主要依赖于电子胃镜下的诊断,以及内镜下获取的病理诊断及其报告,其内镜表现主要依据普通白光或特殊成像方法所见的黏膜炎症变化,如黏膜红白相间,以白相为主,皱襞变平甚至消失,部分黏膜血管显露,可伴有黏膜颗粒或结节状等表现。如慢性萎缩性胃炎进一步发展为肠化,则内镜下可表现为黏膜欠光滑或灰色斑。临床中,应时刻关注胃炎的幽门螺杆菌(Helicobacter pylori,HP)感染状态,并内镜下评估萎缩、肠化的范围,其中应用染色内镜结合放大内镜有助于提高内镜诊断与病理检查的符合率。

在《慢性胃炎中医诊疗专家共识(2023)》中也指出内镜下的黏膜表现情况可作为临床诊治的辨证参考,如:慢性非萎缩性胃炎以脾胃虚弱、肝胃不和证多见;慢性萎缩性胃炎以脾胃虚弱、气滞血瘀证多见;慢性胃炎伴胆汁反流以肝胃不和证多见;伴 HP 感染以脾胃湿热证多见;伴肠化、异型增生者以气阴两虚、气滞血瘀证多见。这与赵长普教授的观点不谋而合,且赵长普教授在此基础上将慢性萎缩性胃炎的内镜征象更加具体化。

【内镜临床征象与中医辨证】

(一)内镜临床征象及辨证分型

不同证型在胃镜下表现存在差异性,赵长普教授根据多年临床经验总结发现共有 5 种证型。

1. 肝胃不和证 胃脘胀满或胀痛,胁肋部胀满不适或疼痛,症状因情绪因素诱发或加重,嗳气频作,舌淡红,苔薄白,脉弦。治以疏肝理气和胃,选用柴胡疏肝散加减。胃镜检查中表现为胃黏膜呈红白色,以红色为主,如图 8-1;胃黏膜充血水肿、伴有胆汁反流,多见片状凹陷发红,黏膜光滑,如图 8-2。

2. 脾胃湿热证 脘腹痞满或疼痛,身体困重,大便黏滞或溏滞,食少纳呆,口苦口臭,精神困倦,舌质红,苔黄腻,脉滑或数。治以清热化湿,选用黄连温胆汤。胃黏膜有充血、水肿,皱襞走形清晰,如图 8-3;胃角、胃窦黏膜稍粗糙,黏膜下血管透见,胃窦近幽门管黏膜见片状潮红糜烂灶,如图 8-4。

3. 脾胃虚寒证 胃痛隐隐,绵绵不休,喜温喜按,劳累或受凉后发作或加重,泛吐清水,精神疲倦,四肢倦怠,腹泻或伴不消化食物,舌淡胖,边有齿痕,苔白滑,脉沉弱。治以温中健脾,方选黄芪建中汤。胃镜下的突出表现多为胃黏膜红白色,以白色为主,且苍白粗糙,如图 8-5;胃体-胃角-窦黏膜红白相见白相为主,黏膜下血管透见,胃窦散在潮红糜烂斑,如图 8-6。

4. 胃阴不足证 胃脘灼热疼痛,胃中嘈杂,似饥而不欲食,口干舌燥,大便干结,舌红少津或有裂纹,苔少或无,脉细或数。治以养阴益胃,方选一贯煎。隐见血管网、胃黏膜粗糙、有散在的出血点,如图 8-7;胃体黏膜光滑,皱襞走形清晰,无溃疡,如图 8-8。

5. 浊毒内蕴证 胃脘痞满或痛有定处,胃痛日久不愈,舌质暗红或有瘀点、瘀斑,脉弦涩。治以解毒化瘀,方选失笑散。胃镜下为糜烂、隆起性结节、胃黏膜粗糙,如图 8-9;黏膜红肿,血管透见,其病理常可见到肠上皮化生或不典型增生,如图 8-10。

上述研究表明 CAG 胃镜下表现与中医证型存在相关性,但由于中医证候复杂多变,胃镜下表现多样,目前,尚未制定相关规范化标准,对于 CAG 内镜下中医证型的表现有待进一步研究。

(二)医案实践

案例一

孙某,女,45 岁。主诉:间断性胃脘部胀满 3 年余,加重 1 周。现病史:3 年前患者无明显诱因出现胃脘部胀满,平素倦怠乏力,气短,纳少,情志不遂或饮食不慎则胃脘胀甚,口苦,时有胸闷。舌质黯红,边有齿痕,苔白腻,脉细涩。胃镜检查:慢性萎缩性胃炎(C1)伴糜烂。病理检查:(胃窦)中-重度萎缩性胃炎(活动性)伴小区肠上皮化生(图 8-11)。中医诊断:痞满。辨证分型:脾胃虚弱、气滞血瘀。治法:益气健脾,活血化瘀。治疗:自拟益气活血方加减。处方:黄芪 20 g,茯苓 15 g,白术 20 g,当归 10 g,党参 20 g,白芍 20 g,柴胡 15 g,陈皮 15 g,蒲黄 10 g,防风 10 g,黄连 10 g,五灵脂 10 g,泽泻 10 g,姜半夏 6 g,炙甘草 6 g。14 剂,水煎服,早晚分服。

二诊:14 剂后,患者诸症好转,面色渐红,二便正常,食欲增加,偶有饮食不慎时胃脘胀满。处方:守原方再进,如此原方加减连用 3 个月。3 个月后复查胃镜,提示慢性浅表性胃炎,病理示:"胃窦"中度慢性浅表性胃炎伴局限萎缩。

按:该患者平素倦怠乏力,气短,纳少,时有胸闷,且有胃脘痛,口苦,舌质黯红,边有齿痕,苔白腻,脉细涩,是为脾胃虚弱、气滞血瘀之象。对于黏膜腺体萎缩伴肠上皮化生,辨为血瘀之象。因此,治疗上以健脾益气,活血化瘀为治疗原则,方中黄芪、党参共为君药,可补养脾胃之气虚,达到益气和胃之效。白术、茯苓、蒲黄、五灵脂等为臣药,可健脾益气、燥湿利水、行血止痛、活血化瘀。此外,姜半夏可降逆止呕;陈皮可理气健脾,燥湿化痰;柴胡可疏肝解郁,和解表里;防风可解表祛风;黄连可燥湿解毒;泽泻可利水渗湿;白芍可柔肝和脾,缓中止痛。上述诸药联用可标本兼顾,气血同治,使脾胃得补,瘀血得化,清升浊降,气血调和,共奏活血益气之功。

案例二

王某,男,60岁。主诉:间断性胃脘部疼痛6年余,加重半年。现病史:6年前患者无明显诱因出现胃脘部疼痛,疼痛性质为刺痛,饮酒后疼痛加重,疼痛不向他处放射,偶有胃脘部胀满,口干,倦怠乏力,舌质淡暗,或有瘀点、瘀斑,脉弦涩。胃镜检查:慢性萎缩性胃炎(C2)伴出血。病理检查:(胃角)中度萎缩性胃炎伴肠上皮化生(图8-12)。中医诊断:胃痛。辨证分型:气滞血瘀。治法:活血化瘀,益气健脾。治疗:自拟益气化瘀解毒方加减。处方:党参20 g,黄芪20 g,丹参10 g,三七6 g,莪术10 g,蒲公英15 g,白花蛇舌草20 g,白及10 g,仙鹤草10 g,甘草6 g。7剂,水煎服,早晚分服。

二诊:7 d后,患者胃痛较前缓解,偶有食欲缺乏,原方加莱菔子15 g,炒麦芽15 g。

三诊:21 d后,患者服上药后,诸症好转,面色渐红,二便正常,食欲增加。

按:益气化瘀解毒汤具有健脾益气、活血通络、消积解毒之功效,其中党参、莪术益气健脾、化瘀通络,为君药;黄芪健脾益气为臣药;丹参、三七活血祛瘀通络,蒲公英、白花蛇舌草、白及、仙鹤草解毒,共为佐药;甘草调和诸药,为使药。赵长普教授认为慢性萎缩性胃炎为慢性胃炎长期发展而来,有临床症状者,辨证治疗主证为先,清热解毒为辅;或待诸证缓解再行清热解毒;无明显不适者,则清热解毒,逆转萎缩肠化等为主;同时兼顾脾胃,用药轻灵,扶正不留邪,祛邪不伤正。对于黏膜腺体萎缩伴肠上皮化生,辨为血瘀之象,赵长普教授认为益气化瘀解毒汤结合胃镜下微观辨证加味用药能显著改善慢性萎缩性胃炎临床症状,逆转或阻断肠上皮化生,值得在临床上推广应用。

(三)临床应用综述

1. 中医方面　赵长普教授注重经典,博采众医家之长,对于慢性萎缩性胃炎的病因病机及治疗有自己独到的见解。CAG的病机不离脾胃正虚、气机郁滞、痰湿壅滞、血脉瘀阻、热毒余邪,其中以脾胃气虚为根本,气郁、湿浊、血瘀是本病发生发展的病理关键,脾虚血瘀、虚实夹杂是主要病机特点。强调在用药上应以益气为主、活血为辅,益气活血需贯穿始终,此外兼顾温阳、滋阴、理气、祛湿等法,并适量加用清热解毒之品,以达标本兼治之效。临床用药上最常用黄芪、党参、白术、丹参、白花蛇舌草等药,通过调和脾胃、疏通气机、活血化瘀、清热解毒等方法来治疗 CAG,同时也要注重患者生活方式和心理状态的调整,以达到更好的治疗效果。

2. 西医方面　赵长普教授认为慢性萎缩性胃炎的发病最主要的原因是幽门螺杆菌(HP)感染。HP 感染导致胃黏膜炎症和酸度增加,质子泵抑制剂可以抑制胃酸分泌,改变胃内 pH。这些变化可能影响到 Hp 感染的生存和定居,同时也可能影响其他菌群的平衡,进而影响胃部免疫状态和炎症反应。慢性炎症的长期刺激对于胃炎"炎-癌转化"具有不可忽视的作用,早期有效地控制炎症、逆转炎症微环境,或许是防治慢性胃炎向胃癌转化的有效方式。人体因长期处于 CAG 状态,加之不良的生活及饮食习惯,可使脾胃元气渐虚,这是"阴火"自生的主要原因。"阴火"上冲,一方面可通过损伤脾胃诱导大量促炎因子释放、加重局部炎症反应,影响人体免疫功能,形成有利于 GC 发生的炎症微环境。另一方面可通过损伤脾胃影响中土生化与输布之能。赵长普教授认为此时的治疗应首先根除幽门螺杆菌,然后在甘温补中之药的基础上,配伍升阳散火及宁心安神之品。在消散阴火的同时,改善 CAG 患者焦虑、抑郁、睡眠障碍等精神情志问题。

3. 药物配伍

橘皮、竹茹:橘皮味苦辛性温,具有理气调中,燥湿化痰之效;竹茹味甘性微寒,具有清热化痰凉血,除烦止呕之效。赵长普教授认为脾胃湿热证的患者出现恶心、呕吐症状时,宜加竹茹、橘皮以清胃降逆。

瓜蒌、柿蒂:瓜蒌味甘,微苦性寒,具有清热涤痰,宽胸散结,润燥滑肠之效;柿蒂味苦涩性平,具有降逆下气之效。赵长普教授认为肝胃不和证的患者出现嗳气较频者,宜加瓜蒌、柿蒂以宽胸顺气降逆。

厚朴、枳壳:厚朴味苦辛性温,具有温中下气,燥湿消痰之效;枳壳味苦酸性微寒,具有破气行痰消积之效。赵长普教授认为寒热错杂证的患者出现腹胀明显的症状时,宜加厚朴、枳壳以行气宽中。

第九章　慢性非萎缩性胃炎

【疾病概述】

(一)现代医学认识

慢性非萎缩性胃炎是指胃黏膜在各种致病因素作用下所发生的非萎缩性慢性炎症性病变,其和慢性萎缩性胃炎同属慢性胃炎范畴。慢性非萎缩性胃炎无典型及特异的临床症状,大多数患者表现为非特异性消化不良的症状,如进食后上腹部饱胀或疼痛、嗳气、反酸等,部分还可有健忘、焦虑、抑郁等精神心理症状。常与以下因素有关:①长期或高剂量使用非甾体抗炎药物,如阿司匹林、布洛芬等,可能引起胃黏膜的炎症;自身免疫反应,一些慢性免疫系统疾病,如自身免疫性胃炎,可能导致慢性非萎缩性胃炎。②胃酸反流,持续的胃酸反流到食管和胃的交界处可能引起胃黏膜炎症。③化学物质和环境因素,暴露于一些化学物质、食品添加剂或环境污染物可能增加患慢性非萎缩性胃炎的风险。④遗传因素,遗传因素可能在一定程度上影响个体对慢性非萎缩性胃炎的易感性。

慢性非萎缩性胃炎可能导致上腹部不适、胃痛、恶心等症状,但这些症状非特异性,需要结合其他检查进行诊断。镜检是诊断慢性非萎缩性胃炎的主要方法。通过胃镜检查,医生可以直接观察胃黏膜的状况,包括有无红肿、充血、颗粒状变化等;胃镜检查时通常进行组织活检,以进一步确认胃黏膜是否存在慢性炎症,以及评估炎症的程度和类型;如果疑似感染幽门螺杆菌(HP),可以通过组织活检或其他方法进行幽门螺杆菌的检测;通过其他辅助检查,如血液检查、呼气试验等,排除其他可能导致相似症状的疾病。

目前,现代医学对于慢性非萎缩性胃炎的治疗主要以促胃动力药物、消化酶制剂、胃黏膜保护剂、根除 HP 及抑酸药为主,有明显精神心理因素的慢性胃炎患者可联合使用抗抑郁药或抗焦虑药,但仍无法完全满足患者的治疗,需要中医药治疗作为补充。

(二)传统医学认识

本病是消化系统常见的慢性疾病,是中医药临床优势病种之一。目前,现代医学治疗慢性非萎缩性胃炎主要以对症治疗为主。近年来,中药、针灸、推拿、按摩等中医内治、外治方法,以及中医药内外治结合治疗慢性非萎缩性胃炎取得了一定进展。临床研究表明中医药以其独特的辨证思维和随证加减的治疗原则,在治疗慢性非萎缩性胃炎方面具有较好的疗效,在治疗本病上具有明显的临床优势,易于被患者接受。

根据主症不同,该病属于中医学"胃痞""胃脘痛""反酸""嘈杂"等病范畴。中医学认为该病发生主要与饮食、情志、因素、感受邪气、禀赋不足等有关。其临床多表现为本虚标实、虚实夹杂之证,病位在胃,与肝、脾两脏关系密切,基本病机是胃失和降。

慢性非萎缩性胃炎病程长,迁延反复,久病多虚。李合国教授认为,现代人生活不规律,饮食不节,或过饥过饱,喜食辛辣肥甘、寒凉,损伤脾胃,导致脾胃虚弱,生湿化热多见。胃气不降、脾气不升,则气机郁结中焦,气滞不行,湿浊内生,郁而化热,或伴饮食停滞,或伴肝气郁结。李合国教授在治疗本病过程中注意调护脾胃生理功能,使脾气升,胃气降,以期功能复,而诸症去。选方以香砂六君子为主,具体药物如下:木香 10 g,砂仁 10 g,陈皮 12 g,清半夏 15 g,太子参 30 g,茯苓 30 g,白术 15 g,炙甘草 10 g。方中太子参、茯苓、白术、炙甘草为健脾益气基础方剂,其中正平和,温补中气。加用陈皮理气散逆,清半夏燥湿除痰、和胃降逆,木香行气止痛,砂仁行气化湿。诸药合用,共奏健脾益气、行气止痛、燥湿化痰之功,并且强调在临床诊疗过程中,方剂应灵活运用,随诊加减。

【内镜征象】

胃镜下所见胃黏膜层微循环即为胃之浮络。现代医学认为慢性非萎缩性胃炎伴糜烂是由于各种内源性及外源性因素影响,引起胃黏膜层微循环障碍,黏膜血供异常,胃黏膜保护层更新修复缓慢及损伤因素增大,超过正常胃黏膜修复速度,导致黏膜防御功能及修复功能障碍而引发本病。从中医理论出发,胃滞而致虚致热,湿热之邪伤于胃之浮络(即胃黏膜层),或气血壅遏不通,邪气停留,郁久化热,热盛肉腐而致胃黏膜糜烂;或血气不通,"浮络"失荣,而致胃黏膜糜烂。胃黏膜光滑,颜色多发黄或发红,或伴有胃黏膜溃疡与糜烂,多伴有胆汁反流,可辨为肝胃气滞证与肝胃郁热证;胃镜下表现为胃黏膜光滑,颜色为鲜红色,多伴有糜烂与溃疡,甚至有出血点,可辨为脾胃湿热证;胃黏膜欠光滑,颜色较白或苍白,可伴有溃疡,且黏膜褶皱较多,可辨为脾胃虚寒证;黏膜欠光滑,颜色淡红或鲜红,褶皱较多,且有陈旧性溃疡,可辨为胃阴不足证;胃黏膜光滑,颜色鲜红或暗红,黏膜血管怒张,且多伴有出血点,可辨为胃络瘀阻证。

【内镜临床征象与中医辨证】

(一)内镜临床征象及辨证分型

赵长普教授善于将慢性非萎缩性胃炎以寒热虚实分类,肝胃气滞证、脾胃湿热证、胃络瘀阻证为实证,脾胃虚寒证、胃阴不足证为虚证;肝胃气滞证、脾胃湿热证、胃络瘀阻、胃阴不足证为热证,脾胃虚寒证为寒证。

1. 肝胃气滞证　刘铁军教授认为慢性非萎缩性胃炎病位在胃,与肝密切相关,临床仍以肝胃不合多见,强调从"肝胃不和"入手辨治,疗效甚佳。"五行学说"中,肝属木,脾胃皆属土,肝与脾胃之间存在"相克"的关系,即"木克土",土气壅滞,木气调达,是用木气的调达来制化土气的壅滞,使土气不能过于壅滞,而能正常完成其运化功能。张锡纯在《医学衷中参西录》中亦曰:"人之元气,根基于肾,萌芽于肝,脾土之运化水谷,全赖肝木之升发疏泄而后才能运化畅达健运,故曰土得木而达。"即土需木疏,脾得肝之疏泄,则运化健旺。肝与脾胃关系密切,肝气疏泄条达,则脾胃升降和顺。若肝气失于疏泄,则横逆反胃,出现反酸、嗳气等一系列症状。刘铁军教授认为肝胃气滞,治以疏肝和胃,并且肝失疏泄、气机不畅是矛盾的重要方面,土病是木旺的结果,治疗大法当以疏肝和胃为主。其在胃镜检查中表现为胃黏膜光滑,黏膜红白相见,呈花斑样改变,如图9-1;胃黏膜溃疡与糜烂,颜色多发黄或发红,多伴有胆汁反流,如图9-2。

2. 脾胃湿热证　白长川教授善于从胃滞虚热论治慢性非萎缩性胃炎伴糜烂,白长川教授根据自己多年的临证经验提出了"胃滞虚热"说。白长川教授认为本病的主要病机为"因滞而虚""因滞而热",核心在于"滞",这里"滞"多见于食积、气郁,进而可致湿聚、血瘀;"虚"多为脾胃虚弱;"热"多为湿热。如《素问·痹论篇》曰:"饮食自倍,肠胃乃伤。"《灵枢·胀论》篇云:"胃胀者,腹满,胃脘痛,鼻闻焦臭,妨于食,大便难。"《素问·生气通天论篇》亦曰:"味过于酸,肝气以津,脾气乃绝……味过于苦,脾气不濡,胃气乃厚。"

故治疗当以消滞为核心,治疗上以消食导滞、理气解郁为先,以健脾益气扶正、清热化湿为辅,此标本兼治之理。其胃镜下表现为胃黏膜光滑,颜色为鲜红色,多伴有糜烂与溃疡,如图9-3;热伤血络,血不循常道,外溢而见出血,胃镜可见到小出血点,如图9-4。

3. **胃络瘀阻证**　阳虚无力,血行不畅,涩而成瘀;情志不畅,气滞日久或久痛入络,瘀停胃络,脉络壅滞均可导致胃络瘀阻的发生,治疗时可以使用当归、川芎、红花等活血化瘀药,陈皮、白芍、甘松等行气活血药,半夏、茯苓、橘红等健脾燥湿药。也可以通过针灸、艾灸、刮痧等方式,通经活络,促进血液循环,调整人体的气血运行。瘀阻日久,血络不通,可见胃黏膜的血管怒张,颜色暗红。胃黏膜光滑,颜色鲜红或暗红,血管透见,如图9-5;黏膜血管怒张,且多伴有出血点,如图9-6。

4. **脾胃虚寒证**　吕永慧教授认为慢性非萎缩性胃炎以脾虚为本,《痹论篇》云:"饮食自倍,肠胃乃伤。"《脾胃论》云:"内伤脾胃,百病由生"。患者多饮食不节,或劳倦,或久病,至脾胃气虚,运化失健。气滞、湿阻、湿热为标,脾胃为气机升降的枢纽。脾为脏,其气主升;脾主运化,为气血生化之源;胃为腑,其气主降,不降则阴无所用。《四圣心源·中气》云:"脾为己土,以太阴而主升;胃为戊土,以阳明而主降。升降之权,则在阴阳之交,是谓中气。胃主受盛,脾主消化,中气旺则胃降而善纳,脾升而善磨,水谷腐熟,精气滋生,所以无病。脾升则肾肝亦升,故水木不郁;胃降则心肺亦降,故金火不滞。"脾胃升降逆乱,则中焦气机郁滞。胃气上逆,多表现为腹胀、嗳气、呃逆、恶心、呕吐、大便秘结等。故治疗上以健脾扶正为本,临床治疗多以四君子汤、异功散、六君子汤、香砂六君子汤等。胃镜下多表现为黏膜欠光滑,颜色较白或苍白,如图9-7;可伴有溃疡,且黏膜褶皱较多,如图9-8。

5. **胃阴不足证**　胃的消化吸收功能统称为"胃气",胃气分为胃阴与胃阳。胃阳是胃气中具有推动胃肠蠕动的部分,胃阴是胃气中具有滋润濡养作用的部分。胃阴不足是指人体胃的阴液减少,导致胃滋润濡养功能减退,从而产生一系列的症状。饮食不节,过食辛辣厚味,积热于内,或热病后期伤津,或情志不畅,气郁化火伤阴,最终导致胃阴不足,胃失和降,表现出来的恶心、呕吐或呃逆,口燥咽干,舌红少苔,脉细数的表现。治疗以养阴和胃为主,临床多选用益胃汤、一贯煎等方药治疗。胃镜表现为膜欠光滑,颜色淡红或鲜红,如图9-9;褶皱较多,且有陈旧性溃疡,如图9-10。

（二）医案实践

案例一

张某,女,35岁,教师。主诉:胃脘部疼痛1月余。现病史:1个月前患者饮食辛冷后出现胃脘部疼痛不适,现食欲减退,胃脘部时时隐痛,神疲乏力,面色淡白,食少纳差,眠一般,二便正常。近3个月体重无明显变化。舌质淡红,苔薄白,脉弦细。既往体健。辅助检查:胃镜示慢性非萎缩性胃炎;碳-14呼气试验阴性。胃镜图片示:胃黏膜颜色淡白(图9-11)。辨证:脾胃虚寒证。治疗:香砂六君子汤加减。处方:木香6 g,砂仁6 g,陈皮9 g,半夏9 g,党参10 g,白术9 g,黄芪15 g,桂枝15 g,炮附子6 g,干姜6 g,甘草6 g,炙延胡索15 g,炒川楝子9 g,乌药9 g。14剂,水煎服,早晚分服。

二诊:胃脘部时时隐痛减轻,精神好转,面色正常,纳可,眠一般,二便正常近3个月体重无明显变化。舌质淡红,苔薄白,脉弦细。症状基本明显好转,继调方给药巩固治疗。

按:香砂六君子由六君子汤加木香、砂仁而成,故名"香砂六君子汤"。用于治疗脾胃气虚,寒湿停滞中焦所致胃肠道疾病。方中以党参益气健脾,补中养胃为君;臣以白术健脾燥湿;佐以茯苓渗湿健脾;陈皮、木香芳香醒脾,理气止痛;半夏化痰湿,砂仁健脾和胃,理气散寒,使以甘草调和诸药。患者胃脘部隐隐作痛,故炙加延胡索、炒川楝子顺气止痛,桂枝、炮附子温中健脾。

案例二

李某,男,53岁,职员。主诉:咽喉异物感伴吞咽困难半年余。现病史:半年前患者无明显诱因出现胃痛胃胀,曾口服"奥美拉唑"治疗,症状反复发作,痛连两肋,伴反酸烧心,呃逆嗳气,纳差,乏力,大便秘结,小便短赤。近3个月体重下降3 kg。平素性情急躁。面色红,舌质黄,苔黄,脉弦数。辅助检查:胃镜示慢性非萎缩性胃炎伴胆汁反流,胃镜图片示胃黏膜颜色鲜红(图9-12),碳-14呼气试验阴性。辨证:肝胃郁热证。治疗:方药予以化肝煎合左金丸加减。处方:青皮6 g,陈皮6 g,白芍12 g,牡丹皮12 g,栀子12 g,浙贝母9 g,吴茱萸3 g,黄连18 g,北沙参12 g,麦冬12 g,生地黄12 g,炙延胡索15 g,炒川楝子9 g,海螵蛸12 g。1剂/d,分2次饭后半小时温服,连续服用4周。

二诊:胃痛胃胀减轻,但觉口中黏腻,仍大便秘结,小便短赤,面色红,舌质红,苔黄腻,脉弦数。于原方加茵陈 15 g,茯苓 9 g,竹茹 12 g,用法同前。

三诊:症状明显好转,继调方给药巩固治疗。

按:大腹属脾,毗邻胃脘,故腹部胀满诸疾,每多从脾胃论治。或利脾家之壅塞,或泻胃家之燥实。然本案患者胃脘部胀痛连及两胁,脉现弦象,每于情绪激动急躁时加重,可见与肝气郁结,疏泄不利关系很大。《素问·大奇论》指出:"肝壅,两胠满,卧则惊,不得小便。"肝郁不得疏泄,则土气壅滞,三焦水道不利,故见腹胀,小溲不利。不仅如此,凡肝气郁则往往化火,反映在身热、口苦、目赤等症。治疗以疏肝解郁清热,通利三焦水道为主。化肝煎为其代表方剂,加柴胡、茯苓者,在于疏肝健脾,利水消胀,斡旋气机,从而达到治疗的目的。

(三)临床应用综述

1. **中医方面** 慢性非萎缩性胃炎病位在胃,中医多从脾虚、湿热、热毒、气郁、血瘀等角度治疗,肝胃关联密切,肝气升发作用不足导致的机体活力下降是胃中腺体失活并萎缩的基础病机,而肝气疏泄无力,诸般病理产物的郁滞又可进一步加重腺体功能的退化。在治疗时通过助肝气的升发激发腺体的活力,助肝气疏泄宣通胃中的诸般郁滞,并在六郁学说的基础上补充津液输布流通不利所致之"津郁",形成"七郁"学说。用药以柴胡、谷芽、麦芽为主体,针对不同类型的郁滞加入对应的花类药物及药对,形成独特的处方思路。可谓之:"柴芽开郁,诸花解沉,药对增效,诸萎向愈"。赵长普教授擅用化滞丹加减治疗,药用黄芪、丹参、蒲公英、茯苓、砂仁、豆蔻、莪术、延胡索、炙甘草,众药合用,湿热清,气滞通,脾气健,清阳升,胃气降,恢复脾胃升降功能,阳气畅达,阴津敷布,病理损害得以修复甚至逆转,达到疏理气机,以及健脾益气的效果,方中做到虚实兼顾,补气不碍气,对于胃腑宜通宜降,脾脏宜补宜升的生理特性得以升华体现,将诸多症状有效消除,不适症状得以缓解,将黏膜糜烂或水肿得以修复,使病理组织变化获得改善。

2. **西医方面** 慢性非萎缩性胃炎以胃黏膜非萎缩性炎性病变为特征,其病情缠绵难愈,易反复发作,若未能及时给予有效治疗措施,可能演变成萎缩性胃炎甚至胃癌。幽门螺杆菌(Hp)为慢性非萎缩性胃炎主要致病因子,Hp 感染会诱发大量炎性细胞因子分泌,使胃黏膜发生免疫炎症反应,破坏胃黏膜屏障,引起相关症状体征,是慢性非萎缩性胃炎向萎缩性胃炎演变的重要因素之一,根除 Hp 是临床治疗该病的重要一环,主要采取四联疗法,阿莫西林为临床经典抗菌药物,其有效性较高,且安全性理想;克拉霉素为抗感染药物,抑菌机制与阿莫西林存在差异,两者可共同生效,可相互促进,以形成更为显著的抗菌效果。枸橼酸铋钾是果胶与铋的不稳定复合物,其在水中可与水反应形成稳定的胶体,在消化道中黏附于内壁上,以物理隔绝胃酸及 Hp 对胃部黏膜的刺激。雷贝拉唑为质子泵抑制剂,其可快速降低胃酸的分泌,以减少胃酸对于微创黏膜刺激,以降低患者的不适。但是四联疗法主要是针对 Hp 与胃肠粘连,其不直接调节患者的胃肠功能,不具备促进消化系统恢复的效果。因此,赵长普教授常配伍益生菌制剂调节肠道菌群,恢复益生菌水平,同时减少肠道内食物停留时间,减少气体产出,降低腹胀与嗳气、便秘等不适,促进消化。

3. 药物配伍

川楝子、延胡索:川楝子味苦性寒,具有舒肝行气止痛,驱虫之效;延胡索味辛苦性温,具有活血散瘀,理气止痛之效。赵长普教授认为慢性非萎缩性胃炎患者,对于实证的治法以疏肝理气和胃为主,出现胃脘疼痛时,在用药时加入此两味,具有较强的止痛效果。

佛手、香附:佛手味辛苦酸性温,具有疏肝理气,和胃化痰之效;香附味辛微苦微甘性平,具有理气解郁,止痛调经之效。赵长普教授认为慢性非萎缩性胃炎患者,对于虚证的治法以益气健脾为主,出现痞满时,在用药时加入此两味,具有行气作用。

乌贼骨、瓦楞子:乌贼骨味咸涩性温,具有收敛止血,固精止带,制酸止痛,收湿敛疮之效;瓦楞子味咸性平,具有化痰软坚,散瘀消积之效。赵长普教授认为慢性非萎缩性胃炎患者,对于热证的治法为清热化湿、清肝和胃为主,患者反酸症状明显时,在用药时常加入此两味。

第十章 消化性溃疡

【疾病概述】

(一)现代医学认识

消化性溃疡(petic ulcer,PU)是指在各种致病因子的作用下,消化道黏膜发生炎症反应与坏死、脱落,形成破损,溃疡的黏膜坏死缺损穿透黏膜肌层,严重者可达固有肌层。本病常发生于胃、十二指肠,也可以发生在与胃液相接触的其他胃肠道部位,包括食管下段,胃肠吻合术后的吻合口及含有异位胃黏膜的憩室等,是一种常见病、多发病,在一般人群中的终身患病率为5%~10%,每年的发病率为0.1%~0.3%。我国消化性溃疡的发病率为10%~12%,占消化道疾病的78%~85%。本病可以发生于任何年龄段,中年最多见,男性是高发群体。

消化性溃疡病因和发病机制相当复杂,主要病因包括幽门螺杆菌感染、胃酸和胃蛋白酶的作用、非甾体抗炎药、遗传因素、胃和十二指肠动力异常、应激和精神因素等,其发生是由于攻击因子(即病因)与防御因子(包括胃黏液/重碳酸盐屏障、黏膜屏障、磷脂、黏膜血流、细胞更新、前列腺素和表皮生长因子等)平衡失调所致。当攻击因子强于防御因子时,就有可能发生溃疡。消化性溃疡若防治不当,长期的慢性消化性溃疡可导致穿孔、上消化道大出血及幽门梗阻等并发症,也是导致癌变的重要因素,严重影响患者的生命安全和生活质量。

(二)传统医学认识

PU属于现代医学名词,古代中医学文献中对其并没有针对性的病名资料,根据PU的临床表现,可将它归属于祖国医学中"胃脘痛""痞满""嘈杂""胃疡""胃脘痈""吞酸"等范畴。

消化性溃疡的病因病机较为复杂,乃诸多因素反复作用而成,很少是由单一因素致病。

其病因有外因和内因两种:①内因主要包括脾胃虚弱、饮食不节,过食生冷,气候变化,寒温不适等。②外因包括七情郁结、情志不畅、恼怒忧郁等伤肝之气,使肝失条达,肝气犯胃,乘胃克脾,气机阻塞,胃失和降。其病位主要在胃,但与肝、脾密切相关。

病机关键是寒邪凝滞、热毒瘀阻、湿热阻滞、气机阻滞、脾胃虚弱导致的瘀血阻络,脉络受损、破溃,不通则痛;脾胃虚弱为本,瘀血阻滞为标。

病理因素以气滞为主,并见食积、寒凝、热郁、湿阻、血瘀等。近现代医家对于此病有不同的认识,如邵世荣教授认为脾胃虚弱乃消化性溃疡的基础,病理因素主要为气滞、湿浊、寒凝、热邪、血瘀。脾胃同居中焦,乃气机升降之枢纽。脾主运化,喜燥恶湿,以升为健,胃主受纳,喜润恶燥,以降为用,升清降浊,气机调畅。饮食不节、情志内伤、外感六淫、体虚劳倦等原因导致脾胃升降失常,气机运行不畅,气血壅滞,胃络不和,不通则痛,血败肉腐,而致溃疡。李培润认为,本病发生的根本原因是攻击因子与防御因子失衡,也即中医邪正盛衰的结果。此所谓"邪",包括寒、热、湿、瘀,以及食积、气滞等;"正"则指脾胃功能。《素问·刺法论》曰:"正气存内,邪不可干。"脾胃功能正常,健运如常,则邪气无法侵害人体,溃疡不会发生。故本病多属正虚邪实,总的病机是脾胃虚弱,兼夹外邪、食积、痰湿、气滞、血瘀等,致血败肉腐而成溃疡。

【内镜征象】

对于消化性溃疡,中医诊断主要依据中医辨证论治思想对疾病进行辨证分型;西医诊断主要依据疾病的临床表现,以及内镜、病理组织学检查、X线钡餐检查、幽门螺杆菌检测结果。目前胃镜检查已广泛普及,且其也是比较经济的诊断手段之一,用胃镜及活体组织检查等手段获取的有关胃、食管黏膜病变的客观征象,可作为中医在运用四诊资料进行辨证延伸。将胃镜下胃黏膜征象纳入中医辨证依据之中,以及将宏观辨证与微观辨证相结合,可以提高 PU 临床检出率、辅助医生诊断、提高疗效,更好地进行辨证论治。

故现代医学中,多采用内镜下分期来评定溃疡的病变程度,目前广泛采用的是畸田隆夫的分期法,将溃疡分为活动期、愈合期、瘢痕期。有研究表明,胃溃疡患者的病灶在内镜下可呈现出多种形态(如圆形、椭圆形、线形等),其病变黏膜的周围呈充血状态。根据进行内镜检查的结果可将胃溃疡分为活动期、愈合期等,而且每个时期还可分为不同的阶段,在不同的阶段其病灶可呈现对应的病理表现。有研究发现,在胃溃疡患者中,良性溃疡患者的占比较高;其主要的发病部位为胃角部、胃体部、胃窦部;其溃疡的大小多<2.5 cm。使用组织病理学检查和使用内镜检查对此类患者的病情进行诊断的准确性相比,$P>0.05$。这说明,内镜检查在诊断胃溃疡中具有较高的应用价值。

【内镜临床征象与中医辨证】

(一)内镜临床征象及辨证分型

赵长普教授根据 PU 临床表现的不同可将其分为脾胃虚弱证、胃阴不足证、肝胃不和证、胃络瘀阻证、脾胃湿热证、寒热错杂证 6 个证型。

1. 脾胃虚弱证　胃脘隐痛,喜暖喜按,空腹痛重,得食痛减,畏寒肢冷,倦怠乏力,泛吐清水,纳呆食少,便溏腹泻,舌淡胖、边有齿痕,舌苔薄白,脉沉细或迟。治法为温中健脾,和胃止痛,方用黄芪建中汤。胃镜检查中表现黏膜色白,溃疡面小且浅,上覆少量白苔,周围黏膜湿润、水肿、色淡,如图 10-1;胃窦后壁见一大小约 40 mm×50 mm 巨大溃疡,上覆白苔,周围黏膜水肿,见图 10-2。

2. 胃阴不足证　胃脘隐痛或灼痛,饥不欲食,纳呆干呕,口干,大便干燥,舌质红,少苔,脉细。治以健脾养阴,益胃止痛,方用一贯煎合芍药甘草汤加减。胃镜下可见黏膜溃疡色泽以黄为主,溃疡面上覆白苔是比较明显,胃壁蠕动常明显减弱,无黏膜水肿,如图 10-3;胃底见片状溃疡灶,周围黏膜充血水肿,表面覆黑色血痂,如图 10-4。

3. 肝胃不和证　胃脘胀痛,窜及两胁,遇情志不畅加重,嘈杂,嗳气频繁,反酸,舌质淡红,舌苔薄白或薄黄,脉弦。治以疏肝理气,和胃止痛,方以柴胡疏肝散加减。胃镜下为溃疡面较大,上覆白苔或黄苔,周围黏膜充血、水肿,并见黄色或黄绿色的黏液,如图 10-5;十二指肠球部前壁见直径约 7 mm×8 mm 凹陷性溃疡,表面覆白苔及少量新鲜血迹,周边黏膜水肿,如图 10-6。

4. 胃络瘀阻证　胃脘疼痛,疼痛位置固定,疼痛性质为刺痛,餐后疼痛感加剧,按压则疼痛感进一步加剧,部分可见呕血;舌质紫暗或有瘀斑,脉弦或涩;舌红苔黄,脉弦数有力。此为瘀血日久,肉腐成疡,当活血通络、生肌敛疮,方选失笑散合丹参饮加减。胃镜下溃疡面有血痂、出血,覆盖污苔,周围瘀暗肿胀,胃黏膜广泛存在糜烂出血点,如图10-7;十二指肠球部前壁见直径约 5 mm 条状溃疡灶,周围黏膜充血水肿,如图10-8。

5. 脾胃湿热证　胃脘疼痛、痞胀不适,纳谷不香,恶心欲呕,口苦口黏,肢重困倦,喜冷饮,吞酸嘈杂,烦躁易怒,小便黄,大便秘结或溏而不爽;舌红,苔黄腻,脉滑数。治法为清热化湿,理气和中,选用王氏连朴饮加减。胃镜下的突出表现多为溃疡面大且深,黏膜表面上覆黄厚苔,周边黏膜见明显充血水肿或见新鲜出血,如图10-9;十二指肠球部可见黏膜充血发红,轻度纠集,未见活动性出血,如图10-10。

6. 寒热错杂证　胃脘灼痛,喜温喜按,口干苦或吐酸水,嗳气时作,嘈杂泛酸,四肢不温,大便时干时稀;舌淡或淡红,体胖有齿痕,苔黄白相间或苔黄腻,脉弦细。治以寒温并用,和胃止痛,代表方为半夏泻心汤。胃镜下黏膜表现多为充血水肿,日久多为溃疡,其溃疡面积一般较大,如图10-11;溃疡上附白苔,周围黏膜充血水肿,常可伴有黄色胆汁反流入胃的表现,如图10-12。

(二)医案实践

案例一

孙某,男,45 岁,职员。主诉:胃脘部胀痛 3 年。现病史:3 年前患者无明显诱因出现胃脘部胀痛,餐后尤甚,伴嗳气、反酸、烧心,大便时干时稀,小便调,食少纳差,眠一般,平素饮食不规律;舌质淡,苔薄白,脉细弦。患者自诉幽门螺杆菌(HP)阳性,曾进行四联疗法根除 HP 治疗,疗效尚可,后停药上诉症状加重。辅助检查:碳-14 呼气试验阳性;胃镜示胃溃疡。胃镜图片示:溃疡面上覆有白苔,黏膜充血水肿,可见黄色胆汁反流(图10-13)。辨证:寒热错杂证。治疗:治以辛开苦降、平调寒热兼和胃止痛,方药予以半夏泻心汤加减。处方:清半夏10 g,干姜10 g,黄芩10 g,黄连10 g,炒白术25 g,炒枳实12 g,炒陈皮12 g,海螵蛸15 g,甘草 6 g,三七粉(冲服)5 g。

二诊:患者服用 3 剂而痛减,后守方服用 10 余剂,症情缓解大半,继服中药 3 个月而愈。

按:本案患者中虚邪阻、升降失调致胃脘胀满、烧心、反酸;邪留日久,气滞血瘀,络脉损伤,故见胃脘疼痛,反复发作,迁延难愈。半夏泻心汤扶中祛邪,开痞散结;加炒陈皮、炒枳实理气行滞、和胃降逆;三七粉化瘀生肌。药后正复邪去、血运畅通、络脉得养,溃疡自愈。临证根据患者症情还可辨证加减,偏于脾胃虚寒者加高良姜、香附;肝胃郁滞者加柴胡、枳壳;胃阴亏虚者加沙参、麦冬、玉竹;湿热蕴脾者加苍术、厚朴;伴出血加白及粉等。

案例二

杨某,男,29岁,职员。主诉:上腹部隐痛不适1年。现病史:1年前与家人生气后出现上腹部隐痛,伴反酸、嗳气,无烧心,无恶心、呕吐,食纳差,眠可,大便1~2次/d,不成形,色黄,小便正常,口干苦,精神不佳,舌淡,苔白腻,脉弦滑。辅助检查:胃镜示胃溃疡,慢性浅表性胃炎。胃镜图片示:溃疡面上覆白苔或黄苔,周围黏膜充血、水肿,可见黄色或黄绿色的黏液(图10-14)。治疗:治宜疏肝解郁,和胃止痛为法,方药予以四逆散合左金丸加减。处方:柴胡10 g,白芍15 g,黄连6 g,吴茱萸2 g,延胡索10 g,白及10 g,厚朴10 g,煅瓦楞子15 g$^{(先煎)}$,甘草6 g,枳实12 g,丹参10 g,代赭石15 g$^{(先煎)}$,炒薏苡仁15 g。每日1剂,水煎服,日两次。

二诊:服3剂时上腹部隐痛不适明显减轻,反酸、嗳气明显减少,食纳增加,脉缓有力,舌苔薄白,上方去白术,加连翘,继服4剂后诸症基本消失,2个月后再次复查胃镜示慢性非萎缩性胃炎,上述症状未再复发。

按:主方中柴胡主要生发阳气,疏肝解郁,透邪外出,白芍敛阴养血柔肝,又具有保护溃疡面及生肌作用,与柴胡合用以补养肝血,条达肝气,可使柴胡升散而无耗伤阴血之弊,为调肝的常用组合;佐以厚朴理气解郁,泄热破结,黄连、吴茱萸、煅瓦楞子则起到制酸止痛之效。《本草纲目》云:"延胡索,能行血中气滞,气中血滞,故专治一身上下诸痛,用之中的,妙不可言。盖延胡索活血化气,第一品药也。"白及为收敛止血的要药,可用治体内外诸出血证,在此方中主要起到促进溃疡愈合的功效,而厚朴则起到行气、健脾、和胃的功效,枳实行气消胀,甘草缓急止痛,全方配伍严谨,可使肝气得疏,胃气得降,疼痛得止,故疗效满意。上方中未加白术,因白术健脾而滞,对肝脾不调者疗效好,但对肝胃不和者用之差,易滞易壅,易助湿生热,故对溃疡者肝胃不和者多不用,综上所述,诸药共奏疏肝和胃,促进溃疡愈合之功。

(三)临床应用综述

1. 中医方面　赵长普教授注重经典,博采众医家之长,对于消化性溃疡的病因病机及治疗有自己独到的见解。赵长普教授从《伤寒论》:"伤寒五六日,呕而发热者,柴胡汤证具,而以他药下之,柴胡证仍在者,复与柴胡汤。此虽已下之,不为逆,必蒸蒸而振,却发热汗出而解。若心下满而硬痛者,此为结胸也,大陷胸汤主之;但满而不痛者,此为痞,柴胡不中与之,宜半夏泻心汤。"及《金匮要略·呕吐哕下利病脉证治》言:"呕而肠鸣,心下痞者,半夏泻心汤主之。"获得灵感,认为本病主要责之于肝、脾、胃受损,脾胃虚弱,升降功能失常,肝气失于调达,气机不畅,其病理、生理方面的变化比较复杂,多数为虚实夹杂,寒热错杂,如溃疡久痛不止,必然血伤入络,入血即营血凝滞胃脘,络脉不通。即脾胃虚弱为本并贯穿疾病全程,肝胃不和为标。肝主人一身气机,其性疏泻、条达,长期的情志不畅,常扰乱气机的运行,进而损伤五脏。七情过甚,特别是长期忧、思、怒等情绪刺激,或肝之疏泄太过,木乘土,导致脾胃不和;或肝之疏泄不利,气郁化热,气滞血行不畅而病。现代医学也证实长期不良情绪可导致下丘脑-神经-体液系统失衡,胃黏膜微循环障碍,诱发本病。此为肝失疏泄,横逆犯脾克胃,久病脾气虚弱、胃气失其和降而致为胃脘痛。因此赵长普教授临床治疗上注重 PU 常肝脾同调,木土兼治,巧用白芍配柴胡以疏肝健脾和胃,在治疗肝脾不和者常获良效。

2. 西医方面　现代医学理论认为消化性溃疡的发生是由于对胃、十二指肠黏膜有损害作用的侵袭因素与黏膜自身防御或修复因素之间失去平衡的结果。这种失平衡可能是由于侵袭因素增强,亦可能是由于防御或修复因素减弱,或者两者兼之。胃、十二指肠黏膜防御功能减弱用中医来辨证分析则多属脾胃气虚,可见脾虚是本病的基本病机所在,贯穿整个病理过程。中医理论认为脾主运化,胃主受纳,二者同处中焦,脾气主升胃气主降共同配合完成对饮食物的消化和吸收。脾喜燥而恶湿,胃喜润而恶燥,若受其所恶的湿或燥邪损伤,引起脾阳衰弱,寒自内生或胃阴不足,热从中生,而分别导致寒热之证。若脾胃同病,因脾胃各自特性而产生的寒证和热证自然会同时存在,表现为寒性症状与热性症状交互错杂的复杂局面,即寒热错杂证。

3. 药物配伍

白芍、柴胡:白芍味苦酸性微寒,具有养血柔肝,缓中止痛,敛阴收汗之效;柴胡味苦性微寒,具有和解表里,疏肝升阳之效,赵长普教授认为 PU 患者常肝脾同调,木土兼治,从五行生克规律来看,木得土达,说明肝与脾胃关系密切,肝藏血,脾统血,若肝脾失调则肝不藏血,脾不运血,生理上制中有生,相反相成,土得木而达,木得土则荣,病理上相互影响,一病俱病,木旺易乘土,土壅则木郁。故用白芍配柴胡以疏肝健脾和胃。

半夏、干姜:半夏味辛性温,具有燥湿化痰,降逆止呕,消痞散结之效;干姜味辛性热,具有温中逐寒,回阳通脉之效,赵长普教授认为PU患者出现脾虚日久,水湿不化,寒饮内生,与热互结而成寒热夹杂之证者,在用药时常加入此两味。

第十一章 胃 癌

【疾病概述】

(一)现代医学认识

胃癌是源自胃黏膜上皮细胞的恶性肿瘤,全球常见且死亡率高,中国发病率和死亡病例占比大。因缺乏明确诊断标志物,患者常误认症状致晚期才发现,5 年生存率低。其病因复杂,包括幽门螺杆菌感染、不良饮食、化学物质暴露等多种因素。治疗前主要通过内镜和影像学检查诊断,还包括其他多种手段。治疗原则是多学科诊疗,综合应用手术、化疗等手段。治疗方法有:早期可内镜下治疗,如内镜黏膜切除式(EMR)和内镜黏膜下剥离术(ESD);进展期胃癌手术中,Ⅰ期远端胃切除术腹腔镜可作常规选择,消化道重建方式依情况而定;围手术期新辅助治疗可使肿瘤降期等,化疗方案有两药或三药联合;晚期姑息性治疗目的是缓解症状、延长生存期,优先 MDT 或临床研究,有多种化疗药物和方案,特定患者可联合靶向、免疫治疗;营养治疗也很重要,胃癌患者易营养不良,原因包括肿瘤相关性、机械性和治疗性因素,营养支持应贯穿综合治疗,优先肠内营养。

(二)传统医学认识

胃癌在古代中医学文献中可归为"癌病"范畴,与积聚、噎膈、癥病等互参。殷墟甲骨文有"瘤"记载,《黄帝内经》提及昔瘤等与癌病相似,指出瘤与营气不通等有关,还描述了类似癌病晚期临床表现及不良预后。东汉张仲景《金匮要略》的方剂至今用于癌病治疗。东晋葛洪记载了癥坚及危害。孙思邈记载五瘿、七瘤治疗方药并对肉瘤提出告诫,还有中医手术治疗癌病记载。宋《圣济总录》阐释瘤的含义。东轩居士《卫济宝书》首次出现"癌"字。金代李东垣强调"人以胃气为本"对肿瘤治疗有意义。元朱丹溪提出癌病病机为"痰夹瘀血,遂成窠囊"。明清时期,中医对癌病治则治法认识深化,王肯堂、张景岳、李中梓等提出不同治法,吴谦归纳外科五大绝症并认为气滞血瘀成积聚,王清任创制膈下逐瘀汤。

中医认为胃癌病因多与饮食不节、情志不遂、脾胃受损等相关。《黄帝内经》指出胃脘痛原因有受寒、肝气不疏等;《景岳全书》指出胃脘痛因食、寒、气不顺等;《太平圣惠方》描述膈气病因;元代朱丹溪指出噎膈病机,《景岳全书》提出反胃病因;《医宗必读》认为积因正气不足;《古今医鉴》记载肚腹结块原因。总结古代医家论述,外邪犯胃等因素致痰凝、气阻、血瘀于胃发为本病,即气血痰湿毒蕴结脏腑,日久渐积成胃癌。

【内镜征象】

我国是世界上胃癌高发的国家,遏制胃癌最有效的办法就是对高危人群进行有效的早筛,高危人群包括:①居住于胃癌高发地区;②父母、子女及兄弟姐妹等一级亲属中有胃癌病史;③尿素呼气实验、血清 HP 抗体、粪便 HP 抗原检测任一呈阳性;④有吸烟、重度烟酒、高盐饮食、喜食腌制食品等不良生活方式和饮食习惯;⑤患有慢性萎缩性胃炎、胃溃疡、胃息肉、手术后残胃、肥厚性胃炎、恶性贫血等疾病。故赵长普教授认为高危人群应定期进行胃镜检查,以防胃癌的发生。在早期胃癌时,内镜下可见黏膜的轻微隆起或凹陷、黏膜色泽发红或苍白、黏膜皱襞尖端变细或中断、自发性出血或局部黏膜透明度变化;进展期胃癌内镜下可见更明显的肿块、大溃疡或弥漫性浸润,表面不规整,有污秽苔覆盖,活检时易出血。

【内镜临床征象与中医辨证】

(一)内镜临床征象及辨证分型

目前内镜下本病的中医证型尚未统一,现代医家在行医时大多根据其临床经验对其进行辨证。结合本病病因病机及内镜特点,赵长普教授将其分为肝胃不和证、瘀毒内阻证、脾胃虚寒证、胃热伤阴证、气血两虚证 5 个证型。

1. 肝胃不和证　肝主疏泄,调畅气机,对全身的气血运行起着重要的调节作用。胃主受纳腐熟水谷。当情志不遂,如长期抑郁、恼怒等不良情绪影响,可导致肝气郁结。肝气横逆犯胃,使胃失和降,从而出现肝胃不和之证。肝气郁结后,气机不畅,进而影响气血的运行。气血流通受阻,可致局部气血瘀滞。胃腑气血瘀滞,一方面使胃的正常生理功能受损,受纳腐熟水谷功能失调,食物不能正常消化吸收,长期积滞于胃。另一方面,瘀血久滞不散,可阻碍新血生成,导致胃腑失于气血滋养,正气渐虚。正气虚弱则不能抵御外邪及体内病理产物的侵袭,为胃癌的发生创造了条件。肝胃不和使胃失和降,消化功能紊乱。食物积滞胃中,可产生湿浊、痰饮等病理产物。这些病理产物积聚日久,可进一步阻碍气机,影响气血运行,加重气血瘀滞的情况。湿浊、痰饮、瘀血相互搏结,蕴结于胃腑,逐渐形成肿块,增加了胃癌发生的风险。肝胃不和者常因情绪问题加重病情。不良情绪持续刺激,可使机体的神经内分泌系统失调,影响免疫系统功能。免疫系统功能下降,不能及时识别和清除异常细胞,使得胃腑中可能出现的癌变细胞得以存活、增殖,促进了胃癌的发生发展。表现为胃脘胀满不适,或脘胁疼痛,嗳气陈腐,呕吐,心烦胸闷,纳谷不馨,脉弦细,舌苔薄白,多见于胃癌早期。治法:疏肝和胃,降逆止痛。方用柴胡疏肝散加减,胃镜下可见:胃黏膜颜色红黄相间,伴有细小血管显露,可辨为肝胃不和证,如图11-1、图11-2。

2. 瘀毒内阻证　瘀毒内结于胃,直接损伤胃腑脉络。脉络受损后,可出现出血症状,如便血、呕血等。长期的出血会导致气血亏虚,正气不足。正气虚弱则无力抗邪,使得胃腑更易受到各种致病因素的侵袭。同时,脉络损伤也会影响胃的正常生理功能,导致胃的受纳腐熟水谷功能失常,进一步加重机体的营养不良状态,为胃癌的发生发展提供了内在条件。瘀毒阻滞胃腑,气血运行严重受阻。气血不能正常濡养胃腑组织,胃腑组织细胞缺乏营养供应,可发生变性、坏死。这些受损的细胞若不能及时被修复或清除,就有可能发生异常增生,进而发展为癌细胞。而且,气血不畅还会影响机体的免疫功能,使免疫系统对癌细胞的监视和清除能力下降,增加了胃癌发生的风险。表现为胃脘刺痛拒按,痛有定处,触及肿物,质硬,脘胀纳呆,呕血便血,肌肤甲错,脉细弦或涩,舌质紫黯或有瘀点。治法:活血化瘀,清热解毒。方用膈下逐瘀汤加减。内镜下可见黏膜红紫色为主,表面附有胆汁,还可见溃疡面和出血,可辨为瘀毒内阻证,如图11-3、图11-4。

3. 脾胃虚寒证　脾胃虚寒时,脾胃的受纳腐熟和运化功能减弱。食物不能被充分消化吸收,在胃内停留时间过长,可产生湿浊、痰饮等病理产物。这些病理产物积聚于胃,阻碍气机运行,影响气血流通。长期的消化功能不良还会导致机体营养缺乏,正气虚弱。

正气不足则抗邪能力下降,容易受到各种致病因素的侵袭,为胃癌的发生埋下隐患。脾胃为气血生化之源。脾胃虚寒时,气血生成不足,胃腑失于气血的濡养。胃黏膜等组织缺乏营养供应,容易出现损伤和修复不良的情况。损伤的胃黏膜若反复受到不良刺激,就有可能发生异常增生,进而发展为胃癌。同时,气血不足也会影响机体的免疫功能,使免疫系统对癌细胞的监视和清除能力降低。脾胃虚寒,阳气不足,不能温煦血脉,易致寒凝血瘀。瘀血阻滞胃腑,气血运行不畅,可出现胃脘疼痛、刺痛等症状。瘀血长期存在,可与湿浊、痰饮等病理产物相互胶结,形成肿块。这些肿块在一定条件下可能发展为胃癌。而且,寒凝血瘀还会加重脾胃虚寒的程度,形成恶性循环,进一步增加胃癌发生的风险。表现为胃脘隐痛,喜按喜温,或朝食暮吐,面色苍白,肢冷神疲,便溏,下肢浮肿,脉沉细或濡细,舌质淡胖,苔白滑润。治法:温中散寒,健脾和胃。方用理中汤合吴茱萸汤加减。胃镜下可见黏膜颜色淡白,或伴胃黏膜水肿,分泌物稀薄,蠕动缓慢,可辨为脾胃虚寒证,如图11-5、图11-6。

4. 胃热伤阴证 胃热伤阴会影响胃的受纳腐熟和消化功能。食物在胃内的消化过程受到干扰,可产生食积、湿热等病理产物。这些病理产物进一步阻碍胃气的通降,加重胃热的程度。消化功能紊乱还会导致机体营养吸收不良,正气虚弱。正气不足则抗邪能力下降,为胃癌的发生创造了条件。胃阴亏虚,阴液不足不能濡养胃腑。胃腑失于滋润,气血运行也会受到影响。气血不畅可致瘀血内生,瘀血与胃热相互搏结,形成瘀热之邪。瘀热阻滞胃腑,可加重胃黏膜的损伤,促进胃癌的发生发展。同时,阴液亏虚也会影响机体的免疫功能,使免疫系统对癌细胞的监视和清除能力减弱。表现为胃脘灼热,嘈杂疼痛,纳少口干,大便干结,形体消瘦,脉细数,舌红少苔或苔剥少津。治法:养阴清火,解毒消积。方用益胃汤加减。内镜下可见黏膜颜色偏红,伴散在出血点,可辨为胃热伤阴证,如图11-7、图11-8。

5. 气血两虚证 气血两虚,胃腑失于气血的濡养,其正常的受纳腐熟功能减弱。食物不能被充分消化吸收,在胃内停留时间过长,可产生湿浊、痰饮等病理产物。这些病理产物积聚于胃,阻碍气机运行,影响气血流通。气血不畅又进一步加重胃腑失养的状态,形成恶性循环。胃腑功能失常,容易发生病变,增加了胃癌发生的风险。表现为面色无华,全身乏力,心悸气短,头晕目眩,虚烦不寐,自汗盗汗,纳少乏味,或有面浮肢肿,脉细弱,舌淡苔少。治法:补气养血,健脾补肾。方用归脾汤加减。胃镜下可见黏膜颜色苍白,多伴轻微水肿、渗出,黏液稀薄,可辨为气血两虚证,如图11-9、图11-10。

（二）医案实践

杨某,女,46岁,农民。主诉:胃脘部隐痛不适1年,加重2周。现病史:患者1年前无明显诱因出现胃脘部疼痛不适,间断口服奥美拉唑治疗,症状反反复复,遂至当地医院治疗,专虑胃占位;后于2022年3月3日至郑州某医院住院治疗,住院期间给予"全腹腔镜胃癌根治术+肠粘连检解术",病理回示:(胃角活检)低分化腺癌,部分胃印戒细胞癌;Laluren分型为弥漫型。出院后口服斑蝥胶囊、替吉奥4个疗程,后改为通关藤。2周前患者出现胃脘部隐痛不适,恶心欲呕,反酸、烧心、嗳气,现为求进一步系统治疗,遂至医院门诊,现症见:神志清,精神差,胃脘部胀痛不适,恶心欲呕,反酸、烧心、嗳气,口干、口苦,纳少,夜寐差,大便不畅,3d一次,小便正常。既往2022年3月7日行胃占位切除术;2022年发现丙肝HCV-RNA阳性,已完成抗病毒治疗。胃镜检查:食管黏膜光滑,色泽正常,血管纹理清,贲门口不松,齿状线清晰无上移,残胃黏膜见条片状充血发红,残胃体中段见吻合口,吻合口黏膜充血发红,无肿物与溃疡,输入袢、输出袢及鞍部黏膜未见异常(图11-11)。诊断:①食管黏膜未见明显异常;②胃大部分切除术后,残胃炎;③吻合口炎。治疗:辨证为脾胃虚寒证,治疗以益气健脾和胃为法,方选理中汤合吴茱萸汤。处方:党参9g,干姜9g,白术9g,吴茱萸9g,生姜18g,大枣3枚,炙甘草6g。

二诊:诸症状均明显好转,继调方给药巩固治疗。

按:方中干姜温运中焦,以散寒邪为君;党参补气健脾,协助干姜以振奋脾阳为臣;佐以白术健脾燥湿,以促进脾阳健运;使以炙甘草调和诸药,而兼补脾和中,调补脾胃。本方为太阴虚寒下利的主方,因具有温运中阳,调理中焦的功效,故取名"理中"。全方辛甘化阳,助阳益气,使清阳上升,浊阴下降,中阳健运,寒湿得去,升降有序,诸药合用,使中焦重振,脾胃健运,升清降浊功能得以恢复,则胃痛可愈。寒重于虚,以干姜为君药,治以"温中",温中散寒,补脾益气。虚重于寒,则以人参为君药,补虚力甚。全方温而不燥,补而不滞,发挥温中散寒、健脾止泻之效。现代药理研究显示本方可调节胃肠功能,增强肠道免疫力,抑制炎症,维持肠道内环境的稳定,恢复肠道正常功能,对中医临床有重大意义。

（三）临床应用综述

赵长普教授结合临床症状及自身临床经验提出该病的中医治疗主要是辨证治疗。

结合胃镜报告,根据四诊,辨证用药。如患者见胃脘隐痛,喜按喜温,或朝食暮吐,面色苍白,肢冷神疲,便溏,下肢浮肿,脉沉细或濡细,舌质淡胖,苔白滑润。则可诊断为脾胃虚寒证。治法:温中散寒,健脾和胃。方药:理中汤合吴茱萸汤加减。方中干姜温运中焦,以散寒邪为君;党参补气健脾,协助干姜以振奋脾阳为臣;佐以白术健脾燥湿,以促进脾阳健运;使以炙甘草调和诸药,而兼补脾和中,调补脾胃。本方为太阴虚寒下利的主方,因具有温运中阳,调理中焦的功效,故取名"理中"。全方辛甘化阳,助阳益气,使清阳上升,浊阴下降,中阳健运,寒湿得去,升降有序,诸药合用,使中焦重振,脾胃健运,升清降浊机能得以恢复,则胃痛可愈。寒重于虚,以干姜为君药,治以"温中",温中散寒,补脾益气。虚重于寒,则以人参为君药,补虚力甚。全方温而不燥,补而不滞,发挥温中散寒、健脾止泻之效。现代药理研究显示本方可调节胃肠功能,增强肠道免疫力,抑制炎症,维持肠道内环境的稳定,恢复肠道正常功能,对中医临床有重大意义。

1. **中医方面** 赵长普教授临床亦有经验用药,结合本病所表现出的症状,可加减用药。若患者出现肢冷、呕吐、便溏等虚寒症状明显者,可加肉桂、附子即桂附理中汤,以增加温阳补虚散寒之力。全身浮肿者,可合真武汤以温阳化气利水。便血者,可合黄土汤温中健脾,益阴止血。临床辨证精准,则屡见奇效。

2. **西医方面** 赵长普教授总结大多数患者在早期时自觉无任何症状,但随着病情的发展,症状会逐渐显现,如上腹部疼痛,胃胀,食欲减退,不明原因的体重减轻,恶心、呕吐,黑便,贫血,上腹部肿块,黄疸,腹水等症状。目前胃癌的主要治疗手段包括手术治疗、化疗、放疗、靶向治疗、免疫治疗和姑息治疗。对于早期胃癌且无淋巴结转移的患者,可考虑内镜下治疗或手术治疗。对于局部进展期胃癌或伴有淋巴结转移的早期胃癌,应采取以手术为主的综合治疗。根据肿瘤侵犯深度及是否伴有淋巴结转移,可考虑直接行根治性手术或术前先行新辅助化疗,再考虑根治性手术;对于成功实施根治性手术的局部进展期胃癌,需根据术后病理分期决定辅助治疗方案(辅助化疗,必要时考虑辅助化放疗)。复发/转移性胃癌应当采取以药物治疗为主的综合治疗手段,在恰当的时机给予姑息性手术、放疗、介入治疗、射频治疗等局部治疗;对于部分无法手术或手术后有残留肿瘤的患者,放疗可以作为辅助治疗手段,帮助控制病情;对于 HER2(人表皮生长因子受体2)阳性的晚期胃癌患者,可考虑在化疗的基础上,联合使用分子靶向治疗药物曲妥珠单抗;对于 PD-L1(Programmed cell death ligand 1,细胞程序性死亡配体 1)阳性的胃腺癌患者,可考虑使用免疫检查点抑制剂进行治疗;对于晚期或复发/转移性胃癌患者,主要给予姑息性化疗或最佳支持治疗，以缓解症状和提高生活质量。

3. 药物配伍

白术、茯苓：白术味苦甘性温，具有补脾益胃，燥湿和中，安胎之效；茯苓味甘淡性平，具有渗湿利水，益脾和胃，宁心安神之效。赵长普教授认为茯苓配白术健运脾气，又以其甘淡之性，渗利湿浊。

半夏、木香、陈皮：半夏味辛性温，具有燥湿化痰，降逆止呕，消痞散结之效；木香味辛苦性温，具有行气止痛，温中和胃之效；陈皮味苦辛性温，具有理气调中，燥湿化痰之效。赵长普教授认为半夏辛温而燥，善燥湿化痰，和胃止呕，兼以辛散而消痞满。陈皮味辛苦性温，有理气行滞，兼燥湿化痰之功，故以寒湿阻中之气滞最宜。木香辛行苦泄，温通醒脾和胃，乃三焦气分之药，能升降诸气，故对于脾胃气滞，升降失常之气虚挟滞之证，颇为适宜。

柴胡、香附：柴胡味苦性微寒，具有和解表里，疏肝升阳之效；香附味辛微苦微甘性平，具有理气解郁，止痛调经之效。赵长普教授认为对于肝胃不和型胃癌，采用柴胡疏肝散加减疏肝和胃，降逆止痛，重点在于柴胡和香附的药对使用。柴胡味苦，性微寒而质轻，为厥少二经的引经药，按足少阳经的循行是由上至下足厥阴肝经则由下至上，故可随经气上下，能升能降，具升清阳、降浊阴之功。香附，味微苦甘，性辛。入肝、三焦之经。《本草纲目》曰："其入手足厥阴、手少阳，兼行十二经，八脉气分。"此药对疏泄肝胆三焦气血之郁滞最为适宜。柴胡、香附药对运用，在脏主血，在经主气，故以之治脏是血中之气药；以之治经，是气分之药。只要配伍得宜，自能开郁散滞而通达上下，用治伤科内伤瘀阻气滞诸证，确有良效。

第十二章　胃息肉

【疾病概述】

(一)现代医学认识

胃息肉(gastric polyps,GP)是由于多种因素刺激,导致胃黏膜及黏膜下层发生局部隆起性病变,胃镜下胃息肉呈球形、半球形、卵圆形、丘形或手指状突起,表面光滑,颜色与周围黏膜相同,伴糜烂或充血者颜色发红、暗淡或呈草莓样。息肉从组织病理角度可分为炎性息肉、腺瘤性息肉、增生性息肉及胃底腺息肉4种亚型。相关研究表明,GP患者女性比例高于男性,中老年高发,最常见的GP发生部位在胃体、胃窦,最常见的病理类型为炎性及增生性。随着胃镜技术的普及和发展,胃息肉的检出率呈逐年上升的趋势,近年来检出率已高达4.7%。其中多数胃息肉为良性病变,但仍有少部分具有癌变可能,如国内有资料显示消化道息肉癌变率一般为1.5%~10%,其中腺瘤性息肉更是公认的癌前病变,管状腺瘤的恶变率约10%,绒毛状腺瘤恶变率约40%。对比胃息肉其他病理类型,腺瘤性息肉的癌变概率最高,炎性息肉癌变率较低,但也有癌变的可能。有研究表明异型增生在腺瘤性息肉中高达60.47%,是胃癌前疾病中继慢性萎缩性胃炎之后第二大易发生癌变的疾病,加之胃息肉无特异临床表现,在未行胃镜或上消化道造影时基本很难被发现。因此防治胃息肉有着重要的临床意义。

胃息肉的病因:①慢性胃炎。长期存在的慢性非萎缩性胃炎或其他胃部炎症可能促使息肉的形成。②幽门螺杆菌感染。幽门螺杆菌(Helicobacter pylori)感染与慢性胃炎和息肉的形成有关。③胃酸反流。长期胃酸反流到食管和胃交界处可能引起胃黏膜的炎症和息肉形成。④息肉性息肉症。遗传性息肉性息肉症等遗传性疾病可能导致多发性息肉的出现。⑤老年人。胃息肉的发病率随着年龄的增长而增加。

目前西医常采用息肉切除术等方法治疗,如活检钳除术(biopsy)、内镜黏膜下剥离术

（ESD）、氩离子束凝固术（APC）、内镜黏膜切除术（EMR）、高频电凝切除术，但内镜下治疗不能有效抑制胃息肉复发，反复多次的镜下治疗可诱发息肉恶变，同时单纯西医治疗胃息肉存在一定的并发症，如穿孔、出血等，并存在常易复发，以及对于胃息肉尚无特效西药能够治疗或预防复发等短板。而中医药在预防息肉形成、防止息肉术后复发、减缓息肉生长等方面具有明显优势。

（二）传统医学认识

GP属于现代医学名词，中医学中并没有与胃息肉相对应的病名，现代中医根据胃息肉患者的临床症状及内镜下的形态表现等，将其归属于"肠覃""胃痛""痞满""吐酸""积聚""癥瘕""痔"等范畴，若有出血则属"血证"范畴。目前中医各家对息肉病因病机尚无统一认识，但大致可归纳为饮食伤胃、劳倦过度、七情内伤、药毒损胃、虫毒害胃等因素损伤脾胃，从而导致脾胃升降、运化、腐熟、受纳等功能受损，气滞、血瘀、痰凝、毒聚等交织为患，阻滞中焦胃脘，日久积聚而发生息肉。《素问·评热病论篇》曰："邪之所凑，其气必虚。"《灵枢》曰："壮人无积，虚者有之。"脾胃为后天之本，气血生化之源，脾胃虚弱则气血生化不足，机体抵抗力下降而易患病。脾胃虚弱，中焦气机升降失司，气滞日久导致血行不畅而形成气滞血瘀，脾失健运，痰湿内生，瘀血痰浊互结，瘀血、痰浊积久郁而生毒，蕴于膜下而成息肉。这一病因病机包括了"脾虚、毒侵、瘀阻"的病理演变过程。病位在胃，与脾关系密切，涉及肝、肾。"脾虚"是胃息肉发病的初始阶段，吴鞠通在《温病条辨》中指出："盖土为杂气，寄旺四时，藏垢纳污，无所不受。"先天禀赋不足，加之后天失养，导致脾胃虚弱，脾气亏虚，脾阳不足，中焦运化无权，脾升胃降功能失司，水谷积滞，水湿内停，日久生痰，痰湿互结而成浊毒。在脾胃内生浊邪的基础上，若存在幽门螺杆菌感染、胆汁反流、炎症刺激、食用高温食物、饮酒等胃息肉发生发展的相关危险因素，使之特性重浊黏腻、胶结秽浊的中焦浊邪与迅猛剧烈、燔灼顽固的外侵毒邪相结合，加速了胃黏膜的损伤和病变，故"毒侵"是胃息肉发生发展的关键阶段。"病初气结在经，久病则血伤入络"，胃息肉的形成并非朝夕之事，是由气入血，由经入络的变化过程。经络瘀阻，气血不畅，胃失荣养，病症迁延日久，反复难愈。故"瘀阻"是胃息肉形成的最后阶段，也是胃息肉多次复发的原因。由此可见，胃息肉为全身性疾病的局部表现，全身为虚，局部为实，脾虚为本，痰瘀、浊毒为标。

【内镜征象】

因GP本身多无特异性症状,患者往往多因为胃脘部的不适,如疼痛、胀满、烧心、反酸等症状就诊,行胃镜或X射线检查而发现,故内镜下胃黏膜的观察研究是中医四诊中"望诊"的延伸与发展。此外单纯西医治疗胃息肉存在一定的并发症,如穿孔、出血等,且常易复发,并且随着中医学研究的不断深入与应用,故将中医辨证与胃镜下微观辨证相结合、辨证与辨病相结合,针对不同内镜治疗方法、术后不同阶段,运用中医药干预治疗,能有效预防并发症发生、促进创面愈合、减少胃息肉复发,发挥中医药优势,同时将现代先进诊疗技术与中医的辨证论治相结合治疗胃息肉是未来发展的趋势。

胃息肉是向胃腔内凸入的隆起,内镜下通常呈扁平状、球状、半球状、乳头状,少数呈不规则、菜花样或分叶状突起,大多息肉质地软,表面黏膜光滑或有细颗粒感,色泽较周围组织黏膜相同或稍重;某些长蒂者顶端黏膜变化较明显,可有白苔、糜烂、出血、浅溃疡或斑块。此外胃息肉好发于胃体、胃底等部位,数量以多发常见,大小以≤0.5 cm为主,提示胃镜医生在内镜检查过程中,需要特别关注胃体、胃底等好发部位,同时也不能忽视对胃内小息肉的检查,以减少漏诊和误诊情况。

【内镜临床征象与中医辨证】

(一)内镜临床征象及辨证分型

当下GP中医辨证分型尚无统一参照标准,然中医辨证治疗疗效明确,大致可分为5个证型,即气滞痰阻证、脾胃湿热证、脾胃虚寒证、痰湿中阻证、胃络瘀血证等。

1. **气滞痰阻证** 胃脘胀满,攻撑作痛,痛连两胁,胸闷嗳气善太息,每因烦恼郁怒而痛作。苔薄白或白腻,脉弦细而滑。主方选用柴胡疏肝散合二陈汤加减以疏肝解郁,理气化痰。内镜示表面光滑而明亮,色泽暗红,也可有充血发红或微肿,如图12-1;胃黏膜呈红白色,以红色为主,伴有溃疡,中央凹陷覆白苔,周边黏膜水肿发红,如图12-2。

2. **脾胃湿热证** 胃脘热痛,胸脘痞满,口苦口黏,头身重着,纳呆嘈杂肛门灼热,大便不爽,小便不利。舌红苔黄腻,脉滑数。治法为清化湿热,理气和胃,方以清中汤合温胆汤加减。内镜检查下表现为隆起型息肉,表面光滑,质软,黏膜充血发红,或呈玫瑰色,如图 12-3;痘疣状隆起糜烂,溃疡伴渗血、黏附黏液,如图 12-4。

3. 脾胃虚寒证　胃痛日久不愈,隐隐作痛,绵绵不断,喜暖喜按,得食则减,时吐清水,劳累、受凉后发作或加重,纳少,乏力神疲,手足欠温,大便溏薄。舌质淡苔白,脉细弱或迟缓。用黄芪建中汤加减以温中健脾和胃。内镜下见胃黏膜淡红或略苍白,光滑,胃蠕动较慢,血管纹不清,黏液清稀,如图 12-5;窦体交界大弯侧见一椭圆形隆起,表面黏膜同周边,质硬,活动度差,黏膜红白相见呈花斑样改变,如图 12-6。

4. 痰湿中阻证　胃脘痞满不舒,头晕目眩,头重如裹,身重肢倦,恶心呕吐涎沫,口淡不渴,小便不利。舌质淡,胖大边有齿印,苔白厚腻,脉滑。治以除湿化痰,用二陈汤合平胃散加减。胃镜下可见胃黏膜颜色偏淡或暗红,皱襞光滑,胃蠕动正常,潴留液色白或清或浊,量偏多,如图 12-7;胃体黏膜充血水肿,散在多个大小 3～4 mm 广基息肉,如图 12-8。

5. 胃络瘀血证　胃痛日久,疼痛如针刺,痛有定处,按之痛甚或入夜尤甚,面色晦暗无华,唇黯。舌质紫暗或有瘀斑,脉涩。治当理气活血化瘀,用丹参饮合失笑散加减。镜下特征为胃黏膜暗红、橘红,粗糙、腺体扩张、紊乱或颗粒状增生,如图 12-9;血管纹理透见,伴瘀斑或出血点,胃壁僵硬,蠕动差,如图 12-10。

(二)医案实践

案例一

王某,女,53 岁,农民。主诉:反复上腹部闷痛不适 3 年多,近半月加重。现病史:半个月前无明显诱因出现上腹部闷痛不适,伴有嗳气,泛酸,偶有恶心欲呕,多于餐后明显,少许头晕,纳眠可,二便调,舌淡紫,苔白腻,脉细濡。腹软,全腹无压痛及反跳痛。曾自行服用奥美拉唑及自拟方药煎服,无明显缓解。胃镜检查示:慢性浅表性胃炎,胃底息肉,胆囊息肉。胃镜图片示:胃黏膜暗红,腺体紊乱及血管显露,伴出血点(图 12-11)。辨证:气滞血瘀痰阻。治法行气化痰消瘀,兼健脾益气。治疗:方药予以失笑散合丹参饮加减。处方:蒲黄 10 g$^{(包煎)}$,五灵脂 10 g$^{(包煎)}$,丹参 15 g,檀香 3 g,砂仁 3 g$^{(后下)}$,陈皮 10 g,法半夏 10 g,枳实 10 g,白芍 10 g,鸡内金 15 g,海螵蛸 20 g,瓦楞子 20 g$^{(先煎)}$,神曲 10 g,甘草 6 g。7 剂,水煎服,日 1 剂,早晚分服。嘱患者服药期间宜清淡饮食,忌辛热煎炸食物,调畅情志。

二诊:诸症状均明显好转,继调方给药巩固治疗。

按:该患者舌淡紫,苔白腻、脉细濡、少许头晕,恶心呕吐,考虑患者素体气虚,气机升降失常,脾失运化,胃失和降,故见上腹部闷痛、餐后明显、嗳气、泛酸等。再者久病入络,气滞血瘀,瘀阻脉络,且脾胃气虚,运化失司,湿邪停滞中焦,痰瘀交阻,可见胃息肉、胆囊息肉。故该患者证属气滞血瘀痰凝,兼有气虚。治以失笑散合丹参饮活血化瘀,和胃止痛。二陈汤化湿和胃,枳实、白芍、甘草疏肝健脾和胃;海螵蛸、瓦楞子制酸和胃止痛;鸡内金、神曲健运脾胃。全方共奏行气化痰消瘀,健脾益气之效,从而使胃息肉消除,上腹部闷痛不适等症状改善。

案例二

徐某,女,46岁,职员。主诉:胃脘部疼痛1月余,加重1周。现病史:1个月前无明显诱因出现胃脘部疼痛,自行口服药物治疗,具体药物不详,疗效不佳,1周前因饮食辛辣,上述症状加重。现胃脘部疼痛,频发嗳气,易烦躁,反酸,纳呆,恶心欲呕,平素情绪紧张或进食不消化食物易腹泻,3~4次/d,小便可,舌质暗红,苔黄腻,脉沉弦。胃镜示:胃多发息肉,慢性萎缩性胃炎;病理检查(胃体):胃底腺息肉。胃镜图片示:胃黏膜充血发红,或呈玫瑰色,糜烂、溃疡伴渗血(如图12-12)。辨证:胃脘痛(脾胃湿热兼气滞证)。治法:疏肝利胆、清热祛湿,兼以化瘀。治疗:予以小柴胡汤合温胆汤化裁。处方:柴胡10 g,黄芩10 g,半夏9 g,丹参10 g,郁金10 g,陈皮10 g,茯苓10 g,黄连9 g,煅乌贼骨30 g,枳实20 g,莪术9 g,全蝎9 g,神曲10 g,炙甘草10 g。共7剂,日1剂,水煎服,早晚各1次。嘱患者节饮食,畅情志。

二诊:上述症状基本缓解,继调方给药巩固疗效。

按:此患者胃脘部疼痛,频发嗳气,反酸,平素情绪紧张或进食不消化食物易腹泻,结合舌脉,辨为胆腑失和,湿热蕴结所致。因情志因素导致气机疏泄不利,胆气内郁则水火失常,湿热蕴结于中焦,加之饮食不节而病情加重故见胃脘部疼痛,频发嗳气;胆火内郁,横犯脾胃,故见反酸,纳呆,恶心欲呕;胆火循经上扰心神,故见烦躁;以疏肝利胆、清热祛湿,兼以活血为治疗大法,方选小柴胡汤合温胆汤化裁。在此基础上加郁金活血行气止痛,加丹参、莪术、全蝎活血化瘀,加茯苓健脾利湿,黄连清热燥湿,煅乌贼骨制酸止痛,神曲消食化积,炙甘草调和诸药。

（三）临床应用综述

1. 中医方面　赵长普教授认为胃息肉的形成是一个长期的病变过程，胃为水谷之海，又是多气多血之腑，血行不畅，气滞血瘀，久病入络，伤及脉络，发为息肉。"病初气结在经，久病则血伤入络"，或因情志失调，气滞血瘀；或因寒滞胃中，寒凝血瘀；或热扰胃腑，煎灼血络；或久病邪甚，血络受阻。多种致病因素相互作用，以致血流迟缓，血液运行不畅而成血瘀，胃腑脉络瘀阻，胃体失养，瘀久不消，则变为积聚、癥瘕，生为息肉。这表明"瘀阻"在胃息肉形成过程中的重要作用。内镜下可观察到胃黏膜呈颗粒或结节样改变，胃息肉表面可见腺体紊乱或血管显露，伴瘀斑或出血点，胃壁僵硬，蠕动差，这些都为瘀阻脉络的微变表现。因"善治血者，不求之有形之血，而求之无形之气"，气运于血，血随气行，周流脏腑，气凝血亦凝矣。导师认为此时治则当以理气活血通络为法，方药用丹参饮合失笑散加减。导师根据自身多年临床经验，以及现代药理研究，会加一些活血化瘀的药物如三七、川芎、当归、丹参等，这些中药具有改善胃黏膜血流，提高胃黏膜血液灌注，增强胃黏膜的防御机制，促进黏膜炎症的吸收，加速胃黏膜及腺体再生和修复的作用，促进胃息肉的恢复；此外由于胃息肉和慢性萎缩性胃炎均属于胃癌前病变，故赵长普教授临证时酌情加入清热解毒药物以防止癌变，如半枝莲、白花蛇舌草、蒲公英、赤芍、山慈菇等，获效良好。

2. 西医方面　现代医学理论认为胃息肉是起源于胃黏膜上皮局限性并向胃腔内突出的病变，分为炎性息肉、腺瘤性息肉及胃底腺息肉，腺瘤性息肉随着病情进展可能会导致癌变，因此需要及时进行切除。目前临床上常用的内镜下胃息肉切除术包括高频电凝切除术、激光、微波、黏膜切除术等，其中高频电凝切除术主要借助高频电流产生热效应对病灶组织进行切除，该手术具有一定的治疗效果，术后患者易发生胃内出血、胃穿孔、息肉未完全切除等不良事件，且对于直径较小的息肉可能会出现切除过度的情况，部分息肉可能由于套圈不完全而出现残留。内镜下黏膜切除术（EMR）是将内镜高频电凝切除与内镜黏膜注射技术相结合，与单纯的高频电凝切除术相比，EMR 采用黏膜下注射的方式使得息肉病变隆起并与固有肌层进行分离，而后再将息肉与黏膜下层一并实施切除，不仅能够将单纯内镜下难以发现和切除的广基息肉予以切除，还进一步提升了根治的效果。

3. 药物配伍

三七、丹参：三七味甘微苦性温，具有止血散瘀，消肿定痛之效；丹参味苦性微温，具有祛瘀止痛，活血通经，清心除烦之效。赵长普教授认为胃息肉的形成并非朝夕之事，是由气入血，由经入络的变化过程。胃息肉多因气虚、气郁、痰浊，导致瘀血阻滞脉络而发，故在用药时常加入此药以活血化瘀。

蒲公英、半枝莲：蒲公英味苦甘性寒，具有清热解毒，利尿散结之效；半枝莲味辛苦性寒，具有清热解毒，散瘀止血，定痛之效，赵长普教授认为胃息肉和慢性萎缩性胃炎均属于胃癌前病变，用药时会加入此药以防止癌变。

山慈菇、猫爪草：山慈菇味甘微辛性寒，具有消肿散结，化痰解毒之效；猫爪草味甘辛性温，具有解毒，化痰散结，消肿之效，赵长普教授认为，反复出现胃息肉的患者，用药时加入山慈菇、猫爪草以解毒散气、化痰散结。

第十三章 幽门螺杆菌现症感染

【疾病概述】

(一)现代医学认识

幽门螺杆菌(Helicobacter pylori,HP)感染是一种胃部细菌感染,通常指 HP 在胃黏膜下定居并繁殖的情况。幽门螺杆菌感染通常以口-口传播和粪-口传播途径传播,可以通过唾液、呼吸道分泌物、口腔分泌物、食物或水传播给其他人。HP 感染可以导致胃和十二指肠的疾病,包括胃炎、消化性溃疡、胃黏膜炎症,以及在一些情况下可能导致胃癌的风险。HP 感染可能会出现与胃部健康相关的症状,如胃痛、胃灼热、恶心、呕吐、胃酸倒流、消化不良、食欲下降等。

HP 感染的诊断可为以下几点:①尿素呼气试验(UBT)。尿素呼气试验是一种非侵入性的测试方法,患者会饮用含有标记尿素的液体。如果存在幽门螺杆菌感染,菌体会分解尿素并产生标记的二氧化碳,通过呼出气体检测幽门螺杆菌的存在。②血清抗体检测。血清中的抗体水平可以通过血清检测来评估。然而,抗体检测不能区分活动性感染和过去的感染,因此在排除感染后可能需要进一步确认。③胃黏膜活检。在进行胃镜检查时,医生可以取得胃黏膜组织样本,通过组织学检查来确认是否存在幽门螺杆菌感染。这种方法提供了最直接的诊断。④呼气氨气浓度测定。通过测定呼出气体中氨气浓度,可以间接检测幽门螺杆菌感染。这种方法对于评估治疗效果也很有用。⑤快速尿素酶试验(RUT)。这是一种在胃黏膜活检样本中应用尿素酶的快速检测方法,可用于迅速检测幽门螺杆菌。⑥分子生物学方法。包括聚合酶链反应(PCR)等分子生物学技术,可用于检测幽门螺杆菌的遗传物质,提供高度敏感的诊断。

在西医上 HP 感染通常需要通过抗生素四联疗法进行治疗,以根除细菌。治疗的目标是减轻症状并预防潜在的并发症,如溃疡或胃癌。幽门螺杆菌感染是一种常见的感染,但在许多人中可能没有引发明显症状。然而,如果不及时治疗,它可能会导致胃部疾病并增加患胃癌的风险。因此,对于怀疑感染的人,及早咨询医生并进行适当的检测和治疗非常重要。

(三)传统医学认识

HP 感染属于现代医学名词,中医古典医籍中对 HP 并无认识,也没有"HP 相关性胃病"的病名记载。根据幽门螺杆菌定植于胃黏膜上皮表面所表现的如胃痛、胃灼热、恶心、呕吐、胃酸倒流、消化不良、食欲下降等一系列临床症状,以其发病密切相关的疼痛部位多归属于中医"胃脘痛""痞满""嘈杂""呃逆"等范畴。王叔和在《脉经》中言"胃病者,腹脘胀,胃脘当心而痛,上肢两胁,膈咽不通,食饮不下,取之三里也",详细描述了胃脘痛的临床表现。朱丹溪《丹溪心法》中"脾病者,食则呕吐,腹胀喜噫,胃脘痛,心下急",明确指出心痛实指胃脘痛,其病以中焦脾胃病变为主。痞满表现为患者自觉胃脘部痞塞不通、胸膈满闷不舒,外无胀急之形、触之濡软、按之不痛。如清代医家何梦瑶所著《医碥》中言:"痞者,痞塞不开。满者,满闷不行也。"王肯堂在《证治准绳·杂病》言:"心下满而不痛为痞,心下满而痛为胸痹",对痞满与胸痹相鉴别。嘈杂俗名"嘈心""烧心症",常兼有嗳气、吐酸等,亦可单独出现,常见于现代医学的功能性消化不良、反流性食管炎、慢性胃炎和 HP 感染等疾病中。

嘈杂病名始见于宋代,陈无择在《三因极一病证方论·痰饮》中有"痰饮病者……症状非一……为呕为泻,晕眩,嘈烦"。陈自明的《妇人大全良方·妇人心胸嘈杂方论》言:"夫心胸嘈杂,妇人多有此证。"在明代对嘈杂有了准确的定义,明代张景岳《景岳全书》云:"嘈杂一证,或作或止,其为病也,则腹中空空,若无一物,似饥非饥,似辣非辣,似痛非痛,而胸膈懊憹,莫可名状,或得食而暂止,或食已而复嘈,或兼恶心,而渐见胃脘作痛。"呃逆,古文献称为"哕",又称"哕逆"。《素问·宣明五气》曰:"胃为气逆、为哕。"《金匮要略·呕吐哕下利病脉证治第十四》中言:"哕而腹满,视其前后,知何部不利,利之即愈",并分胃寒气逆证、胃虚热证及胃实热证分而论治。《景岳全书·呃逆》中言:"呃之大要,亦惟三者而已,则一曰寒呃,二曰热呃,三曰虚脱之呃",并提出相应治法。《灵枢·口问第二十八》中言:"真邪相攻,气并相逆,复出于胃,故为哕",明确表示胃气上逆与哕逆有密切联系。

所以,其病位在胃,与肝、脾关系密切。故其病因在外为感受外邪,在内为内伤饮食、劳倦日久、情志失调、体质虚弱、湿热蕴脾等因素所致的脾胃虚弱。

在临床上根据 HP 感染的临床表现通常将其分为脾胃湿热证、脾胃虚弱证、肝胃不和证、胃阴不足证与胃络瘀血证,其中脾胃湿热证最为常见。

【现症感染的内镜征象】

1. 弥漫性或局灶性红斑　胃黏膜颜色不均匀,呈现红斑样改变,通常是轻度或中度充血,常见于胃窦部。红斑可以局限于局部区域,也可能呈弥漫性分布。胃黏膜红斑是幽门螺杆菌感染常见的内镜征象之一,但其非特异性,可能与其他炎症或感染情况相重叠。

2. 点状或条纹状糜烂　胃黏膜表面有点状或条纹状的糜烂,这种糜烂通常位于胃窦或胃角区域。糜烂往往较浅,边缘不规则,周围可能伴有轻度红斑。

这种表现可能是由于幽门螺杆菌引起的局部黏膜炎症反应导致,长期感染可促使黏膜屏障受损。

3. 黏膜结节样改变　胃窦黏膜可以呈现颗粒状或结节样增生。这种结节通常大小不一,质地坚硬,呈现白色或浅红色,间隔清晰,常见于儿童或青少年幽门螺杆菌感染患者中。

此类改变常见于幽门螺杆菌引起的慢性胃炎,有时与淋巴滤泡增生相对应,预示着局部免疫反应增强。

4. 胃黏膜水肿、增厚　胃黏膜呈现水肿、发白和不透明状,触感柔软并且明显增厚,特别是胃窦部。黏膜表面看起来像是被"浸泡"了一样,质地松软,胃壁显得不如正常情况光滑或有弹性。

幽门螺杆菌感染引发的慢性炎症反应导致胃黏膜下血管扩张、液体渗出,导致水肿。

5. 胃黏膜萎缩　在慢性幽门螺杆菌感染的背景下,胃窦黏膜可能出现萎缩性改变,表现为黏膜变薄,颜色变淡,纹理消失,血管透见度增加。萎缩的胃黏膜看起来光滑、缺乏弹性,胃腺体的腺体口可以变得不清晰。

萎缩性胃炎是幽门螺杆菌长期感染的结果且与胃癌的发生有一定的相关性。

6. 黏液增多　内镜下胃腔内黏液分泌明显增加,尤其是在胃窦部,这种多量的黏液可能附着在黏膜表面,呈现为白色或透明的黏液团块,难以完全冲洗干净。

幽门螺杆菌感染刺激胃黏膜细胞分泌大量黏液,作为一种保护性反应。

7. 胃黏膜呈现斑片状改变 胃黏膜上出现界限不清的斑片状改变,局部区域颜色较深,形态不规则,有时伴有黏膜下小血管的扩张。

这些斑片可能代表炎症灶,提示局部免疫反应激活,幽门螺杆菌的毒力因子在此类区域发挥作用。

8. 胃溃疡或十二指肠溃疡 在幽门螺杆菌感染的背景下,患者可能发展为胃溃疡或十二指肠溃疡。内镜下可以看到溃疡区有明显的凹陷,边缘不规则,溃疡底部可有白色渗出物或纤维素沉积。

幽门螺杆菌通过产生的毒素(如 VacA 和 CagA)破坏胃黏膜屏障,导致黏膜受损,形成溃疡。

9. 糜烂性胃炎 胃窦黏膜弥漫性糜烂,黏膜上可以见到点状、条状或大片状的糜烂,黏膜表面可能覆盖白色纤维蛋白或渗出物。

这种表现与急性或慢性幽门螺杆菌感染引发的胃炎有关。

10. 淋巴滤泡增生 在幽门螺杆菌感染患者的胃窦区域,内镜下可以看到胃黏膜下出现散在的淋巴滤泡,表现为多个小的隆起,通常是局限性的。这种淋巴滤泡可能与幽门螺杆菌引发的免疫反应相关。

淋巴滤泡增生与幽门螺杆菌感染有较强相关性,且可能是黏膜相关淋巴组织(MALT)淋巴瘤的前兆。

11. 胃排空减慢与蠕动异常 部分患者可能表现出胃蠕动减慢,胃内容物滞留,表现为胃排空不良。内镜下可以看到胃内有较多食物残留或液体,胃壁收缩减弱。

12. 其他非特异性表现

胃皱襞粗糙增厚:部分幽门螺杆菌感染患者表现为胃皱襞粗糙增厚,尤其是在胃体部,提示胃黏膜炎症和增生反应。

毛细血管扩张:内镜下可以看到胃黏膜下小血管扩张,尤其在胃窦部红斑区,这种表现常与局部炎症相关。

【内镜临床征象与中医辨证】

（一）内镜临床征象及辨证分型

根据研究及临床表明HP现症感染,脾胃湿热证、脾胃虚弱证、肝胃不和证、胃阴不足证与胃络瘀血证等不同证型在胃镜下表现存在差异性。

1. 脾胃湿热证　胃黏膜呈现弥漫性充血、水肿,颜色较红,可见黏液分泌增多,胃内有较多浑浊液体,如图 13-1、图 13-2。《叶选医衡》曰:"大抵湿之为病,感于寒则为寒湿,兼于风则为风湿,动于火则为湿热。"刘完素《黄帝素问宣明论方·卷八·水湿门》云:"夫诸湿者,湿为土气,火热能生土湿也。"可知湿、热两邪常一起致病,且以脾胃湿热较多,大量现代研究也表明,脾胃疾病以湿热证型常见。这与脾喜燥恶湿、胃喜润恶燥及湿多归阳明、易湿热相感的生理特性密切相关。从外邪的性质来看,HP感染性胃病病程的易复发性与湿邪阴邪黏滞、缠绵特性有着相似之处。热邪为阳邪,易致疮痈。如《灵枢·痈疽》云:"寒气化热,热盛则肉腐,肉腐则为脓。"《医经秘旨》指出"脾胃虚而生湿热",五脏阴阳失调,升降失司可导致湿热内蕴。《医经秘旨》也指出"脾胃虚而生湿热",五脏阴阳失调,升降失司可导致湿热内蕴。单兆伟指出本病发病内因为脾胃虚弱,外因为感受邪毒。以健脾益气、清除湿热、疏通气血为主要治则,并强调辨证与辨病相结合。辨证当以虚实、寒热、气血为主。首辨虚实,如脘痛拒按,胀闷,舌红苔腻脉弦为实,脘痛喜按,隐痛不闷,舌淡苔薄脉细为虚。临床诊疗本病时需抓住"脾虚夹湿"的主因,选益气清利活血方治疗。基础方以参苓白术散合黄连温胆汤加减。方用党参、白术、山药、茯苓、半夏、黄连、黄芩、仙鹤草、枳壳、陈皮、白花蛇舌草等。

2. 脾胃虚弱证　胃黏膜颜色淡红或苍白,质地较为薄嫩。胃内常有少量清亮液体,无明显充血和水肿,如图 13-3、图 13-4。陈无择把病因与发病机制结合起来,明确提出了三因学说,把六淫外感归为外所因,七情内伤归为内所因,饮食劳倦虫兽金刃归为不内外因,其《三因极一病证方论》言:"所谓中伤寒暑风湿,瘟疫时气皆外所因"。HP作为一种致病微生物,应属中医学"邪气"范畴,为疾病所发之外所因。《素问·评热病论》指出"邪之所凑,其气必虚","正气存内,邪不可干",正虚无以抗邪,或邪气过盛,则人易感邪而发病,正邪相争导致"正虚邪实"。脾胃内伤,脾失健运是本病发病的根本内因。金代李东垣有"内伤脾胃,百病内生"的论述。周晓波教授等认为,HP感染其大多属于本虚标实证,在脾胃虚弱,正气不足的基础上感染幽门螺杆菌,导致气滞、湿热、血瘀等病理变化,治疗上运用中医辨证论治,清热杀菌、调畅气机、活血化瘀、补脾扶正,且均衡饮食,身心并调,虚实兼顾。周教授主张用药轻灵平和。轻灵之药,可治大病,重剂之品反不利于气机运转。"中焦如衡,非平不安",刚劲燥烈、重浊厚味之品,反伤胃气。清泄郁热常用黄芩、白花蛇舌草、半枝莲、青蒿,少选大苦大寒之品,以免戕伐胃气;理气时宜选药性平和之品,理气而不破气,性平而不至耗液伤津;理气活血时中病即止,不可久用,久用易耗气破血。脾胃虚弱之人,则常用太子参、白术、山药等清补之品,兼顾气阴,而又不滞气;阴伤者常选麦冬、玉竹、沙参等甘凉清润之药,少用熟地黄等滋腻之品。

3. 肝胃不和证

胃黏膜局部充血,常伴有点状出血。可见胃壁蠕动减弱,胃内容物排空较慢,如图13-5、图13-6;张永康教授认为该病多归于中医胃痞、胃痛、嘈杂等范围,HP作为一种特定的感染性病菌,为"毒邪"范畴。毒邪作用于人体,可留于脏腑滞塞经络,引起阴阳气血失调,从而人体"血气不归于平"而致病生。这种特殊邪气无色无味,不易察觉,具有一定的传染性,可协同外界六淫邪气入侵,根据人体卫气的强弱,可迅速发作或隐伏在内。毒邪致病,病情多顽固难瘥或易反复,损伤常旁及多脏腑,可致痰浊、瘀血、肿块等病理性产物。治疗以健脾益胃,疏肝化滞为大法,脾胃虚则宜补宜升,邪实郁滞宜随其性而疏之、导之、清之、化之,气治血调,塞通滞散,胃承降气而能受纳,脾脏健运而能生能化,则"中焦如沤"的功能正常。当宗"治病必先求邪气之来路,而后能开邪气之去路"之旨,辨证求因,审因论治,根据其证候型,分清阶段,视其兼夹,有攻有守,务使方药与理法丝丝扣合。升而不过亢,降而不过沉,理气兼顾阴津,活血必兼养血,清热防伤胃阳,化痰湿防过燥助热,养阴注意流通化生。

4. 胃阴不足证

胃黏膜干燥,颜色较淡。表面光滑无明显充血或糜烂,黏液分泌减少,如图13-7、图13-8;国医大师张震认为幽门螺杆菌感染以中焦脾胃气机失常之病变为核心,脾胃为气机升降之中轴,肝失疏泄,犯胃乘脾,胃气逆乱,中轴枢机运转失常,受纳运化升降不利,治以当疏肝和胃养阴、健脾益气护卫为主,临床善用木香行气走脾胃,能升亦降;乌药散痞除胀,宣畅气机;苏梗芳香降气,与厚朴配伍,降气除满,燥湿化痰;山药补脾养肝,白术入脾胃经,与茯苓配伍,共奏健脾燥湿利水之效,扶正以助脾阳升清;配以川芎入肝经,通血脉,解结气;配以枳实除积滞,顺脏腑之性,上述诸药一补一升一通一降,从而使肝脾肺胃升降之气得复,同时佐以沙参、麦冬、玉竹等药物益养胃阴,随证治之。

5. 胃络瘀血证　胃黏膜呈暗红色,弥漫性或局限性充血明显。可见糜烂、出血斑,部分区域有瘀血点,如图13-9、图13-10。党中勤教授认为,HP作为一种致病微生物,应属中医学"邪气"范畴。邪之所凑,其气必虚,正虚无以抗邪,或邪气过盛,则人易感邪而发病。因胃是HP唯一定植脏腑,所以HP易伤及中焦脾胃,导致脾胃疾病的发生。外感HP之邪或兼有先天禀赋不足、饮食不节、劳逸过度、情志失调等诸多致病因素作用于脾胃,产生不同特点的病症和证候类型。脾胃受损,纳运失常,升降失司,其病机为胃失和降,久则湿热、痰浊、瘀血内阻,气机升降失常。从而导致脾失健运、肝失疏泄等多脏腑功能失常,滋生诸病。党教授观察发现:临床常见HP感染的中医证型有脾胃湿热、肝胃不和(多夹郁热)、肝郁气滞(多夹血瘀)、脾胃虚弱等。治疗时辨证与辨病相结合,既突出中医特色,又可提高临床疗效。以理气和胃、清热化湿、助脾健运、疏肝解郁、活血化瘀为治疗大法。若患者胃镜检查提示有慢性萎缩性胃炎伴肠化或不典型增生,可在辨证的基础上酌情加用莪术、生牡蛎、露蜂房、白花蛇舌草、蒲公英等活血化瘀、解毒散结之品。

(二)医案实践

张某某,男,52岁,职员。主诉:上腹部胀满不适1月余。现病史:1个月前患者无明显诱因出现上腹部胀满不适,伴嗳气反酸,自觉腹中有气,自下上冲,胃脘满闷,食后加重,面色淡白,食少纳差,眠一般,二便正常。近3个月体重无明显变化。舌质淡红,边有齿痕,脉弦。既往体健。辅助检查:胃镜示慢性浅表性胃炎伴溃疡。胃镜图片示:溃疡周边发红(图13-11)。碳-14呼气试验:阳性。治法:辨证为肝胃不和证。治疗:方药予以扶正祛幽汤加减。处方:党参15 g,炒白术15 g,法半夏15 g,黄芩9 g,黄连9 g,茯苓15 g,干姜10 g,陈皮10 g,香附10 g,苏梗15 g,仙鹤草30 g,炒山楂10 g,丹参10 g,炒鸡内金20 g,焦神曲15 g,甘草6 g,炙延胡索15 g,炒川楝子9 g,乌药9 g。

二诊:症状基本明显好转,继调方给药巩固治疗。

按:本案患者自觉腹中有气,自下上冲,胃脘满闷,伴见嗳气,食后觉饮食停胃,实属肝气犯胃,胃气上逆而气机不畅,运化失司,不通而痛所致。肝气不升,郁于中焦,则先天之气化上达受阻,胃气不降,后之水谷精微下输有碍,脾虚运化失常,见于水液代谢障碍,为此证之病根。故应理气健脾,调畅全身气机,同时取木香行气走三焦之功,除痞满、散滞气;苏梗解郁理气、疏肝活血;法半夏降逆止呕、燥湿化痰;炙延胡索、炒川楝子、乌药三药配伍共奏疏肝理气、活血止痛之功;炒鸡内金、炒山楂、焦神曲健胃消食。诸药配伍,可疏肝健脾、和胃降逆止痛,兼化痰瘀,调畅全身气机,强化先后天之本,善治胃失和降,气滞中焦,脘腹胀满疼痛不适等症。

(三)临床应用综述

1. 中医方面　赵长普教授认为,幽门螺杆菌感染的中医治疗应注重整体调理,遵循"健脾和胃、清热解毒、行气消食、化湿化痰"的治疗原则。常用的治疗方法包括内服中药、外敷药物、针灸和推拿等,治疗时应根据患者的临床表现和体质进行辨证施治,灵活加减药方。例如,对于脾虚型患者,可使用四君子汤加减以补脾益气,恢复脾胃功能;对于湿热型患者,可选用葛根芩连汤,以清热解毒、利湿排邪。此外,针对气滞型患者,可使用柴胡疏肝散,帮助疏通气机,改善消化不良等症状。结合日常饮食管理和作息调理,能够有效缓解胃肠症状,增强免疫力,防止复发。

2. 西医方面　西医治疗幽门螺杆菌感染主要通过抗生素和抑酸药物联合应用,以根治细菌、缓解症状并修复胃肠黏膜。常用的抗生素包括克拉霉素、阿莫西林等,这些药物能够抑制细菌生长并减少耐药性产生。同时,质子泵抑制剂(PPI),如奥美拉唑,能通过减少胃酸分泌为抗生素提供更好的作用环境,并促进胃肠黏膜的修复。铋剂则有助于修复被感染损伤的胃黏膜,减少胃溃疡的发生。对于抗生素耐药性高的患者,可以采用四联疗法,包括更强的抗生素或调整治疗方案。结合饮食管理和心理疏导,可以有效提高患者的生活质量,预防长期并发症。

3. 药物配伍

炒山楂、炒鸡内金、焦神曲:在药物配伍方面,赵长普教授常采用炒山楂、炒鸡内金、焦神曲等药物来调理脾胃,改善消化不良和食积问题。炒山楂具有消食健胃、行气散瘀的作用,特别适用于因食积引起的胃肠不适;炒鸡内金能够健胃消食、涩精止遗,适用于脾胃虚弱的患者;焦神曲则有助于健脾和胃、消食调中,改善胃肠的整体功能。当幽门螺杆菌感染伴随食积症状时,加入焦三仙(焦神曲、炒山楂、炒鸡内金)能够有效行气消食、调理脾胃,缓解胃肠不适。

三七、蒲黄:对于血瘀型患者,赵长普教授推荐三七与蒲黄的配伍,三七具有止血、散瘀、消肿的功效,而蒲黄则有凉血止血、活血化瘀的作用,能够改善血液循环,缓解由血瘀引起的胃肠不适。

第十四章　幽门螺杆菌既往感染

【疾病概述】

(一)现代医学认识

幽门螺杆菌(helicobacter pylori,HP)是一种革兰氏阴性螺旋菌,已被国际癌症研究机构归类为Ⅰ类胃癌致癌因子。2013年,日本胃肠学会第85届内镜学会大会,提出京都内镜检查分类,通过内镜下观察胃黏膜形态对HP未感染、HP现症感染、HP既往感染3种感染状态,进行早期诊断及胃癌风险判别,具有较高的检验效力。HP既往感染为患者既往感染过幽门螺杆菌且经过根除后目前不存在幽门螺杆菌感染的状态。HP既往感染多无临床症状,部分有症状的患者可出现腹部疼痛、饱胀、烧心、反酸、嗳气、食欲缺乏等,病情日久可伴有焦虑、抑郁。

HP进入人体后,可释放毒力因子细胞毒素A(Cag A)、空泡毒素A(Vac A)等,作用于胃黏膜造成损伤,并且诱导炎症促进胃癌的发生。因此,HP是导致胃"炎-癌"转化过程的加重因素。根除HP感染可减轻胃黏膜炎症,促进溃疡愈合,降低胃癌发生风险。《2022中国幽门螺杆菌感染治疗指南》中建议使用铋剂四联方案进行根除HP。有文献研究指出,标准的HP根除四联疗法根除率在88%~94%,但根除HP感染者仍然存在发生胃癌风险。HP既往感染胃镜下符合下列表现之一即可诊断:白光胃镜下表现符合地图样发红者/色调逆转或者中间带鲜明者;窄带成像技术内镜下胃底腺黏膜呈现针孔样开口者。目前,西医缺乏特异有效的针对HP既往感染的治疗方法,临床上治疗以对症治疗为主。

(二)传统医学认识

HP既往感染状态下,症状多不典型,归属中医学"痞满""胃络痛"等范畴,其病因主要有外邪侵袭、脾胃湿热、脾胃虚弱、饮食不节、情志失调等。《内经》有云："邪之所凑,其气必虚""正气存内,邪不可干";张仲景在《金匮要略·脏腑经络先后病脉证第一》中言"四季脾旺不受邪";李东垣提出"脾胃内伤而百病生",均说明脾胃虚弱是引起 HP 感染的内在因素。外邪侵袭主要与湿热之邪相关,脾胃湿热适宜 HP 的侵入、定居和繁殖,且HP 有类似于湿热的致病特点。学术界认为引起 HP 既往感染的病机主要概括为两大观点,一是脾胃虚弱,二是脾胃湿热,脾胃虚弱为发病之本,脾胃湿热乃发病之标。其病位在胃,与肝脾密切相关,证属本虚标实。

【内镜征象】

1. **胃黏膜萎缩**　黏膜变薄、光滑,胃腺体萎缩,常见于胃窦和胃体部,血管透见度增加,皱襞减少或消失。这是长期幽门螺杆菌感染后的慢性萎缩性胃炎表现。

萎缩性胃炎是幽门螺杆菌感染导致的慢性炎症长期发展后引起的黏膜损害,通常伴随胃黏膜分泌功能的降低,可能增加胃癌的风险。

2. **胃黏膜肠化生**　胃黏膜部分区域变得类似肠黏膜,内镜下难以直接观察到,但可通过特殊染色内镜(如 NBI 或染色胃镜)看到。胃窦黏膜颜色变淡,出现片状或条纹样变化,有时可见明显色差。

长期幽门螺杆菌感染导致胃黏膜细胞慢性炎症,最终导致分化为肠型上皮,这是胃癌前病变的一个特征。

3. **胃皱襞平坦或消失**　由于长期的炎症和萎缩,胃的皱襞可能变得平坦或完全消失,特别是在胃体和胃窦部。

皱襞平坦或消失是胃黏膜萎缩的征象,通常与胃功能减退、胃酸分泌减少相关联。

4. **黏膜色泽苍白**　胃黏膜色泽变得苍白或暗淡,反映了长期的萎缩和血管透见。与急性感染时的充血红斑不同,既往感染的黏膜由于长期慢性炎症呈现苍白无血色。

这种色泽变化是胃黏膜腺体减少及血液供应减少的结果,常见于萎缩性胃炎患者。

5. **黏膜下纤维化**　胃壁硬化,内镜下可以触及黏膜下的纤维化组织。纤维化使得胃壁弹性变差,皱襞减少,胃腔容积可能缩小。

纤维化是长期炎症修复过程中的一种表现,尤其是在慢性 HP 感染后,炎症造成组织损伤,机体通过纤维组织修复。

6. 淋巴滤泡增生（减少或消失） 　幽门螺杆菌感染后期或既往感染愈合后,原先可能出现的淋巴滤泡增生减少或消失。滤泡消失标志着免疫反应的减弱,但也可能是持续的慢性萎缩性变化的结果。

滤泡增生通常反映了局部免疫反应,如果感染已被清除,淋巴滤泡可能消退。

7. 胃溃疡痕迹 　既往幽门螺杆菌感染伴随胃溃疡的患者,在溃疡愈合后可留下纤维化瘢痕,内镜下可见胃黏膜上的白色凹陷,周围可能伴有萎缩。

这种瘢痕是既往溃疡愈合的标志,表明患者曾经历消化性溃疡。

8. 黏膜表面不平整 　内镜下黏膜表面呈现局部不规则隆起或凹陷,反映了愈合后的组织修复不完全。黏膜表面可能有轻度的凹凸不平。

由于长期炎症后的修复过程,组织可能表现为不规则增生或纤维化,导致黏膜不再光滑。

9. 增生性息肉或腺瘤样改变 　一些幽门螺杆菌既往感染的患者,尤其是慢性胃炎患者,可能在内镜下发现胃内有息肉或腺瘤样增生。息肉常为增生性息肉,颜色与周围黏膜相似,但表面光滑,呈结节状。

增生性息肉通常为良性,但部分患者有发展为腺瘤或恶性病变的风险,特别是在肠化生的背景下。

10. 胃排空正常或稍有延迟 　相比于现症感染,既往感染的患者胃排空功能通常恢复正常或仅有轻微延迟。胃蠕动相对稳定,食物残留较少。

随着幽门螺杆菌感染的清除,胃功能通常逐渐恢复,但某些患者仍可能有轻微的胃排空功能障碍。

总结来说,幽门螺杆菌既往感染的内镜征象主要体现为长期慢性炎症和修复后的结构改变,如胃黏膜萎缩、肠化生、黏膜色泽苍白、皱襞消失等。这些征象不同于急性感染的炎症表现,更多反映的是组织损伤后的修复过程。

【内镜临床征象与中医辨证】

（一）内镜临床征象及辨证分型

目前 HP 既往感染的中医证型尚未统一,结合本病病因病机特点,赵长普教授将其分为肝胃不和证、肝胃郁热证、脾胃虚寒证、脾胃湿热证、胃阴不足证、胃络瘀阻证六大证型。

1. **肝胃不和证**　在胃镜检查下，胃黏膜显示急性活动性炎症反应，表现为胃蠕动加快，并可能伴有胆汁反流。这种情况可以归类为肝胃不和证。中医认为，肝气不疏，横逆犯胃，导致胃气上逆，影响消化功能，常见的症状包括胃痛、腹胀、嗳气和反酸等，如图 14-1、图 14-2。

2. **肝胃郁热证**　内镜检查中，黏膜显示明显的水肿和充血，且弥漫性发红情况尤为突出。中医将这种表现辨证为肝胃郁热证。肝气郁结、郁久化热，影响胃的消化功能，使胃热炽盛，表现为胃脘胀痛、口苦、心烦易怒等症状，如图 14-3、图 14-4。

3. **脾胃虚寒证**　在内镜下，胃黏膜的色泽呈苍白或灰白，黏膜变薄，有时伴有黏膜水肿，黏膜下的血管显露出来，分泌物稀薄且较多，胃蠕动较慢。此种情况可辨为脾胃虚寒证。这类患者多因脾胃阳虚、脾气不足所致，常伴有食欲缺乏、腹胀、肠鸣、畏寒等症状，如图 14-5、图 14-6。

4. **脾胃湿热证**　在内镜观察下，胃黏膜显示明显的糜烂，伴随大量白色混浊的黏液，其黏稠度较高，且经过多次冲水依旧难以清除。这种表现属于脾胃湿热证。脾胃湿热多表现为胃脘部灼痛、口苦口黏、舌苔黄腻等症状，如图 14-7、图 14-8。

5. **胃阴不足证**　内镜下胃黏膜表面显得粗糙，厚度变薄，质地变脆，黏液分泌减少，胃黏膜皱襞出现龟裂样改变，皱襞变细或消失，且伴有黏膜下小血管网的显露。中医将其归为胃阴不足证，常表现为胃脘隐痛、口干舌燥、消瘦、舌红少苔等症状，如图 14-9、图 14-10。

6. **胃络瘀阻证**　在镜下观察，胃黏膜呈颗粒增生或结节状，伴有出血点，分泌物呈灰白或褐色，且黏膜下可见暗红色血管网。此种情况可辨为胃络瘀阻证，多因气滞血瘀、胃络不通所致，表现为胃脘刺痛、口唇暗红、舌质紫暗等症状，如图 14-11、图 14-12。

（二）医案实践

案例一

梁某，女，55 岁，郑州市居民。患者以"胃脘部疼痛不适伴反酸 5 年余"为主诉于 2022 年 9 月 8 日就诊。患者自诉 3 个月前曾于外院行胃镜检查及活检，结果提示慢性萎缩性胃炎伴肠化生,幽门螺杆菌阳性(图14-13)。根除幽门螺杆菌1个月后复查,HP(-)。后前往外院寻求西医治疗后症状缓解不佳。患者既往有高血压及焦虑症病史,因胃镜提示慢性萎缩性胃炎伴肠化生,因此更为焦虑,长期服用降压药及黛力新。刻下症见:上腹部疼痛,进食后腹胀明显,反酸,纳呆,气短乏力,伴嗳气;大便少,成形;舌尖红,苔白腻,脉沉细。西医诊断:慢性萎缩性胃炎伴肠化生。中医诊断:胃络痛(脾胃虚寒证)。治法:以健脾益气为法,辅以疏肝理气开郁,病证结合,标本同治。处方:党参15 g,木香10 g,砂仁6 g(后下),延胡索10 g,郁金10 g,石菖蒲15 g,茯苓20 g,白术15 g,法半夏10 g,浙贝母15 g,海螵蛸20 g,甘草10 g。共7剂,每日1剂,分两次于早晚常温服用。

二诊(2022年9月15日):患者仍觉上腹部时有疼痛,腹胀,心情不舒,胸闷,口淡,纳差,眠差,大便少。治疗以健脾益气、养血安神为法,用药在初诊方基础上去海螵蛸、浙贝母,加首乌藤15 g、酸枣仁15 g。10剂,煎服法同前。

三诊(2022年10月7日):患者诉上腹部疼痛较前缓解,纳可,咽痛,眠差,易烦,大便少,仍十分担心疾病进展为胃癌。中药治疗用药在二诊方基础上加石斛10 g、玫瑰花15 g、合欢皮15 g。7剂,煎服法同前。并嘱患者清淡饮食,加强运动以改善不良情绪。另予摩罗丹丸剂以改善CAG的胃黏膜炎症。

四诊(2022年10月28日):患者诉症状明显好转,继服上方10剂。后随诊发现患者无上腹痛等不适,嗳气反酸已基本消失,纳可。

按:该患者病程较长,初诊症状以上腹部疼痛为主,中医辨病辨证为胃络痛(脾胃气虚证)。治疗以健脾益气为法,首诊予党参、茯苓等健脾益气,结合患者嗳气反酸等症状,加用浙贝母、海螵蛸药对制酸,酌情加入郁金、石菖蒲清心化痰,以求标本同治。治疗过程中患者胃痛、腹胀症状逐渐改善,出现眠差症状,予何首乌藤、酸枣仁安眠;予摩罗丹改善CAG的胃黏膜炎症,汤丸合用,长期调理。

案例二

李某,男,69岁,郑州市居民。患者以"上腹部胀满不适2年余"为主诉就诊。患者自诉3个月前曾于医院行胃镜检查及活检,结果提示萎缩性胃炎,幽门螺杆菌阳性(图14-14)。根除幽门螺杆菌1个月余后复查,HP(-)。患者自述根除HP后上腹部胀满不适症状无明显缓解,遂来就医。刻下症见:上腹部胀满不适,进食后症状加重,时有嗳气,纳差,不欲饮食,眠一般,大便时干时稀,小便正常。舌质暗红,苔白腻,脉弦。患者平素情绪不佳,易怒易急躁。结合患者整体情况,本病西医诊断为慢性萎缩性胃炎,中医诊断为胃痞(肝胃不和证)。治疗以疏肝和胃,行气消胀为法,方以柴胡疏肝散加减,处方用药如下:柴胡10 g,枳壳10 g,白芍10 g,香附10 g,陈皮10 g,川芎6 g,炙甘草6 g,广郁金10 g,赤芍10 g,川楝子10 g,延胡索10 g,旋覆花10 g,焦神曲15 g,炒麦芽15 g,炒山楂15 g。共7剂,每日1剂,分两次于早晚常温服用。

二诊(2023年4月13日):患者仍觉上腹部胀满,心情不舒,纳差。治疗以疏肝行气为法,用药在初诊方基础上去川楝子,柴胡增至15 g,加远志10 g、茯神10 g。7剂,煎服法同前。

三诊(2023年4月22日):患者诉上腹部胀满症状较前明显缓解,纳可。遂守方10剂,煎服法同前。

四诊(2022年5月4日):患者诉症状明显好转,继服上方15剂。后随诊患者诉上腹部胀满症状已基本消失,纳可。

按:本病因内伤七情、肝气郁滞所致,故选用柴胡、白芍、香附、广郁金疏肝解郁,养血和肝以顺应肝脏体阴而用阳的生理特性,而且肝在五行中属木,木曰曲直,以顺畅调达为其本能特性,肝气横逆犯胃乘脾,而脾胃的升清降浊功能的正常运行维持着中焦乃至全身气机的升降出入,故见中焦气机不畅,上腹部胀满不适,用香附、陈皮、枳壳调理中焦气机。气机郁滞、不通则痛,故用川楝子、延胡索行气止痛。胃宜降则和,现胃气不降反而上逆为纳呆少食,故选用焦神曲、旋覆花以消食降气和胃。病久入络,痛如针刺、顽固不愈,故用川芎、赤芍以活血和络。全方共奏疏肝和胃、行气消胀之功,切中病机,故能取得满意的疗效。

(三)临床应用综述

1. 中医方面　赵长普教授认为,幽门螺杆菌既往感染的中医治疗应注重长期调理,重点在于健脾养胃、清热解毒、疏通气血、调理脾胃功能,以恢复身体的自我调节能力,防止后遗症的发生。针对脾胃虚弱的患者,可使用四君子汤、六君子汤等方剂,增强脾胃功能,改善消化不良等症状。对于胃部残留的热毒,选用黄连、黄芩等清热解毒药物,帮助清除胃肠的湿热毒邪,防止慢性胃炎的发生。气滞血瘀者则可采用柴胡疏肝散、血府逐瘀汤等,疏通气血、缓解胃肠不适。赵长普教授特别强调,长期调养非常重要,通过调整饮食、作息和生活方式,结合中药调理,可有效提高胃肠自我修复能力,增强免疫力,预防病情复发和慢性化。通过这些综合措施,可以帮助患者恢复胃肠功能,达到长期的健康管理效果。

2. 西医方面　西医治疗幽门螺杆菌既往感染的重点在于防止复发和胃肠并发症的发生。对于治疗后的胃肠道损伤,常通过质子泵抑制剂(如奥美拉唑)抑制胃酸分泌,促进胃肠黏膜修复,减少溃疡和胃炎复发。为了确保彻底清除残余感染,可能采用二线或三线抗生素治疗方案,并根据耐药性调整治疗策略。此外,促胃动力药(如莫沙必利)和抗酸药物(如雷贝拉唑)可用于改善胃肠功能紊乱和缓解消化不良等症状。西医还强调定期监测患者的胃肠健康,通过胃镜检查及早发现潜在病变,尤其是胃癌风险较高的患者,并建议患者避免过度饮酒、吸烟等高风险因素,从而有效预防并发症的发生,确保胃肠功能恢复。

3. 用药配伍

藿香、厚朴、茯苓:藿香味辛性微温,具有芳香化湿,和胃止呕,祛暑解表之效;厚朴味苦辛性温,具有温中下气,燥湿消痰之效;茯苓味甘淡性平,具有渗湿利水,益脾和胃,宁心安神之效。赵长普教授认为藿香芳香宣化以解表湿,厚朴苦温燥湿,茯苓淡渗利湿,集治湿三法为一。对于体内湿气较重的患者,用药时常加入。

当归、丹参、檀香:当归味甘辛苦性温,具有补血活血,调经止痛,润肠通便之效;丹参味苦性微温,具有祛瘀止痛,活血通经,清心除烦之效;檀香味辛性温,具有行气止痛,散寒开胃之效。赵长普教授认为丹参味苦微寒,走血分,适用于各种血瘀痛症,然气与血关系紧密,气行则血行,气止则血止,血瘀必有气滞之象,故配以檀香理气温中,疏通气滞。当归辛温,能祛瘀生新,补血活血,疏通血脉,配伍丹参、檀香,一祛瘀,一行气,一推陈出新,瘀滞日久易化热,丹参微寒又可发挥清心凉血之功。

柴胡、香附、川芎:柴胡味苦性微寒,具有和解表里,疏肝升阳之效;香附味辛微苦微甘性平,具有理气解郁,止痛调经之效;川芎味辛性温,具有行气开郁,祛风燥湿,活血止痛之效。赵长普教授认为柴胡性升散,味苦寒,可调达肝气,疏肝之气滞,理气解郁;香附芳香而味平,入肝脾二经,适用于胸腹气滞,有理气宽中之效,配伍柴胡疏肝解郁,并增行气止痛之效。川芎辛温,入肝经,开郁结,通气血,活血止痛。柴胡解肝郁,香附调肝脾,川芎通气血而止痛,气行则血行,三者合为角药,药简力专,共奏疏肝行气、活血止痛之效。

第十五章　胃出血

【疾病概述】

(一)现代医学认识

胃出血是急诊科和消化内科常见的上消化道出血疾病,其临床症状主要表现为上腹部疼痛、呕吐、吐血、便血及消化道功能紊乱。作为急腹症之一,胃出血通常发病紧急、进展迅速、病情严重,患者可因失血过多导致周围循环衰竭、氮质血症甚至失血性休克等严重后果,若不及时治疗可危及患者生命安全。

胃或十二指肠的溃疡是诱发该病最常见的原因。现代很多人都有消化道病史,加之工作劳累、饮食搭配不当、饮食不规律、饮食刺激性过强、精神压力过大等因素,胃出血的发生率逐渐增加。

呕血和黑便是胃出血的典型症状,伴有或不伴头晕、面色苍白、心悸、心率增快,血压降低等周围循环衰竭征象,当患者出血量较大时,肠蠕动过快也可出现黑便。临床可进行胃液、呕吐物或粪便隐血试验、血常规等基础项目的检查,此外,为明确病因,判断病情的严重程度及指导治疗方案,尚需要进行凝血功能、肝肾功能、肿瘤标志物的检查。

胃出血病情的严重程度与出血量呈正相关,因此评判失血量的大小对治疗方案的选择及预后的评估具有重要意义。但由于呕血和黑便混有胃内容物及粪便,故难以根据呕血量和黑便量来判断出血量,临床上应根据综合指标来评判失血量多少,如体格检查可根据皮肤黏膜的颜色、颈静脉充盈程度、神志和尿量来判断失血量的大小。根据周围循环的改变、休克指数、中心静脉压、血乳酸水平可以更加精确地判断失血量。因此,现代医学对于胃出血的内科治疗是在基于全身情况和血流动力学评估的基础上,尽快进行液体复苏,对于需要输血的患者进行限制性输血,以纠正循环血容量的不足,待血流动力学稳定后应行消化内镜下的检查和治疗。在成功止血后积极采取针对原发疾病进行病因治疗,预防再出血。

胃出血的治疗策略取决于出血的原因和程度。一般而言,治疗包括止血措施,如使用止血药物、内镜治疗(包括喷射止血剂、电凝止血、激光治疗和结扎术等);胃黏膜修复,可能需要手术或其他介入性治疗;抗酸药物以促进愈合;输血以恢复血容量;如果感染是出血原因之一,抗生素治疗亦必不可少;休息和监测患者的生命体征和血常规指标。在一些情况下,手术可能是必要的,如胃部动脉结扎或胃切除术。患者应立即就医,接受专业的诊断和治疗,因为胃出血是一种紧急情况,自我治疗可能导致严重后果。医生将根据患者的具体情况制订最合适的治疗计划。

(二)传统医学认识

胃出血虽属现代医学名词,但古代医学家对其早有认识,根据其临床表现,可将它归属于祖国医学中的"吐血""呕血""便血""血证"的范畴。如《诸病源候论》曰:"夫吐血者,皆由大虚损及饮酒、劳损所致也""上焦有邪,则伤诸脏,脏伤血下于胃,胃得血则闷满气逆,气逆故吐血也"。《金匮翼》言:"伤胃吐血者,酒食过饱,胃间不安,或强吐之,气脉贲乱,损伤心胃,血随呕出也。"《景岳全书》言:"火动之由,惟火惟气。"将出血的病因提纲挈领地概括为"火盛"和"气虚"两方面。赵献可《医贯》明确提出"血脱必先益气"的观点,治血先理气,血脱先益气,"有形之血,不能速生,无形之气,所当急固"。对急性出血的治疗具有一定的指导意义。《血证论》是论治血证的专书,以"阴阳水火气血论"为立论基础,并提出止血、消瘀、宁血、补虚的"治血四法",为通治血证的治法纲领,具有极高的临床实用价值。

现代中医认为胃出血是因外感六淫、内伤七情、饮食不节、体虚血瘀、药物或外物损伤等各种原因导致热伤血络,瘀血阻络,气不摄血及瘀血凝滞而导致络伤血溢而发为本病。其病机主要责之于"热""瘀""虚""郁",治疗上总以"止血、消瘀、宁血、补血"为治疗大法。总结其病机特点为"火热熏灼,迫血妄行;气虚不摄,血溢脉外;血脉瘀阻,血不循经"。

各种原因所导致的出血,其共同的病机可归结为火热熏灼、迫血妄行及气虚不摄、血溢脉外两类。如《景岳全书·血证》曰:"血本阴精,不宜动也,而动则为病。血主营气,不宜损也,而损则为病。盖动者多由于火,火盛则逼血妄行;损者多由于气,气伤则血无以存。"在火热之中,又有实火及虚火之分。外感风热燥火,湿热内蕴,肝郁化火等,均属实火;而阴虚火旺之火,则属虚火。气虚之中,又有仅见气虚和气损及阳之别。

【内镜征象】

目前关于胃出血的中医辨证分型尚无统一的标准,2019 年中国中西医结合学会消化内镜学专业委员会非静脉曲张性消化道出血专家委员会制定的急性非静脉曲张性上消化道出血中西医结合诊治共识将其分为胃热炽盛证、肝火犯胃证、瘀血阻络证、肝胃阴虚证、脾不统血证、气随血脱证 6 种证型。

【内镜临床征象与中医辨证】

(一)内镜临床征象及辨证分型

现代研究表明胃出血不同证型在胃镜下表现存在较大差异。

1. 胃热炽盛证　外感风热燥火之阳邪,或风寒之邪郁而化热,或恣意饮酒,或过食辛辣煎炸之品,或情志失和则导致肝郁化火,均可导致热蕴胃肠,热邪扰动血络,血因火动而产生出血。临床上表现为吐血色红或紫暗或便色暗红或柏油样便,口臭,口干,口苦,伴有脘腹胀闷,甚则作痛,大便秘结,舌质红,苔黄腻,脉滑数。内镜下胃黏膜表现多为全胃黏膜鲜红色充血、出血及樱桃红斑点,可辨为胃热炽盛证,如图 15-1、图 15-2。

2. 肝火犯胃证　忧思恼怒,情志失和则导致肝郁化火,横逆犯胃,损伤胃络,火载血升,气逆血奔,从而产生吐血。如《先醒斋医学广笔记》中言:"吐血者,肝失其职也,养肝则肝气平而血有所归,伐之则肝虚不能藏血,血愈不止矣。"《景岳全书·血证》亦言:"血动之由,惟火惟气。"临床上多表现为吐血色红或紫暗或便色暗红或柏油样便,烧心泛酸,胃脘灼热疼痛,心烦易怒,胁痛口苦,舌质红,苔黄,脉弦数。内镜下胃黏膜表现多为胃黏膜红色为主,可见鲜红色充血,偶见点状出血,可辨为肝火犯胃证,如图 15-3、图 15-4。

3. 瘀血阻络证　肝主藏血,性喜条达疏泄,若肝病日久迁延不愈,则见气滞与血瘀,造成瘀血阻络,血行失常;或因胃病反复不愈,久病入络,从而使血不循经而外溢。临床上多表现为便血紫暗,胃脘疼痛如针刺,固定不移,口干不欲饮,面色暗滞或黧黑,或见赤丝蛛缕,胁下癥块,舌质紫或有瘀斑,苔薄,脉涩。内镜下胃黏膜表现暗红色,可见瘀血点及瘀斑,兼见苍白水肿,可辨为瘀血阻络证,如图15-4、图15-6。

4. 肝胃阴虚证 肝体阴而用阳,胃体阳而用阴,均赖阴液之濡养,若热伤阴液,虚火扰动血络,血因火动而产生出血。临床上多表现大便色黑如柏油状,脘胁隐痛,嘈杂吐酸,烦热颧红,盗汗,咽干口燥,舌红无苔,脉细弦数。内镜下黏膜主要表现为红白相间,苍白、充血及水肿,可辨为肝胃阴虚证,如图15-7、图15-8。

5. 脾不统血证 脾为统血之官,脾气健旺则血有所统,血自循经而不妄动;若思虑劳倦过度,或肝胃之疾日久导致脾胃虚弱,统摄无权,则血不循经,流溢脉外。脾气虚弱则气血生化无源,心肝不得荣养,血无所主,亦可导致吐血之症。如《金匮翼》说:"脾统血,脾虚则不能摄血,脾化血,脾虚则不能运化,是皆血无所主,脱陷妄行。"临床上主要表现为便溏色黑,或便血暗红,胃脘隐痛,喜按,食欲缺乏,神疲乏力,心悸气短,自汗,面色苍白,舌质淡,苔白,脉细弱。内镜下主要表现为糜烂、苍白及出血,可辨为脾不统血证,如图15-9、图15-10。

6. 气随血脱证 当各种原因导致脉络损伤或血液妄行时,可引起血液溢出脉外,若失血过多可致气血不足,则见神疲乏力、头晕心悸等,若出血量大可致气随血脱,见昏厥、汗出肢冷等危症。临床上主要表现为呕血或便血不止,呼吸微弱而不规则,或昏仆或昏迷,汗出不止,面色苍白,四肢冰凉,口开目合,手撒身软,二便失禁。舌淡白,苔白润,脉微欲绝。内镜下胃黏膜主要表现为淡红色或淡白色,可辨为气随血脱证,如图15-11、图15-12。

(二)医案实践

患者,女,58岁,2021年1月21日初诊。主诉:间断呕血、便血2年,再发1 d。现病史:患者2年前进食粗糙饮食后出现呕血、便血,呕血量约500 mL,伴心慌、汗出,在某医院治疗血止后行脾切加贲门周围血管离断术。1年前再次出现呕血、便血,行内镜下食管曲张静脉套扎、胃底曲张静脉硬化治疗,半年后因呕血再次行胃底曲张静脉硬化治疗。1年来无明显诱因先后5次呕血、便血,胃镜诊断门脉高压性胃病(图15-13),无法再进行局部治疗。每次均予以生长抑素等药物及输血治疗。1 d前劳累后再次出现黑便,总量约300 g,呕血1次。入院症见:脘腹胀闷,甚则作痛,拒按,吐血色紫暗,口干,大便色黑,潮热,面色晦暗,颧红,乏力,齿衄,舌体瘦小、质红、苔薄少,脉细数。心率102次/min,血压89/55 mmHg。既往史:慢性乙型肝炎史20余年,肝硬化史8年,拉米夫定片联合阿德福韦酯片抗病毒治疗 10 年,乙肝病毒脱氧核糖核酸(HBV-DNA)<100 IU/mL。辅助检查:HBV-DNA 未检出;肝功能示总胆红素 35 mmol /L、白蛋白 32 g/L、丙氨酸氨基转移酶 32U/L、胆碱酯酶 2.7 kU/L;血常规示白细胞 $4.9×10^9$/L、中性粒细胞 56%,血红蛋白 90 g/L,血小板 $29×10^9$/L。中医诊断:血证,吐血(阴虚火旺);肝着。西医诊断:门脉高压性胃病并上消化道出血,失血性贫血(轻度);肝炎肝硬化乙型(失代偿期,活动性)。治法:滋阴降火,凉血止血。方药:急予以康复新口服液 10 mL、6 h 一次、口服。禁食,西药予以扩充血容量、降低门脉压、止血,对症支持治疗。给予生长抑素针 500 μg/h 微量泵入以降低门脉压力,艾司奥美拉唑针 8 mg/ h 微量泵入以抑酸护胃。

二诊:患者黑便 3 次,总量约 300 g,无呕血,潮热,颧红,乏力,舌体瘦小、质红、苔薄少,脉沉细。入院后尿量 1 000 mL。心率 92 次/min,血压 96/60 mmHg。予以黄土汤加味。处方:生地黄 24 g,山药 12 g,山萸肉 12 g,牡丹皮 9 g,泽泻 9 g,茯苓 9 g,知母 12 g,黄柏 6 g,白及 15 g,三七粉 5 g(冲服),仙鹤草 30 g,白茅根 20 g,厚朴 10 g。3 剂,浓煎取汁 120 mL,每次 20 mL,分 6 次温服。西药继续以上述方案治疗。

三诊:患者胃脘痞满减轻,纳食量少,手脚心热,面色晦暗,舌体瘦小,舌下脉络迂曲,苔薄,脉沉细。中药守上方,14 剂,水煎取汁 400 mL,分 2 次温服。加用鳖甲煎丸,每次 3 g,每日 3 次,口服。

按:该患者为胃及十二指肠溃疡出血,虽经住院治疗,疗效欠佳,出血仍不止。患者精神萎靡、神疲懒言、舌质淡为脾虚中阳不足之象,脘闷痛吞酸为出血瘀久化热之征,瘀血不去则新血不生,瘀血不去新血不能归经故出血月余仍不止。本方温脾阳而益中气,补虚损而化瘀血,使出血迅速停止。

(三)临床应用综述

1. 中医方面

赵长普教授勤求古训,认为在中医学关于血证的特色理论中,唐容川提出的治血四法尤其值得重视。对于胃出血的治疗应遵循其中提到的"止血、消瘀、宁血、补血"治血四法,其乃通治血证之大纲。

首先是止血,《血证论》言:"阳明之气下行为顺,今乃逆吐,失其下行之令,急调其胃,使气顺吐止,则血不致奔脱矣。此时血之原委,不暇究治,惟以止血为第一要法。"在胃出血的急性期,当依据"急则治其标"原则,以止血为要。急性出血期常给予口服止血药物,如云南白药粉、白及粉、化瘀止血散等。还应根据病因病机进行辨证,凉血止血,用于血热妄行出血,血得热则行,血凉则自能归经,药用水牛角、丹皮、赤芍、白茅根等;收敛止血,用于出血量多不止者,当收敛止血治标为主,但须结合病理表现用药,忌单纯见血止血,而致蓄积成瘀,一般多取炭类药或酸涩药,如侧柏炭、茜根炭、藕节炭、血余炭,以及大小蓟、白及、仙鹤草等。

其次是消瘀,"血止之后,其离经而未吐出者,是为瘀血,既与好血不相合,反与好血不相能。或壅而成热,或变而为痨,或结瘕,或刺痛。日久变证,未可预料,必亟为消除,以免后来诸患,故以消瘀为第二法"。出血之后常有留瘀之患,因此血证之治应当注重消瘀,应辨证论治的指导下采取止血祛瘀、祛瘀通络、祛瘀生新等法,也可在止血中兼祛瘀,或在止血之后施以祛瘀。常用药物如郁金、蒲黄、三七、花蕊石、血竭、五灵脂等。

第三是宁血,"出血之证,血出虽止,须防再发,应祛病因以图安宁,故谓宁血"。止吐消瘀之后,又恐血再潮动,则须用药安之,故以宁血为第三法。根据辨证施以清热泻火、滋阴降火、清气降气、益气养血、祛瘀生新等法。常用药物如小蓟、丹皮、栀子、芦根、白茅根、苏木、侧柏叶等。

最后为补虚,"邪之所凑,其正必虚,去血既多,阴无有不虚者矣。阴者阳之守,阴虚则阳无所附,久且阳随而亡,故又以补虚为收功之法"。阴损可以及阳,失血之后不但血虚,还可致气虚,轻者气血两虚,重者阴阳俱虚,因此补虚生血是血证调理善后不可缺少的步骤。气虚应扶脾益气;血虚宜养心补肝,或气血双补,或阴阳兼顾,常用药物如:人参、当归、阿胶、柏子仁、龙眼肉等。

治血四法临床应用中可以一法单行,亦可数法并用,应根据临床实际灵活运用。在出血的静止期(未见明显活动性出血期)及恢复期(出血完全停止期),中医辨证的优势较为明显,可辨证给予中药汤剂口服,能够改善患者症状,提高临床疗效。

2. 西医方面

(1)一般治疗:对于胃出血量大的患者,需要紧急采取治疗措施。首先要禁食,监测生命体征,并积极补充容量。如果血红蛋白低于 70 g/L,应考虑输血治疗。此外,患者应卧床休息,保持呼吸道通畅,必要时给予氧气吸入。

(2)药物止血:常用的止血药物包括抑制胃酸分泌的药物,如质子泵抑制剂(艾司奥美拉唑、艾普拉唑、雷贝拉唑等)、竞争性钾离子酸阻滞剂(伏诺拉生等),这些药物能提高胃内 pH 值,有利于血小板向出血部位聚集,促进凝血块的形成,达到止血的目的。此外,生长抑素和血管升压素也是常用的止血药物。生长抑素能直接降低门静脉压力,用于治疗门静脉高压所致的食管静脉曲张破裂出血。血管升压素则通过对内脏血管的收缩作用减少门静脉血流量,从而降低门静脉压力。

(3)气囊压迫止血:经鼻腔或口腔插入三腔二囊管,进入胃腔后抽出胃内积血,然后注入气囊进行加压止血。这种方法适用于食管胃底静脉曲张破裂出血的患者。

(4)内镜治疗:内镜治疗是一种有效的止血手段。在内镜下可以直视病灶,将止血药物直接喷洒或注射在出血部位,作用迅速且部位准确。此外,还可以在内镜直视下注射硬化剂或组织黏合剂至曲张的静脉,或用皮圈套扎曲张的静脉,以达到止血和防止早期再出血的目的。

3. 药物配伍

大黄、白及、三七:大黄味苦性寒,具有泻热毒,破积滞,行瘀血之效;白及味苦甘涩性微寒,具有收敛止血,消肿生肌之效;三七味甘微苦性温,具有止血,散瘀,消肿,定痛之效。赵长普教授认为在急性胃出血的现代治疗中,大黄、白及、云南白药、三七、地榆等药物常被选用。尤其是大黄,疗效确切,安全无毒。根据现代药理学研究发现,大黄会促进血小板的黏附和聚积,增加血中血小板、纤维蛋白含量,促进血栓形成,还能增强抗凝血酶Ⅲ的活性,进一步缩短凝血时间。大黄发挥止血作用可能与儿茶素等鞣质类成分有关。白及具有止血、保护胃肠黏膜、抗肿瘤、抗皮肤皲裂、促进创面愈合的作用,临床应用十分安全。三七具有活血与止血双向调节和抗炎作用,现代药理研究发现三七在抗肿瘤、神经保护、降糖等方面同样具有药理活性,三七中的皂苷类成分药理作用广泛,包括活血、抗炎、免疫调节、抗氧化、抗肿瘤、神经保护、降糖等方面。三七素为三七中主要的止血成分。三七黄酮主要具有抗炎作用。地榆有抗炎、抗菌、抗病毒、抗过敏、抗衰老、止血、抗氧化、抗急性肾损伤、抗肿瘤等药理作用。以上几种药物在胃出血的治疗中疗效确切,应用安全,常在辨证论治的基础上加用。

干姜、侧柏叶、白术:干姜味辛性热,具有温中逐寒,回阳通脉之效;侧柏叶味苦涩性寒,具有凉血止血,祛风湿,散肿毒之效;白术味苦甘性温,具有补脾益胃,燥湿和中,安胎之效。《金匮要略》载:"吐血不止者,柏叶汤主之。"现代药理学研究发现干姜有效降低机体凝血系统紊乱,通过增加肠黏膜毛细血管密度、血流灌注量,加快血细胞移动速度,从而改善肠黏膜微循环障碍,促进肠黏膜修复。侧柏叶能够抗炎、凝血并对血管和胃溃疡有重要影响,其提取物能够抑制细胞炎症。艾叶含有多种抗炎成分,通过多靶点、多途径发挥调控作用,可以抑制炎症基因的表达从而抑制炎症的发生,还可抗菌、抗凝止血、降低毛细血管的通透性，其治疗虚寒性出血往往有捷效。"下血，先便后血，此远血也，黄土汤主之。"现代药理研究发现灶心土缩短凝血时间，增加血小板活性，白术内酯是白术的主要成分之一，其药理作用主要有促进胃肠运动、抵抗肿瘤等，生地黄能抑制胃黏膜损伤而起到快速保护胃黏膜的作用，黄芩可以明显缩短凝血时间，具有止血作用，同时减轻溃疡形成，甘草中的甘草酸能通过抑制胃酸分泌而具有抗溃疡作用。其对中焦虚寒，统摄无权的胃出血具有良好效果。

第十六章 结直肠息肉

【疾病概述】

(一)现代医学认识

大肠息肉是指向肠腔凸出且高于正常大肠黏膜的隆起性病变,根据其基底可分为有蒂、无蒂及亚蒂等类型。大肠息肉根据其病理类型可以分为腺瘤性息肉、非腺瘤性息肉,而腺瘤性息肉包括管状腺瘤、管状绒毛状腺瘤、绒毛状腺瘤、锯齿状腺瘤等,非腺瘤性息肉包括炎性息肉、幼年性息肉、增生性息肉等。其中容易引起大肠癌前病变之一的就是腺瘤性息肉,大肠息肉的大小、病理类型及分化程度与大肠息肉的癌变发生率密切相关。"息肉-腺瘤-癌"的通路是最为典型的结直肠癌的癌变通路。结直肠息肉起病隐匿,虽绝大多数是良性,但80%~95%的结直肠癌(CRC)是在多基因、多机制共同参与下,由结直肠息肉经过5~10年的时间演变而来。CRC是世界第三大恶性肿瘤,具有高发病率、高死亡率的特点。流行病学调查结果显示,在世界所有恶性肿瘤中,CRC死亡率占第二(9.2%),发病率占第三(10.2%)。

常见症状包括直肠出血(血便、便血)、变形便、腹痛或腹部不适、黏液排泄、贫血及排便习惯的改变(便秘、腹泻)。小型或早期的息肉可能无症状。

结直肠息肉的常见病因有:①遗传,结直肠息肉是一种多基因遗传病;②幽门螺杆菌感染,幽门螺杆菌感染会诱发结直肠息肉。以下因素会增加患结直肠息肉的风险:①低纤维饮食:正常饮食中的纤维可以促进肠道蠕动,减少毒素与肠道黏膜的接触,减轻毒素对肠道黏膜的损伤,如果饮食中纤维含量低,更容易患结直肠息肉。②吸烟:吸烟人群发生结直肠息肉的概率更大,原因尚不明确。③年龄:40岁以上的人群更容易患结直肠息肉,中老年人肠道运化功能退化,粪便长期留在肠道,反复刺激肠道黏膜,更容易诱发接直肠息肉。④性别:男性比女性更容易患结直肠息肉。⑤疾病:有高脂血症、2型糖尿病的人群,出现该病的可能大于普通人。

结直肠息肉的诊断通常包括详细的病史和症状评估,体格检查,血液检查以检测贫血,以及关键的结肠镜检查,通过直接观察结肠内黏膜并进行组织活检来确定息肉的性质。其他影像学检查,如结肠造影、CT 扫描和 MRI,也可能用于更全面地评估结直肠的情况。在特殊情况下,可能进行生物标志物检查,如遗传学测试,以寻找与家族性息肉病相关的基因突变。

结直肠息肉的主要治疗方式是通过肠镜治疗,另外还可以通过外科手术治疗及原发病治疗。①手术治疗:手术治疗的目的是切除结直肠息肉,防止癌变。适用于息肉有恶变倾向的患者、不适用肠镜治疗的患者(如患者有肛裂、肛周脓肿等),以及肠镜切除后病理发现有残留病变或癌变患者。②肠镜治疗:目的是在肠镜下直接切除结直肠息肉,是目前结直肠息肉最主要的治疗方式。③原发病治疗:结直肠炎性息肉是继发于慢性溃疡性结肠炎、克罗恩病等疾病而形成的肉芽肿,也称假性息肉。这种炎性息肉主要是针对原发疾病进行治疗。医生会给患者使用糖皮质激素,通过控制炎症反应,从而达到治疗结直肠炎性息肉的目的。常用的药物有泼尼松、氢化可的松等。

(二)传统医学认识

结直肠息肉在中医并无确切的病名记载,目前对此病命名尚未达成共识。"息肉"最早可见于《黄帝内经》,认为寒气滞留于肠外,正邪相争,正虚不旺,积聚留着于腹腔内,恶气趁机侵袭,则息肉生。《中医外科学》将结直肠息肉统称为"痔",可纳入"息肉痔、垂珠痔、樱桃痔"等范畴。《证治准绳》曰:"今寒客于大肠,故卫气不荣,有所系止而结瘕在内贴着,其延久不已,是名肠覃也。"亦有研究者根据临床表现,把结直肠息肉归结为中医临床中"肠澼""便血""泄泻"等范畴。中医认为息肉与患者过食肥甘厚腻、劳倦内伤及禀赋不足等因素有关,根据不同的理论依据,各学者通过临床观察得出结论亦有所不同。

结肠息肉病病因病机主要为:结肠息肉的主要病机在于脾虚湿滞、湿邪客于大肠。病程较久致使脏腑受损,导致脾肾阳虚,水湿运化失常引发痰湿内聚,肠道气机不畅,癥瘕内著,气滞血瘀导致病发。康建媛等认为结肠息肉的发病与湿浊、寒湿、痰浊所引起的瘀浊密切相关,痰瘀互结,不通则痛,导致腹胀腹痛。王建平等认为结肠息肉的发病与饮食所伤、感受寒湿、情感郁结等导致运化不畅、脏腑受损关系紧密,病位主要在大肠,病理因素为滞、瘀、痰、浊。结肠息肉的主要病因在于起居失常、饮食不节。《素问·太阴阳明论》中讲道:"故犯贼风虚邪者,阳受之,饮食不节,起居不时者,阴受之。阳受之则入六腑,阴受之则入五脏,入六腑则身热不时卧,上为喘呼;入五脏则膜满闭塞,下为飧泄,久为肠澼。"阚娜等认为长期饮食不节或起居失常,可导致脂肪代谢出现紊乱,肠道炎症反应逐渐积累,导致结肠息肉的发生。结肠息肉的发病与体质状态也有一定的关系。张莉等认为随着年龄的增长,体质状态发生变化,结肠息肉的发病率也随之升高。临床病理诊断结果表明,结肠息肉患者中男性发病率明显高于女性。由此可见,结肠息肉的发病与患者的体质状态也有不同程度的关系。多数学者认为,结肠息肉通常是由于情志不畅、饮食不节等引发脾胃虚弱,肝脾不和,加之湿邪内停,聚湿成痰,久病入络而瘀血内停所致,病理产物为血瘀、痰热、寒湿、湿热。息肉未发生癌变前,论治应以气虚、湿热、血瘀、气滞为重,早期应辨证使用健脾化湿中药来预防息肉癌变。

近年来,结肠息肉的发病率呈逐渐增长的趋势,临床最常用的治疗方法仍以内镜下肠息肉切除术为主,但其治疗费用较高,术后极易出现并发症,部分患者还可能出现复发,对患者的治疗和预后造成不良影响。结肠息肉也可发生肿瘤病变,具有高度风险恶变的有腺瘤性息肉等,因此积极防治结肠息肉可减少发病和术后复发情况。中医药无论内服治疗还是外治等,均在临床实践中表现出较好的治疗效果,不仅可以缩小甚至清除患者体内已存在的结肠息肉,还可以预防已切除息肉的再生和复发,对于缓解临床症状、促进胃肠功能恢复、减少并发症的发生及降低术后复发率等均有较明显的优势,且具有安全、有效、经济等特点,具有较广阔的应用前景。

【内镜征象】

结直肠息肉是指由肠黏膜增生引起、突出于黏膜表面的隆起性病变,病理学上包括增生性息肉、腺瘤性息肉(即腺瘤)、炎性息肉和错构瘤性息肉等。腺瘤具有组织结构和细胞学上的异型性,被公认为肠癌的癌前病变,具有不同的恶性潜能。近年来,内窥镜的发展使临床医师早期发现、准确识别结直肠癌及癌前病变成为可能。相较于常规结肠镜检查,电子染色内镜、放大内镜可进一步观察可疑病变,通过观察病变黏膜腺管开口形态、毛细血管(微血管)以及表面微结构,初步判断结直肠息肉的组织病理学,包括病变的良恶性和浸润深度。常用的分型有基于黏膜腺管开口分型的 pit pattern 分型;基于黏膜毛细血管的 Sano 分型(佐野分型)、Showa 分型(昭和分型)和 JIKEI 分型(慈惠分型);

基于结肠黏膜颜色、表面微结构和微血管的 NICE 分型；基于表面微结构和微血管的 JNET 分型、Hiroshima（广岛分型）。巴黎分型将病变分为隆起型（Ⅰ型）、平坦型和凹陷型 3 类，各型又细分为不同的亚型。目前关于内镜下结直肠息肉的中医辨证分型尚无统一的标准，根据临床表现可将其分为湿瘀阻滞证、肠道湿热证、气滞血瘀证、脾虚湿蕴证 4 种证型。

【内镜临床征象与中医辨证】

（一）内镜临床征象及辨证分型

目前关于内镜下结直肠息肉的中医辨证分型尚无统一的标准，赵长普教授根据其临床表现及多年经验，将其分为湿瘀阻滞证、肠道湿热证、气滞血瘀证、脾虚湿蕴证 4 种证型。

1. **湿瘀阻滞证**　饮食不节、嗜酒等因素至肠中热毒泛滥，热而化浊，浊邪凝集不散，久而化生为息肉。临床表现为大便溏烂不爽或黏液便，或见便下鲜红或暗红血液，或腹痛腹胀，或腹部不适，脘闷纳少。舌质偏暗或有瘀点、瘀斑，苔白厚或腻，脉弦或涩，可辨为湿瘀阻滞证。内镜下黏膜颜色淡白，伴有黏膜下血管显露，黏膜水肿，分泌物多而清稀，如图 16-1、图 16-2。

2. **肠道湿热证**　当热与湿同时存在体内即为湿热。可因湿邪与热邪共同入侵，也或可因湿邪久留郁而化热。临床表现为腹胀腹痛，大便溏泻，或黏液便，泻下不爽而秽臭，或有便血，或大便秘结，兼口渴喜饮，小便黄，肛门灼热坠胀，舌质偏红，舌苔黄腻，脉弦滑或滑数可辨为肠道湿热证。内镜下黏膜颜色鲜红，伴黏膜水肿明显，分泌物多而黏稠，如图 16-3、图 16-4。

3. **气滞血瘀证**　若寒气滞留于肠外，正邪相争，正虚不旺，积聚留着于腹腔内，气血凝滞，则息肉生。或外感湿热之邪，或食肥甘厚腻，可滋生湿热，肠道湿热淤积，气机阻滞，血行不畅，瘀血乃生，湿热血瘀互结，最终形成肠道息肉。临床表现为脘腹胀闷疼痛，或有刺痛，便秘、便血或大便溏烂，或有痞块，时消时聚，舌质偏暗或有瘀斑，脉弦或涩，可辨为气滞血瘀证。镜下黏膜颜色红白相间，伴有黏膜下血管迂曲，或点片状出血，如图 16-5、图 16-6。

4.**脾虚湿蕴证**　脾胃虚弱是大肠息肉发病过程重要的发病因素,若胃气之本弱,饮食自倍,则脾胃之气既伤,而诸病之有所生也。若脾失健运,水液壅滞,聚而成湿,湿邪久蕴亦会导致结直肠息肉的发生。临床表现为腹痛隐作,大便溏薄,便血色淡,神倦乏力,面色萎黄,纳呆,或畏寒、四肢欠温,舌质淡胖而暗,或有瘀斑、瘀点,脉虚或细涩,可辨为脾虚湿蕴证。镜下黏膜颜色苍白,分泌物多而清稀,黏膜蠕动减慢,如图16-7、图16-8。

(二)医案实践

李某某,男,61岁,退休人员。主诉:腹胀1个月,加重3 d。现病史:1个月前患者无明显原因出现腹胀,无腹痛、腹泻,无胸闷、心慌,大便带血,未予重视,未予特殊治疗,3 d前上述症状加重,今为求进一步系统治疗,遂至门诊就诊,现症见:神志清,精神一般,腹胀,头晕,无腹痛,无胸闷,心慌,纳可,入睡困难,大便干稀不调,时有带血,小便正常。结肠镜检查:循腔进镜至回肠末段,回盲瓣呈唇型,阑尾开口清楚,升结肠、横结肠各见1枚大小0.4～0.5 cm扁平隆起,表面光滑,于升结肠隆起处取活检2块,钳除;横结肠息肉予以钳除;余所见肠黏膜光滑,结肠袋规则血管清晰,未见糜烂、溃疡及异常隆起,肠腔内无血迹(图16-9)。诊断:结肠息肉(已钳除)。病理诊断:(乙状结肠活检)黏膜慢性炎,局部增生性息肉改变。辨证:脾虚湿蕴证。治法:以平调寒热,消痞行气止痛为法。治疗:予以半夏泻心汤合金铃子散、枳术丸加减。处方:半夏9 g,黄芩9 g,黄连3 g,干姜6 g,甘草9 g,大枣3枚,党参9 g,金铃子9 g,延胡索15 g,枳实3 g,白术9 g,1剂/次,2次/d,饭后半小时服用。

二诊:症状基本明显好转,继续调方给药巩固治疗。

按:方中以辛温之半夏为君,散结除痞,又善降腻逆止呕。臣以干姜之辛热以温中散寒,黄芩、黄连之苦寒以泄热开痞。以上4药相伍,具有寒热平调,辛开苦降之用。然寒热互结,又缘于中虚失常,升降失常,故方中又以党参、大枣甘温益气,以补脾虚,与半夏配合,有升有降,以复脾胃升降之常。使以甘草补脾和中而调诸药。全方寒热互用以和其阴阳,苦辛并进以调其升降,补泻兼施以顾其虚实,为本方的配伍特点。使寒热得解,升降复常,则痞满呕利自愈。该方剂是治疗胃肠道及肝胆系统疾病的方剂,主要治疗寒热互结症见痞、呕、下利者。但该方剂不仅仅是对症治疗,而且有明显的抗病原微生物作用,特别是对肝炎病毒、幽门螺杆菌的高度抑制作用,十分有利于肝炎、胃炎、胃溃疡的治疗。同时发现该方剂不仅有保肝作用,而且还有抗肝硬化作用,不仅能促进胃肠功能,调节胃肠运动,而且还有抗溃疡作用,同时有抗炎、抗氧化损伤、促进调节免疫功能的作用,改善心功能及血液流变学功能,这十分有利于上述适应证的治疗。更重要的是对神经、内分泌系统的保护、促进、调节作用,对神经性胃炎及某些免疫性疾病的治疗十分重要。

(三)临床应用综述

赵长普教授临证中注重辨证论治,治病必求于本。认为本病初期多由脾胃虚弱所致,脾胃虚弱,升降失常,津液不能输布、运化,聚而成湿,湿属阴邪,其性趋下,大肠处于下焦,故湿邪更易侵犯大肠,《素问·太阴阳明论》曰:"伤于湿者,下先受之"。《景岳全书》曰:"使脾强胃健如少壮者,则水谷随食随化,皆成气血,焉得留为痰,唯其不能尽化而十留一二,则一二为痰,十留三四,则三四为痰矣。"说明脾胃虚弱则饮食水谷不能尽化而积聚成痰,病久痰湿困脾,则脾虚更甚。痰随气血运行,内而脏腑,外而经脉,无处不到;痰性黏滞,易阻碍气机,经络不畅,则血行瘀滞,故由痰生瘀或挟瘀而病。瘀血、痰浊积久化生郁热,变生浊毒,蕴而入血,积于大肠,由无形浊毒积渐而成有形浊毒,最终导致大肠息肉形成。

1. **中医方面** 赵长普教授认为中医治疗肠息肉应以补益脾胃,化痰散结为原则。根据临床症状,中医将肠息肉主要归属于肠蕈、肠澼、泄泻、息肉痔、腹痛、便血等范畴,辨证分型治疗。湿瘀阻滞证,可伴便血、色暗红或鲜红夹瘀块,或伴腹痛、痛有定处、口干口苦,治疗给予行气化湿、活血止痛,方用平胃散合地榆散加减;肠道湿热证,脘腹痞闷、纳呆便溏、呕恶口苦、头身困重、身热不扬、大便黏腻,或夹有黄色黏液,尿短黄,治疗给予清热利湿、行气活血,方选地榆散合槐角丸;气滞血瘀证,时有腹部胀痛、情绪不畅可诱发、便后则舒、可见舌底脉络迂曲或瘀斑,治予活血化瘀、行气止痛,方选血府逐瘀汤化裁;脾虚夹瘀证,疲倦乏力,或伴纳呆、便溏、可伴便血色淡红、有时夹瘀块,治予补益气血、活血化瘀,方选四君子汤合化积丸加减。脾气亏虚证,治予补益脾胃,用参苓白术散加减;湿热蕴结证,治予清热利湿、凉血止血,用黄连解毒汤加减。除了内服中药汤剂的治法外,还可以通过中药穴位贴敷、耳穴压丸、皮内针、针刺、艾灸等中医外治法来实现扶助正气、提高免疫力等作用。

2. **西医方面** 内镜治疗目前被认为是结直肠息肉的一线治疗方案,早期切除腺瘤性息肉对于防止结直肠癌的发生至关重要,腺瘤性息肉根据大小和组织学分为低风险腺瘤和进展期腺瘤,进展期腺瘤是指腺瘤≥10 mm、具有管状绒毛状或绒毛状结构的腺瘤,以及在没有侵袭性结直肠癌的情况下具有高度不典型增生的腺瘤,因其具有更高的癌变率,应内镜下切除并定期随访。对于早期结直肠癌(局限于结直肠黏膜层和黏膜下层)更应及时干预。临床上常用的内镜治疗技术包括活检钳息肉切除术、圈套息肉切除术、内镜黏膜切除术、内镜黏膜下剥离术等,在实际诊疗中病变的大小、形态特点及患者基本情况等因素均可影响手术方式的选择,不同的治疗方式决定了内镜治疗的难度和远期预后,因此行内镜下息肉切除时应做出正确的判断和术式选择。

3. 药物配伍

半夏泻心汤:由半夏、黄连、黄芩、干姜、甘草、大枣、人参组成。方中以辛温之半夏为君,散结除痞,又善降腻逆止呕。臣以干姜之辛热以温中散寒,黄芩、黄连之苦寒以泄热开痞。以上4药相伍,具有寒热平调,辛开苦降之用。然寒热互结,又缘于中虚失常,升降失常,故方中又以人参、大枣甘温益气,以补脾虚,与半夏配合,有升有降,以复脾胃升降之常。使以甘草补脾和中而调诸药。全方寒热互用以和其阴阳,苦辛并进以调其升降,补泻兼施以顾其虚实,为本方的配伍特点。使寒热得解,升降复常,则痞满呕利自愈。

金铃子散:由金铃子、延胡索组成。金铃子散方中金铃子即川楝子,味苦,性寒。有小毒。归肝、胃、小肠、膀胱经。功效行气止痛,杀虫。主治肝郁化火诸痛证,虫积腹痛,头癣,秃疮。不宜过量持续服用;脾胃虚寒者慎用。延胡索味辛、苦,性温。归肝、脾、心经。功效活血行气止痛。主治气血瘀滞的胸、胁、腹痛,跌打损伤,风湿痹证。川楝子苦寒,入肝经,清肝火,泄郁热,行气止痛。延胡索辛苦温,活血行气,尤长于止痛。二药配伍,既可疏肝清热,又善活血行气止痛,使气行血畅,肝热消,则疼痛自止。

枳术汤:由枳实、白术组成。枳实味苦、辛、微酸,性微温。入脾、胃经。本品苦寒降气,长于破滞气、行痰湿、消积滞、除痞塞,为脾胃气分之药。白术味甘、苦、微辛,性温。入脾、胃经。临床运用,有生、炒之别。生品入药,取其健脾之功而少燥气。本品甘温补中,苦温燥湿。既能补脾益气,治脾胃虚弱、消化不良、食少吐泻、体倦无力等症;又能燥湿利水,治脾不健运、水湿内停、痰饮水肿、脘腹胀满等症;还能固表止汗,治脾胃衰弱、表虚自汗等症。

红花、桃仁:红花味辛性温,具有活血通经,去瘀止痛之效;桃仁味苦性平,具有活血祛瘀,润肠通便之效,赵长普教授对于气滞血瘀型的结直肠息肉,采用血府逐瘀汤活血化瘀,行气止痛治疗,最重要的是其中的红花和桃仁的药对。桃仁苦,平,质润,"苦以泄滞血""体润能润肠燥",有活血祛瘀,润肠通便之功。且味苦性降,入肺则降气止咳。凡瘀血诸证皆可用,尤善治局部有形瘀血。红花辛散温通,长于活血通经,祛瘀止痛,适用于各种瘀血阻滞之证,为内外妇伤各种活血方中常用之品。小剂量则活血通经,大剂量破血逐瘀,催生下胎。二药相须为用,一升一降,一散一收,活血祛瘀之力倍增,并有活血生新,消肿止痛之功,且作用范围扩大,入心可散血中之滞,入肝可理血中之壅,临床广泛应用于内、外、妇科等一切瘀血阻滞之病症。

第十七章　结肠黑变病

【疾病概述】

(一)现代医学认识

结肠黑变病(melanosis coli,MC)是一种以大肠黏膜色素沉着为特征的非炎症性良性大肠疾病,与长期便秘及滥用泻剂有关。随着便秘就诊人数的增加,内镜技术的推广应用,结肠黑变病检出率也逐年增长。约3/4本病患者应用过泻剂,而任何滥用泻药的人都有患结肠黑变病的危险。本病可见于任何年龄,性别之间无差异。发病率随着年龄增长而增加,以往多见于长期服用泻剂的老年人。但近年来,由于饮食方式改变、学习和工作压力,中青年便秘患者逐年增多,还有部分中青年女性滥用减肥药,也造成蒽醌类泻剂的大量使用,在这类人群中结肠黑变病亦不少见。值得注意的是,这类泻药也在某些保健品、草药补充剂甚至茶中都有添加。

慢性便秘和长期服用蒽醌类泻剂(如大黄、番泻叶、芦荟胶囊、排毒养颜胶囊、麻仁润肠丸、果导片等)是其主要原因,且上述泻剂服用剂量越大、时间越长,病变范围及程度也越重。其可能的机制是:蒽醌类泻剂及滞留粪便残渣等多种因素诱导细胞凋亡,使结肠上皮细胞受损,凋亡细胞(凋亡小体)和组织碎片被增多的固有层巨噬细胞吞噬,在巨噬细胞的溶酶体内转化为脂褐素或其他色素,这些含有色素的巨噬细胞在固有层内不断聚集,最后形成典型的结肠黑变病。其主要的病理改变为黏膜固有膜含大量吞噬色素的单核细胞和巨噬细胞。有些肉眼观无大肠黑变改变的病例,显微镜下也可见到大量吞噬色素的细胞。

肠镜是诊断结肠黑变病的主要手段。大多数的结肠黑变病是在行肠镜检查时偶然发现的。肠镜下本病肠黏膜呈虎皮纹、蛙背或槟榔切面样改变。色素主要沉积于近端结肠和盲肠,但也可波及整个结肠。病变结肠的色彩可由浅棕色或浅褐色到深棕色和黑色。色彩较深的区域内散布着色彩较淡的"细线",这些色素较少的网状区域是由于色素沉着的不均匀造成的。黏膜下淋巴组织不含色素,因而在色彩较深的部位表现为"亮点"。由于炎症、新生上皮细胞、恶性或良性组织(如息肉)亦不含色素,故对无色素沉着的孤立区域应进行活检排除肿瘤。

结肠黑变病病变范围广泛,可累及食管、胃、十二指肠、回肠、阑尾、结肠、周围淋巴结等多个部位。多数 MC 患者病情较轻,临床表现不明显,缺乏特异性,仅凭便秘、腹痛、腹胀、排便困难等无特异性的症状,不能作为本病的诊断依据。如果患者有长期大剂量服用大黄、番泻叶等中药泻剂时,应想到本病的可能。结肠镜下观察到的本病检出率为 1%～8%,而便秘患者本病的镜下检出率在 30% 以上。临床表现除便秘外,还可出现腹痛、腹胀、便血、排便习惯改变。若出现便血和大便习惯改变应排除结肠黑变病是否合并肠腺瘤或大肠癌。目前结肠黑变病与结肠息肉的相关性已得到学术界普遍认可,也有见于结肠癌的报道,但其是否为结肠癌的危险因素,目前尚未明了。

结肠黑变病属良性可逆性病变,对于轻度结肠黑变病,在停用泻剂,便秘症状缓解,并给予多纤维素饮食后,黑变程度可减轻而逐渐恢复正常。而国内近年研究表明结肠黑变病更应该被认为是一种结果,是结肠黏膜的一种病理状态,因而需加强对其的监测和治疗,防止结肠癌的发生。

西医对结肠黑变病无特异治疗方法和药物,多采用停用蒽醌类泻药,应用胃肠动力药、微生态制剂,以及养成良好的排便习惯为主,临床疗效并不理想。随着人们对结肠黑变病病因病机认识的逐步加深,各中医学者通过宏观辨病、微观辨证的治疗原则不断提出临床疗效理想的治疗思路,弥补西医在治疗上的不足,逐渐突显出中医中药的独特优势。

(二)传统医学认识

中医无结肠黑变病病名,据其临床表现可归于"便秘""腹胀"等病症范畴,并以"便秘"为绝大多数。"便秘"病名首见于《黄帝内经》,指出便秘与脾胃、小肠、肾有关,如《素问·厥论》曰:"太阴之厥,则腹满䐜胀,后不利"。《素问·举痛论》曰:"热气留于小肠,肠中痛,瘅热焦竭,则坚干不得出,故痛而闭不通矣。"东汉时期,张仲景则称便秘为"脾约""闭""阴结""阳结",认为其病与寒、热、气滞有关,提出了便秘寒、热、虚、实不同的发病机制,设立了承气汤的苦寒泻下、麻子仁丸的养阴润下、厚朴三物汤的理气通下,以及蜜制药挺"内谷道中"、猪胆汁和醋"以灌谷道内"诸法,为后世医家认识和治疗本病确立了基本原则,有的方药至今仍广泛应用于临床。《诸病源候论·大便难候》曰:"大便难者,由五脏不调,阴阳偏有虚实,谓三焦不和则冷热并结故也。"又云:"邪在肾亦令大便难。""渴利之家,大便亦难",指出引起便秘的原因很多,与五脏不调、阴阳虚实寒热均有关系。《丹溪心法·燥结》则认为便秘是由于血少,或肠胃受风,涸燥秘涩所致,且丹溪在《丹溪心法》中指出老年便秘的病机为"中气不足"和"阴血亏虚"。《杂病源流犀烛·大便秘结源流》则强调:"大便秘结,肾病也。"指出大便秘结肾有密切关系。

结肠黑变病多因体虚年老、久病便秘、久服寒性泄泻药物等引起大肠传导失常,糟粕不行,浊毒之物滞留肠道发为本病,病位在肠,与脾、胃、肾等脏腑密切相关。本病属本虚标实,虚实夹杂,脾胃运化失常为本,气滞血瘀为标。毛宇湘认为不良的饮食习惯、情绪压力过大、不喜运动是本病发生诱因,而肺、脾、肾功能失调,导致湿热内生、气机阻滞、瘀血内结是本病发生之根本。

【内镜征象】

本病在肠镜下表现为结肠黏膜有浅褐色、暗黑褐色和深褐色的色素沉着,范围涉及某段、大部分或全结肠,整个肠黏膜面可呈豹皮样、网状条索样、蛇皮样改变,根据黏膜色素深浅不同将其分为3度:Ⅰ度为浅褐色,Ⅱ度为暗黑褐色,Ⅲ度为深褐色。赵长普教授根据自身临床经验,认为结肠黏膜色素沉着是瘀血的一种表现,而造成这种瘀血表现的根本原因,多是由于饮食偏嗜或药物致肠胃积热或寒凉,或气虚气滞、阳虚不运等致血液淤滞不畅,从而导致肠道黏膜失于濡养、大肠传导失司、腑气不通,发而为病,结合患者症状及舌脉,根据脏腑阴阳、气血偏盛偏虚,辨证分型论治,大致可分为以下5个证型:肺脾气虚证、肝脾不和证、津亏肠燥证、瘀阻肠络证、脾肾阳虚证。

【内镜临床征象与中医辨证】

(一)内镜临床征象及辨证分型

结合患者症状及舌脉,根据脏腑阴阳、气血偏盛偏虚,辨证分型论治,大致可分为以下5个证型:肺脾气虚证、肝脾不和证、津亏肠燥证、瘀阻肠络证、脾肾阳虚证。

1. 肺脾气虚证　　肺与大肠相表里,一方面,肺脾气虚馁,肃降失司,气机不利,无力下达,糟粕难行,如《医精经义》曰:"大肠所以能传导者……肺气下达,故能传导。"另一方面,肺主通调水道,肺气布津,肺气虚则清肃失常,水液不行,肠道失濡,糟粕难下,如《血证论·卷六·便闭》云:"肺与大肠相表里……肺津不润则便结,肺气不降则便结。"脾居中焦主运化,为气血生化之源,脾气虚则健运无力,气血无以化生,肠失濡养;另脾胃主司气机,升清降浊,脾失健运则清浊失其常道,肠失其司,糟粕停积于内,其证属本虚标实,临床症状伴乏力气虚,纳差便溏,或见便秘,舌淡苔白,脉弱,镜下见结、直肠黏膜呈淡褐色,夹有灰白色黏膜,结、直肠蠕动缓慢,可辨为肺脾气虚证,如图17-1、图17-2。

2. 肝脾不和证　　患者长期精神压力过大,肝郁气结,腑气不畅,肠道失养,瘀堵毒滞而发病;同时过用苦寒泻药,损伤脾阳,致肠道阴寒内结,气血不畅,血脉瘀阻,肠壁失养而出现结肠黑变。临床症状伴情绪不佳,消化不良,或见便秘,或见两侧胁肋部隐痛不适,症状变化与情绪相关,舌淡或舌体胖大、边有齿痕,脉弦细,可辨为肝脾不和证。镜下可见结、直肠黏膜呈淡褐色,夹有灰青色黏膜,结、直肠蠕动较为缓慢,如图17-3、图17-4。

3. 津亏肠燥证　　"年四十,而阴气自半也,起居衰矣。"可见人到老年,其阴气自衰。夫肠燥者,阴虚燥热也,津亏者,内生虚火煎灼阴液;胃与大肠本属阳明之腑,阳明者,其本气即为燥金,故其为病更易从燥化热而生津亏液干之证;胃主受纳,为水谷津液之海,喜湿恶燥,大肠主津,传导糟粕,若胃之生理功能 失常,津液不足,阴虚燥热,大肠传导之功亦不能正常运行,糟粕不能排出体外,久而出现结肠黑变,临床症状可伴见口干舌燥,腹部疼痛不适,或见腹部胀满,大便干硬难解,便秘,舌红苔厚腻,脉沉或实,可辨为津亏肠燥证。镜下见结、直肠黏膜呈深褐色,黏膜干燥,甚者触之易出血,如图17-5、图17-6。

4. 瘀阻肠络证　　久服含蒽醌类泻药,伤及正气,便秘日久,肠道瘀滞不通,气虚无以推动血液运行,血行不畅,脉络瘀阻,粪便残渣停滞肠腔、肠壁而发病,结肠壁的色素沉着从中医角度可看作是血瘀的表象。临床症状可伴腹部刺痛不适,或见低热、瘀点等症,大便呈暗红色,舌暗苔薄,脉涩,可辨为瘀阻肠络证。镜下见结、直肠黏膜呈黑褐色,黏膜颜色深,可伴有血块,或黏膜下血管透见,如图17-7、图17-8。

5. 脾肾阳虚证　　《景岳全书》言:"凡下焦阳虚,则阳气不行,阳气不行不能传送,而阴凝于下,此阳虚而阴结也。"如肾阳化气功能不足,先天温暖机制削弱,导致阴寒上升;

脾阳化气功能受损,后天转化机制失常,阴精生成减少,导致气化功能减退,肠胃受损,大肠失去滋润和传导,形成水湿、食积等阴性障碍,继而影响津液和食物残渣的正常排放,最终导致便秘,便秘积久,误服含蒽醌类泻药,而导致结肠黑变病。临床症状可伴身冷、乏力、腹泻、大便细,或见大便稀溏,舌淡苔白,脉弱,可辨为脾肾阳虚证。镜下见结、直肠黏膜呈灰褐色,夹有灰白色黏膜,胃肠蠕动较为缓慢,如图17-9、图17-10。

(二)医案实践

案例一

周某,女,58岁。2017年10月17日初诊。自述便秘10余年,近几年加重,常三四日一行,有服用大黄、芦荟等蒽醌类泻药史,使用开塞露效果不佳。现症为大便干,排便无力,腹胀,面色淡黄,口渴,舌淡苔白,脉细弱。内镜表现为肠腔黑暗,结肠黏膜有色素沉着,呈浅褐色。诊断为结肠黑变病(图17-11)。处方:蜜黄芪30 g,太子参15 g,生白术30 g,当归12 g,桃仁10 g,杏仁10 g,郁李仁15 g,火麻仁15 g,炒枳壳15 g,广木香10 g,三棱6 g,莪术15 g,郁金12 g,槟榔15 g,赤芍15 g,天花粉15 g。7剂,水煎服。嘱其停用大黄、芦荟等蒽醌类泻药,定时排便,改变饮食习惯,多食粗纤维蔬菜,加强锻炼。

二诊(2017年10月24日):腹胀减轻,便秘有所改善。守原方,随证加减,坚持数月。

三诊(2018年1月28日):内镜检查结肠恢复正常,黏膜光滑、血管清晰,排便基本正常。随访1年未见复发。

按:患者脾胃虚弱,纳运失常,水谷精微输布不及,升降失司,无力推动大恭下行;更因久用苦寒泻药,伤津耗液,中伤脾胃,诱发本病。方中赵长普教授用蜜黄芪、太子参、生白术补益脾胃,天花粉、当归、桃仁、杏仁、郁李仁、火麻仁、滋阴润肠通便,炒枳壳、广木香、三棱、莪术、郁金、槟榔等理气活血。全方合奏益气滋阴润肠、理气活血通便之功,患者服后疗效显著。

案例二

患者,女,36岁,2018年4月5日就诊。主诉:反复大便排出不畅5年。该患者5年来反复出现大便排出不畅,或因大便质干而难解,或因大便黏腻不爽而难解,每有便意需借助开塞露或番泻叶等药物方能顺利排出,无药物辅助时大便6~7 d/次,仍费力。自述

1 年前于当地医院查肠镜显示:全结肠呈深褐色豹纹样改变,病变累及全结肠。现症见:神志清,易怒烦躁,大便 5 ~ 6 d/次,需借助药物方可排出,腹胀痛,纳差,入睡困难,睡而易醒,小便频数,舌质暗红,苔厚腻,脉细涩。中医辨证属脾虚血瘀。治以健脾益气,活血化瘀,养血通便。处方:生白术 40 g,生白芍、炒酸枣仁各 30 g,薏苡仁、麸炒枳实各 20 g,党参片、茯苓、桃仁、赤芍、牡丹皮、当归、远志各 15 g,柴胡、川芎各 6 g,炙甘草 6 g。15 剂,每日 1 剂,水煎取汁 400 mL,早晚各服 200 mL。嘱患者服药期间忌食辛辣刺激性食物,保持心情愉悦,规律运动,顺时针按揉腹部。

二诊(2018 年 4 月 21 日):患者服药后大便较前质软易解,3 ~ 4 d/次,偶尔需借助开塞露等,腹胀缓解,睡眠较前改善,烦躁易怒较前改善。上方改麸炒枳实为麸炒枳壳(用量不变),续服 15 剂。

三诊(2018 年 5 月 8 日):患者服二诊方后,大便 2 d/次,质软如香蕉,未再诉腹胀,眠可,精神可。上方去麸炒枳壳、炒酸枣仁、远志,续服 15 剂。

后患者电话咨询,诉症状好转,嘱患者按三诊方继续服用 1 个月,每日 1 剂或两日 1 剂。停药后病情稳定,未反复,其间偶尔因饮食不节出现大便不畅,电话咨询后,嘱其饮食调理均可好转。2019 年 5 月 5 日前来复诊,查肠镜显示:结肠、直肠未见明显异常。

按:本例患者素体脾胃虚弱,气血生化乏源,气虚无以推动肠道运行,血虚无以滋润肠道,加之长期久坐,缺乏运动,饮食不规律,导致大便不通畅,疾病初期未规范就医治疗,逐渐发展到每次大便必须借助润肠药物通便。遂用党参、白术、薏苡仁、山药等健脾益气之品补一身之气,推动大肠传导。患者病情日久,气滞血瘀,故用白芍、赤芍、桃仁、牡丹皮等活血化瘀,再用麸炒枳实理气,当归、川芎补血活血,柴胡、川芎调理肝气、舒畅气机,炒酸枣仁、远志以助睡眠。二诊、三诊时根据患者症状加减药物。用药同时注重对患者的生活习惯进行引导,并在患者就诊时给予鼓励,增加其战胜疾病的信心。

(三)临床应用综述

1. 中医方面　赵长普教授临证多年,认为结肠黑变病临床主要表现为大便干燥、排便困难、腹胀、腹痛、食纳少等,属于中医"便秘""腹胀""腹痛"的范畴。本病的发生从中医角度讲是"误治"产生的后果。大黄、番泻叶、芦荟等泻下剂多属寒凉,临床用于便秘实热症之热结便秘、肠燥便秘。而苦寒败胃,过用苦寒药物或用之不当,伤及人体胃气,导致胃脘胀闷、不思饮食等症状。久病多虚,多数慢性便秘患者为虚证便秘,特别是老年患者,年老肾衰,元阳不足,素体虚弱,长期应用寒凉之泻剂伤及脾肾阳气,脾阳虚则运化功能失司,不能推动肠道蠕动,从而加重便秘症状,进而出现腹胀甚至腹痛,同时脾虚致气血生化不足,血虚则肠道失养便秘;肾阳虚则不能蒸化津液,津亏肠燥,"无水舟停",且"肾司二便",肾阳不足,失于温煦,则大肠传导无力亦产生便秘。长期误治、反治不仅加重便秘,导致结肠黑变病发生,而且损伤脾肾功能。赵长普教授认为首先需要停用导致结肠黑变的药物。另外,苦寒药物易损脾肾阳气,且临证过程中本病多见脾胃气虚、肾阳亏虚,因此在治疗中要补益中气、健脾益肾、温阳通便。药物可选用肉苁蓉、白术、熟地黄、知母。其中熟地补精益髓,知母滋阴生津润燥滋肾阴,白术健脾益气助运化。赵长普教授认为肉苁蓉补肾助阳,润肠通便,补阳而不燥,药力和缓,用量益大,常用 15～20 g,对于年老肾阳虚者效佳。

叶天士认为"久发、频发之恙,必伤其络,络乃聚血之所,久病必瘀闭"。本病多为长年便秘患者,大便壅滞肠道日久,肠道运行不畅,影响肠道吸收功能,气血津液生化乏源。且含蒽醌类泻药久服易伤及人体正气,久之则气血津液亏虚,血虚则津液不足,肠道失于濡养,气虚则血行不畅,肠道血液流通不畅而形成瘀阻。从中医角度看,肠黏膜的色素沉着可以看作瘀血停滞的表象。有动物实验表明,慢传输型便秘与血瘀相关,而结肠黑变病引起的便秘多为结肠神经丛退行性改变而出现的慢传输型便秘。纵观古今,疑难杂症从"血瘀"论治常常有效。故赵长普教授也主张本病可从血瘀角度辨证论治。临床上便秘以女性及老年人多见,正如《医宗必读·大便不通》说:"更有老年津液干枯,妇人产后亡血,乃发汗利小便,病后血气未复,皆能秘结。"《丹溪心法·燥结》云:"燥结血少不能润泽,理宜养阴。"故赵长普教授认为应补养阴血、润肠通便,并强调切勿妄用攻下,否则津液、气血耗伤,虽能暂时缓解便秘症状,但往往多有反复或加重。临床常用桃红四物汤加减化裁,推崇蒲辅周先生对此方的解读:"此方为一切血病通用之方。凡血瘀者,俱改白芍为赤芍;血热者,改熟地为生地。"以当归、川芎、熟地黄、赤芍、桃仁、红花、丹参等养血活血之品为主。熟地黄甘温味厚,长于滋养阴血;当归补血活血;川芎活血行气;赤芍祛瘀行滞;红花活血化瘀;丹参活血祛瘀,养血安神;桃仁味甘苦,行血,性润入大肠,常用至 20～30 g;共奏活血祛瘀、润肠通便之效。

脾胃为后天之本,赵长普教授认为在此病的治疗过程中顾护脾胃功能,可达事半功倍之效,故加用木香、枳实调理中焦气机。木香温宜脾胃,消胀破滞;枳实破气除胀,消积导滞。中医认为肝主疏泄,调畅气机,女子以肝为本,较易发生情志病,气机易郁滞不通,郁滞日久,血行不畅,则为血瘀。气行则血行,血行则脉络畅通,故赵长普教授提倡在治疗女性患者时加用疏肝理气之药物,亦可增强活血药的祛瘀功效,使气血畅通,肠腑濡润。常用柴胡调达肝气,入少阳以生气血,推陈致新,散肠胃之结气。

此外,要加强便秘患者的教育,调整生活方式,合理膳食,以清淡为主,多吃粗纤维的食物,勿过食辛辣厚味或饮酒无度,多饮水、运动、建立良好的排便习惯。保持心情舒畅,加强身体锻炼,促进胃肠功能的改善。教育患者避免长期使用蒽醌类泻药,可采用食饵疗法,如黑芝麻、胡桃肉、松子仁等分,研细,稍加白蜜冲服,对阴血不足之便秘颇有功效,仲景"蜜煎导方"对于老年便秘也有较好疗效。

2. 西医方面　结肠黑变病是一种良性、可逆性疾病,患者去除病因后可不同程度恢复。目前尚无特效治疗药物,多采取综合治疗措施。长期便秘患者首先应明确便秘病因,改善生活方式,健康规律饮食,增加纤维素和水的摄入,养成良好的排便习惯,避免蒽醌类泻剂盲目使用,必要时可用润滑性泻剂,或使用胃肠动力药及肠道微生态制剂。生物反馈疗法在多项研究中取得显著疗效,有一定推广价值。在外科治疗方面,具体适应证及术式并不明确。

3. 药物配伍

白术、黄芪:黄芪味甘性温,具有补气固表,利尿托毒,排脓,敛疮生肌之效;白术味苦甘性温,具有补脾,益胃,燥湿,和中,安胎之效,赵长普教授认为治疗本病注重调理脾胃功能,常重用白术为君,善补气健脾,大量应用使脾健气旺,胃肠动力充足,促进大便排出,配黄芪增强其补气助运之力。

桃仁、当归:桃仁味苦性平,具有活血祛瘀,润肠通便之效;当归味甘辛苦性温,具有补血活血,调经止痛,润肠通便之效。赵长普教授认为本病的治疗应重视化瘀通腑,喜用桃仁、当归。桃仁可活血祛瘀,润肠通便,《医学起源》谓其有治"大便血结"之功。当归具有补血活血,调经止痛,润肠通便之功效。《神农本草经百种录》云:"当归为血家必用之药。"二者合用,共奏活血生血之功。

黄芪、当归:黄芪味甘性温,具有补气固表,利尿托毒,排脓,敛疮生肌之效;当归味甘辛苦性温,具有补血活血,调经止痛,润肠通便之,对于气血亏虚患者。赵长普教授常加入黄芪、当归,黄芪既善补益肺脾之气,又可摄血行津;当归补血活血、润肠通便;二者共奏益气养血之功。

柴胡、川芎：柴胡味苦性微寒，具有和解表里，疏肝，升阳之效；川芎味辛性温，具有行气开郁，祛风燥湿，活血止痛之效，"脾以运为健，腑以通为顺"，气机的调畅在本病的治疗过程中至关重要。赵长普教授常喜用柴胡、川芎。其中柴胡能疏肝解郁、升举阳气，《本草纲目》云："柴胡可引清气，行少阳之气上升。"川芎可活血化瘀、行气止痛，《长沙药解》认为其能"达风木之抑郁"。二者合用可行气活血、调和气机。

第十八章 溃疡性结肠炎

【疾病概述】

（一）现代医学认识

溃疡性结肠炎（ulcerative colitis，UC）是一种反复发生的肠道内病变，主要累及整个大肠黏膜上皮层和全肠道黏膜下层。此病患者可由于反复病变而出现肠道黏膜上皮糜烂、溃疡，引起广泛的小结肠弥漫性出血和黏膜非特异性炎症，临床上以反复顽固性呕吐腹泻、黏液脓血便、腹痛、里急后重等为主要消化道症状。此病病情程度轻重的差别悬殊，急性起病或突然暴发型患者的死亡率偏高，慢性起病及持续性病变者癌变的风险很高。此病可发生于任何年龄段，但患者以青中年男性居多。此病的发病率与饮食、地域等因素均有关。

本病的病因尚未完全明确，但当前的研究认为该疾病涉及多因素的复杂相互作用。其中主要因素包括遗传、免疫系统异常和环境因素。遗传因素是一个关键影响，患有家族史的个体患病的风险较高，多个基因，包括 *HLA* 基因，被认为与溃疡性结肠炎发病相关。此外，免疫系统异常导致对肠道正常细胞的异常反应，环境因素如感染、饮食和肠道微生物组的改变也可能在溃疡性结肠炎的发生中发挥作用。肠道微生物组的不平衡和遗传易感性也被认为是该疾病的因素。总体而言，溃疡性结肠炎的病因涉及遗传、免疫、环境和微生物等多个层面的复杂因素。

本病的诊断是一个综合性过程，通常包括详细的病史询问、全面的体格检查、实验室检查、粪便检查、结肠镜检查和影像学检查。病史和症状询问主要关注肠道症状和全身症状，而体格检查重点检查腹部和直肠。实验室检查可通过检测炎症指标和血液情况提供有关患者状态的信息。结肠镜检查是确诊的关键步骤，通过直接观察结肠黏膜、采集组织样本进行病理学检查，可以确认是否存在溃疡性结肠炎的特征性病变。影像学检查如结肠造影、CT 扫描或 MRI 有时也会被用于获取更全面的结肠图像。

目前现代医学在 UC 的治疗上主要采用激素、氨基水杨酸制剂、免疫抑制剂、生物疗法等,因具有不良反应且价格昂贵,故存在一定局限,而中医药在 UC 的治疗上标本兼顾、内外合治,存在一定优势。

(二)传统医学认识

在祖国医籍文献中,溃疡性结肠炎与脾虚泄泻、痢疾和便血泄泻等急性大肠病证颇有相似,因患者的排泄物如涕如脓、黏滑垢腻,排出之时辟辟有声,故文献《黄帝内经》中将此病称之为"肠澼"。《黄帝内经》中说:"肠澼者,数饮而出不得,中气喘争,时发飧泄。"此病易复发,因此《诸病源候论》中又将其称为"久痢""休息痢"。巢元方于书中道:"凡痢,口里生苍,肠间亦有苍也。"这实际上应该是迄今为止人类所知的对溃疡性结肠炎和口腔黏膜溃疡最早的确切临床描述,比 Wilks 在 1875 年报道溃疡性结肠炎要早1 265年。

现代医学认为,慢性溃疡性结肠炎的发病与感染因素、免疫因素、环境因素、饮食及精神因素有关。溃疡性结肠炎隶属于中医"泄泻""痢疾""肠游""滞下"等病的范畴。《景岳全书·泄泻》谓:"泄泻之本,无不由于脾胃。"中医认为,此病的主要病变在脾胃与大小肠。其致病原因有感受外伤,饮食所伤,七情不和及脏腑虚弱等,但主要关键在于脾胃功能障碍,脾胃功能障碍是由多种原因引起的,有外邪影响、脾胃本身功能障碍、脾胃不和以及肾阳不足等,其均可导致脾胃功能失常而发生此病。中医药在 UC 的治疗上有一定特色和优势,但尚存在一些问题:目前对 UC 采用的辨证论治主要通过中医望、闻、问、切四诊收集患者的临床资料,从宏观上把握患者的病情,而内镜、病理检查结果等微观依据逐渐地运用于临床作为对中医宏观辨证的一个补充,目前临床上研究尚少,所以,探讨 UC 内镜与病理检等微观征象与中医证型的相关性等就显得很有必要。

《素问·太阴阳明论》记载:"食饮不节,起居不时 …… 入五脏则䐜满闭塞,下为飧泄,久为肠澼",其中便指出饮食、生活等因素会导致发病。《脾胃论》中亦有记载:"饮食失节,寒温不适,所生之病,或溏泄无度……皆伤于脾胃也。"从上便可知饮食失宜,脾胃无所适应会导致 UC。李华山认为科学的饮食调护能够缩短溃疡性结肠炎的病程且减少复发,宜少食多餐,不宜过饱过饥。沙静涛认为长期辛辣刺激饮食,会损伤脾胃,致脾虚健运,水湿停滞,阻碍肠腑气血运行,郁而化热引发本病。现代医学研究发现,牛奶、蛋、虾、蟹等动物蛋白含量较多的食物可能会引起 UC。

中医认为肝主疏泄、主情志，肝脏疏泄功能正常可使气机调达。叶天士在《临证指南医案》中述："因情志不遂，则郁而成病矣"，可知情志不畅就有可能导致肝失疏泄，气机郁滞，从而发病。《三因极一病证方论》言："因脏气郁结，随其所发，便利脓血。"《素问·举痛论》言："怒则气逆，甚则呕血及飧泄。"从上述角度可知，情志与 UC 的发生、发展有较强的关联性。

治疗上，《素问》云"邪之所凑，其气必虚""正气存内，邪不可干"，人体正气亏虚，邪气乘虚而入，遂生百病，脾胃旺盛、正气充足方能身强体健。《景岳全书》载："凡里急后重者，病在广肠最下处，而其病本不在广肠而在脾肾""泄泻之本无不赖于脾胃"，指出脾肾不足是本病最根本的病机。《外科正宗》云："益疮全赖脾土"，脾土强盛湿邪自除，脾土强盛、气血充足方能敛疮生肌。由此可见脾肾不足不仅是 UC 的发病基础，还影响疾病的预后及转归。根据《素问》"虚则补之""寒则温之"原则，治 UC 当以温补脾肾为先。温补脾肾并非一味滥用补益药物，而是根据病变时期把握好扶正与驱邪的关系予以调整。

历代医家一致认为湿邪是 UC 的主要致病因素，"湿多成五泻"，湿邪或因外感，或因脾虚内生，湿邪内停，可与寒、热、毒、瘀、痰等多种因素搏结致病。UC 发病初期患者外感湿热或寒湿入里化热，湿热内盛，湿邪客脾，清浊不分，水走肠间，故泄泻。"久病伤肾"，脾肾不足，肾阳衰惫，命门火息，水不能治，水湿内盛，故形寒肢冷、水泻不止，尤以五更时分最盛。故 UC 腹泻的基本病机可归纳为脾肾不足，运化无权，湿邪内盛，湿热、寒湿夹杂水谷而下。

UC 发病主要责之脾肾，与肝、心、肺三脏密切相关。"大肠与肝相通"，肝主疏泄，调畅周身气机，若遇情志不遂，肝气郁结，气血运行不畅，壅滞肠间，腑气不通故腹痛。气机壅滞，郁而化热，灼伤肠道，络损血溢，脂膜溃烂腐败，则大便赤白脓血。脾土本弱，肝气横逆犯脾，脾失健运，故腹泻。痛为肝气郁结、腑气不通所致，泻因脾虚木乘，运化失司而发，故云"泻责之脾，痛责之肝"。肝主情志，研究发现精神因素与 UC 发病密切相关。胃肠道是人体第二个大脑，受中枢神经及肠道自主神经调节。焦虑、抑郁等情绪通过影响肠—脑轴改变肠道菌群，增强胃肠道动力，诱导肠道炎症，与 UC 的发病、病情程度、复发、恶化密切相关。故不少医家认为肝脾失调是 UC 的主要病机之一。《医学入门》载"肝病宜疏通大肠，大肠病宜平肝经"，治疗应疏肝健脾，临证在补脾的基础上予柴胡、川芎、香附等药疏肝理气。心脾为母子关系，心气亏虚，心阳不振，母病及子，脾气亏虚，运化无权,湿邪内盛,可导致 UC 发病。心与小肠相表里,心气亏虚,小肠不能分清别浊,故加重腹泻。心主血脉,心阳不振,血脉不通,瘀阻肠络,阻碍肠府气机,可加重 UC 症状。临证可予远志、酸枣仁、龙眼肉、茯神等补脾养心。

《景岳全书》曰:"下痢脓垢,无非气血所化",可见脓血便的基本病机在于气血失和,肠道脂膜脉络受损。UC 病性属本虚标实,故不同疾病时期有所差异。急性期湿热浊毒壅滞肠府,气血运行不畅,郁而化热成瘀,毒热、湿邪、瘀血损伤肠道脉络,脂膜腐败,故见大便赤白脓血、黏滞不爽、腹痛、里急后重、口渴烦躁、小便短赤等症状,此时气血失和偏重于气滞、血瘀、血热;缓解期脾气亏虚,不能统血,血溢脉外故便血。脾肾亏虚日久,气血生化无源,气虚不能行血,瘀血内停,阻于肠腑而发病。另瘀血不去,新血不生,如此循环往复加重疾病。故缓解期多见久泻不止,甚至大便滑脱不禁,便下血稀薄色淡或白冻,腹部隐痛,纳少消瘦,神疲乏力,少气懒言等、面色萎黄甚至肌肤甲错等症状,此时气血失和以气虚、血虚、血瘀为主,与"久病必有虚和瘀"一致。且缓解期气虚难以托毒外出,易致毒邪内伏,疾病反复发作;血虚无以生肌,疮面难以愈合,病势缠绵。可见气血盛衰不仅决定 UC 是否发病,还与疾病发展、预后及转归关系密切,故治疗 UC 当以理气和血为要。急性期、活动期可根据痢疾的治疗原则,临证辨病位在气、在血。若赤多白少,甚至纯下血水,病位在血分,治疗时当重用血分药清热凉血,如仙鹤草、地榆、槐花、丹皮、黄芩炭等;便下白多赤少,腹痛、里急后重明显者,病在气分,治宜重用气分药行气导滞,如木香、厚朴、绿萼梅、枳壳等。若赤白相当,为气血俱伤,亦可认为是气分、血分相互转变之际,此时应气血并举,可予芍药汤加减气血同调,最终达到"行血则便脓自愈,调气则后重自除"的目的。缓解期治疗当补气补血、活血化瘀,临证可予黄芪、党参补气,熟地黄、当归、阿胶补血;桃仁、三七、红花活血。

UC 治疗还应加强科普宣传,增强患者自身预防意识。UC 发病原因不外脏腑虚弱、饮食不节、外感六淫、七情内伤,应避免过食生冷,用药时避免药物过于寒凉损伤脾胃,饮食有度,少吃多餐,每日可 4~6 餐,饮食宜高能量、高蛋白、高微量元素、低盐低脂少渣为主。适当增加瘦肉、鸡肉、鱼肉、鸡蛋等优质蛋白,减少燕麦、地瓜、牛奶等滑肠的食物,减少豆制品、十字花科蔬菜等易引起腹胀的食物。增加 B 族维生素及铁、钙等微量元素摄入。若急性期腹泻次数过多时可饮糖盐水、口服补液盐,必要时静脉补液防止脱水。顺应四时变化,寒温适宜,加强锻炼,增强体质,避免感冒。多听舒缓音乐、行肌肉放松锻炼,保持心情舒畅,避免忧思恼怒。遇情志不遂时及时疏导,必要时采用个体化情绪管理,缓解患者焦虑情绪,给予患者更多关怀和理解,鼓励患者积极面对、配合治疗,共克顽疾。

【内镜征象】

参考中华医学会消化病学分会炎症性肠病学组《炎症性肠病诊断与治疗的共识意见》,溃疡性结肠炎内镜下病变多从末端直肠开始,呈弥漫性、连续性分布,具体表现如下:①黏膜表面呈细颗粒状粗糙,充血水肿明显,质脆,易有自发性或接触性出血,表面覆有脓性分泌物,黏膜下血管纹理不清,甚或消失;②病变较重处可有广泛糜烂灶或浅溃疡形成;③部分肠段结肠袋变浅,甚至消失,伴或不伴有假性息肉、黏膜桥的形成等。

溃疡性结肠炎多局限于黏膜层与黏膜下层,急性炎症活动期黏膜表面可见大量颗粒状物质且弥漫状分布,部分患者可见出血或者红斑现象。炎症还会造成黏膜发生糜烂或者缺失等现象,黏膜表面可见脓性渗出物并导致浅表溃疡形成,溃疡周边肉芽组织增生,肠上皮发生反应性增生现象,炎性息肉最终形成。

溃疡处黏膜凹陷,溃疡间增生黏膜发生凸起现象,使得假息肉或者黏膜岛形成。结肠黏膜面存在数量不等息肉,邻近息肉可相互融合,导致迷路样及黏膜桥外观形成,溃疡静止期及愈合期肠黏膜较为光滑,但是在组织病理学上可检出异常腺体隐窝结构。病理表现显示弥漫性结肠炎患者结肠黏膜呈连续弥漫性慢性活动性炎症反应,病变可累及远端结肠、直肠及近端结肠,病变部位多位于黏膜层与黏膜下层。隐窝及脓肿并非诊断溃疡性结肠炎的必要条件,但是溃疡性结肠炎患者普遍存在隐窝脓肿及隐窝炎。

溃疡性结肠炎患者肉芽肿较为常见,而且比较松散,与隐窝破裂或者表面上皮损伤等存在关联,主要由破损隐窝真周围淋巴细胞与组织细胞构成。溃疡性结肠炎斑片状分布包括盲肠炎、阑尾穿孔及直肠豁免等,或与左半结肠相关的升结肠炎及横结肠炎,临床应注意与克罗恩病相鉴别。

急性活动期溃疡性结肠炎可出现表浅溃疡、黏膜缺损、血管瘀血等现象,黏膜内可见大量中性粒细胞浸润,可见隐窝脓肿或者隐窝炎,黏膜基底部可见浆细胞或者淋巴细胞聚集。趋于缓解的溃疡性结肠炎血管瘀血明显较活动期减轻,中性粒细胞浸润显著减弱,隐窝脓肿与隐窝炎显著减少或者消失,上皮再生且连续性恢复,但是仍可见黏膜基底部浆细胞。进入至缓解期后,溃疡性结肠炎仍可见异常隐窝结构。包括隐窝紊乱、萎缩、分支、扭曲及绒毛状改变等。

溃疡性结肠炎发生和发展进程较慢,待病变完全消退时内镜下黏膜炎症评分可获得改善,但是显微镜下仍然存在隐窝结构异常与黏膜持续性轻微炎症反应,故临床应以组织病理评估作为临床评估黏膜愈合的终极目标。受中性粒细胞浸润等因素的影响,溃疡性结肠炎隐窝腺体可出现隐窝炎或者隐窝脓肿,由于结构受到破坏,可导致周围组织细胞聚集并使得肉芽肿形成。结肠镜在监测溃疡性结肠炎发生与发展过程中均发挥着重要的作用,针对伴有结肠狭窄的溃疡性结肠炎可通过内镜活检的方式排除恶性病变。

【内镜临床征象与中医辨证】

(一)内镜临床征象与辨证分型

目前溃疡性结肠炎尚无明确的内镜下中医辨证分型,根据临床经验可将其分为以下5个证型:大肠湿热证、脾胃气虚证、脾肾阳虚证、阴虚肠燥证、血瘀肠络证。

1. 大肠湿热证 外感时邪、饮食不节均可致脾胃功能受损,中焦运化失司,湿热熏蒸,热积成毒,毒热结聚,损伤肠道脂膜血络,血肉腐化,酿化成脓。毒热之邪日久不散,阻碍新血生成,肠络失于濡养,进而造成该病迁延难愈。临床症状可伴阴囊潮湿、脚气浮肿、易出手汗、脚汗,舌红苔腻,脉濡或数,可辨为大肠湿热证,内镜下结肠黏膜可见条片状糜烂,边缘黏膜较多肿胀发红,如图18-1、图18-2。

2. 脾胃气虚证 脾病者,虚则腹满肠鸣,飧泄食不化。《诸病源候论》言:"痢由脾弱肠虚……肠虚不复,故赤白连滞。"脾胃为后天之本,气血生化之源,脾胃损伤,脾虚失于健运而百病生,泄泻之本,无不由于脾胃,也进一步印证了 UC 的发病与脾关系密切,脾胃虚弱为其发病基础。临床症状可伴乏力纳差、嗳气反酸,体弱,舌淡苔白,脉弱,可辨为脾胃气虚证。内镜下结肠黏膜可见片状糜烂,边缘黏膜较少肿胀发红,如图18-3、图18-4。

3. 脾肾阳虚证 UC 多因饮食、外邪、情志内伤导脾胃虚弱、运化失司,湿郁中焦,或湿蕴化热,或从邪寒化,日久伤阴耗血,伤及阳气,湿为阴邪,伤遏阳气,病久以脾肾阳虚为主,如《医宗必读·痢疾》所云:"痢之为证,多本脾肾……未有久痢而肾不损者。"慢性复发型 UC 具有反复发作、缠绵难愈、症状顽固持久等特点,学者认为其核心病机是阳虚湿滞,临床症状可伴身冷、手足冷,乏力,喜饮热水,体弱,舌淡苔白,或见舌体胖大,脉沉,可辨为脾肾阳虚证,内镜下结肠黏膜可见片状糜烂,黏膜血管紊乱,血管形态消失,出血黏在黏膜表面,糜烂,伴外观粗糙、脆性增加等边缘黏膜较少肿胀发红,如图 18-5、图 18-6。

4.阴虚肠燥证　肾中阴液上济,肾阴濡养制阳明柔润而不燥,促进胃气和降。UC 迁延日久,一方面泄泻不复,耗损阴液,加之活动期多采用清热燥湿之法易伤阴;另一方面因久病忧思过极化火伤阴,贼邪传肾作矣。肾水为火所灼,肾阴不足则肾水不能上济濡养阳明燥土,土不得水借,无以承水柔润之德,枯槁不能化育万物。阴精无以充养肠络,火热克伐大肠金,肠腑中肌肉血脉燥槁溃烂,内成痈疡,湿热毒邪内蕴不除,故下利且便脓血。临床症状可伴口渴欲饮,夜间发热,大便干燥,舌红苔少,脉细数;可辨为阴虚肠燥证,内镜下结肠黏膜可见片状糜烂,边缘黏膜较少肿胀发红,多见黏膜干燥,触碰易出血,如图 18-7、图 18-8。

5.血瘀肠络证　热之所过,血为之凝滞。热邪久留于肠腑会加重血瘀形成。《医林改错》中提出:"肚腹作泻,久不愈者,必瘀血为本。"也认为泻痢经久不愈,与瘀血的形成密切相关,热附血而愈觉缠绵,血得热则愈形凝固。临床症状可伴腹部刺痛,口渴不欲饮,舌暗,舌下脉络瘀阻,脉涩;可辨为血瘀肠络证。内镜下结肠黏膜可见片状糜烂,边缘黏膜较少肿胀发暗,结肠黏膜多见暗褐色黏膜,黏膜下血管透见,如图 18-9、图 18-10。

(二)医案实践

张某,男,39 岁,2009 年 1 月 13 日初诊。主诉左下腹持续隐痛 5 年,加重 2 d,便溏,每日 10 次以上,有赤白黏液,赤多白少,口干口苦,肠鸣腹痛,纳差,倦怠怯冷,舌质淡,苔薄黄腻,脉细滑。肠镜检查示:直肠乙状结肠溃疡病性结肠炎(图 18-11)。曾服中西多种药物治疗,疗效不佳。西医诊断:溃疡性结肠炎。中医诊断:痢疾。辨证:属大肠湿热。治以益气清热,凉血止痢,处方以白头翁汤合补中益气汤加减。用药如下:白头翁 30 g,黄柏 15 g,黄连 15 g,秦皮 20 g,红参 10 g,生黄芪 30 g,炙甘草 10 g,柴胡 12 g,升麻 6 g,血余炭 12 g,生薏苡仁 30 g,槐米 12 g,三七粉 3 g,蒲公英 15 g,当归 15 g,鸡内金 10 g。水煎服,每日一剂,分两次服,同时使用灌肠方法。灌肠方:白头翁 30 g,黄柏 15 g,地榆 20 g,焦栀子 15 g,马勃 20 g。煎液 100 mL,保留灌肠,每日一次。

二诊:两周后腹痛腹泻缓解,大便每日 1～2 次,成形,无黏液,肠鸣消失,倦怠乏力感减轻,舌质淡,苔薄白,脉细。表明脾胃功能逐渐恢复,湿热之邪渐已清化,上方去槐米、蒲公英、柴胡,加白及 10 g、补骨脂 12 g、山药 20 g,并停止灌肠治疗。

三诊:1 个月后,面色红润,无腹痛,大便成形,体力充沛。为巩固疗效,以上方继服,每两日一剂,每日服一次,一月后停药,随访一年半,病情稳定。

按:本证多由热毒深陷血分,下迫大肠所致,治疗以清热解毒,凉血止痢为主。热毒熏灼肠胃气血,化为脓血,故见下痢脓血,赤多白少;热毒阻滞气机,不通则痛,故见腹痛,里急后重;渴欲饮水,舌红苔黄,脉弦数为热毒内盛之象。方中以白头翁为君,清热解毒,凉血止痢。臣以黄连之苦寒,清热解毒,燥湿厚肠;黄柏泻下焦湿热,共奏燥湿止痢之效。秦皮苦寒性涩,收敛作用强,因本证有赤多白少,故用以止血,不仿芍药汤之大黄。四药并用,为热毒血痢之良方。溃疡性结肠炎患者机体本身正气亏虚,黄芪味甘,性温,归脾肾两经,补益正气,既可以防止病邪渐进,又可鼓舞正气奋起抗邪。《本草备要》云:“黄芪益元气,壮脾胃。凡劳倦内伤,脾虚泄泻,脏器下垂……皆可用之。”临证时用生黄芪更取其托疮生肌,补气升阳之功,配合薏苡仁、红参、甘草,奠安中土。三七、血余炭性涩止血,联合使用,止血而不留瘀,为治标之品,以上诸药共用,益气清热,凉血止痢,标本兼顾,故收良效。

(三)临床应用综述

1. 中医方面 赵长普教授认为 UC 根据不同的症状特点可分为发作期和缓解期,分期治疗能够辨别邪正的关系,在治疗中可更好地把握祛邪与扶正的尺度,标本兼顾。UC 活动期以标实为主,多由湿热蕴结大肠所致,故治以清热利湿,常用方药为葛根芩连汤、芍药汤、香连丸等;此外还可辅以活血化瘀,佐以健脾益气,在用药上常加用广木香、槟榔、青皮、大血藤、白芍、三七、地榆等。UC 缓解期多以本虚为主,脾虚失运,余邪未尽,正虚邪恋,治以益气健脾为主,兼顾补肾固本,辅以清热利湿,常用参苓白术散、附子理中丸等,强调化瘀不伤正,加以行气化痰,消积导滞之品。

此外,因溃疡性结肠炎病变部位主要为结肠、直肠,故通过肛门直肠给药,使药物不经过上消化道,通过肠道吸收药物,直达病所,故药效更好,且不良反应小。灌肠疗法最早见于张仲景《伤寒论·辨阳明病脉证并治》:“大猪胆汁一枚,泻汁,和少许法醋,以灌谷道内,如一食顷,当大便出宿食恶物,甚效。”中药保留灌肠疗法属于中医外治法中的“导法”。

除灌肠疗法外,尚可选择针灸疗法、穴位贴敷疗法、耳穴等中医特色治疗,其中针灸疗法可以通过多环节、多靶点调控机体生理功能,以促使机体恢复免疫稳态、促进结肠黏膜修复、阻止结肠纤维化进程从而有效控制肠炎。穴位贴敷疗法是将中药研成粉末状,再用蜂蜜、姜汁等介质调成糊状或做成丸形,贴于特定的穴位,使药物透过皮肤直接吸收,从而对经络腧穴产生刺激的一种疗法。耳穴可以调理人体阴阳气血,以达平衡,从而使机体自然产生抗病能力。

2. 西医治疗　溃疡性结肠炎的治疗目标为活动期诱导临床缓解、血清或粪便炎性标志物正常化,并力争达到内镜下黏膜愈合;缓解期维持治疗,以求实现长期维持无激素临床缓解、炎性标志物正常和黏膜愈合,防治并发症,从而最终改善远期结局,避免残疾,维持与健康相关的生活质量。

药物治疗是溃疡性结肠炎治疗的主要方式。糖皮质激素是中重度 UC 的一线治疗药物,在近年多个共识意见中,将糖皮质激素和生物制剂放在并列的位置,另外必须关注的是,在急性重症溃疡性结肠炎中,静脉糖皮质激素的地位仍未能被替代。免疫抑制剂主要是在糖皮质激素依赖的人群中应用,如硫唑嘌呤、沙利度胺等。此外,生物制剂和小分子制剂目前被广泛地应用于临床,英夫利昔单抗、阿达木单抗、维得利珠单抗、乌司奴单抗、托法替布、乌帕替尼等药物展现了良好的疗效。治疗 UC 的新型药物也不断涌现,目前可选择治疗 UC 的药物越来越多,但鉴于 UC 病情变化大,易于合并感染、血栓、癌变风险等的复杂性,在药物的选择方面建议仔细考量,权衡利弊,纳入药物经济学因素综合判断,合理选择恰当药物,使患者利益最大化。

3. 药物配伍

党参、黄芪:党参味甘性平,具有补中,益气,生津,益肺之效;黄芪味甘性温,具有补气固表,利尿托毒,排脓,敛疮生肌之效。赵长普教授认为若患者倦怠乏力、纳差便溏、少量脓血便,舌淡胖有齿痕,此时以脾气亏虚为主,用药时常加入此药以补脾气。黄芪味甘,性温,归脾肾两经,补益正气,既可以防止病邪渐进,又可鼓舞正气奋起抗邪。《本草备要》云:"黄芪益元气,壮脾胃。凡劳倦内伤,脾虚泄泻,脏器下垂……皆可用之。"临证时用生黄芪更取其托疮生肌,补气升阳之功。现代药理学研究认为,黄芪可通过保护肠道黏膜屏障、调节免疫、调控信号通路、调节肠道菌群等方面改善溃疡性结肠炎炎症,控制症状。

当归、白芍:对于病程缠绵日久,肠络瘀阻的溃疡性结肠炎患者,血瘀表现明显,可见舌质紫暗,脉涩。此类患者症状较重,肠镜下多表现为血管显露,溃疡上覆脓血,也是溃疡性结肠炎治疗顺逆的转折点。故在治疗上宜化瘀有度，延缓病情进展，严防瘀久成毒。赵长普教授临证时多选用药性温和的理血之品，如白芍、当归等和血养血。临证时白芍用量较大，起养血敛阴、缓急止痛之功。"白芍补血，泻肝，益脾，敛肝阴。"《本经疏证》认为白芍可"通顺血脉""散恶血，逐贼血"。现代医学认为芍药具有双向的抗炎及免疫调节功能，并有良好的镇痛、抗癌等作用，起到改善溃疡性结肠炎症状，防止病情恶化的作用。当归既活血又补血，养血而中守，和血而不走，《景岳全书·本草正》言："当归，其味甘而重，故专能补血；其气轻而辛，故又能行血。补中有动，行中有补，诚血中之气药，亦血中之圣药也。"其补而不滞，为和血之良药。当归可主"诸恶疮疡"，既可活血止痛，又可补血生肌，现代研究认为当归用于溃疡性结肠炎治疗可改善 患者体内的高凝状态，降低肠道局部炎症反应，减少溃疡出血，从而起到改善溃疡性结肠炎症状的作用。

第十九章 克罗恩病

【疾病概述】

(一)现代医学认识

克罗恩病(Crohn's disease,CD),又称局限性肠炎和肉芽肿性肠炎,是一种原因不明的肠道炎症性疾病,在胃肠道的任何部位均可发生,但多发于末端回肠和右半结肠,和慢性非特异性溃疡性结肠炎统称为炎症性肠病(inflammatory bowel disease,IBD)。CD 的发病率与种族、经济水平有关,研究发现 CD 患病率在欧美国家较高,但近年来该病在西方发达国家发病率已趋稳定或下降;而在亚非、南美洲的新兴工业化国家发病率持续上升。我国 CD 的发病率与患病率也呈上升趋势,多见于青年群体,发病高峰年龄为 18~35 岁,男性略多于女性。临床表现为腹痛、腹泻、瘘管形成和肠梗阻,可伴有发热、贫血、营养障碍及关节、皮肤、眼、口腔黏膜、肝等肠外损害。病程多迁延,反复发作,不易根治。尚无根治的方法,许多患者出现并发症时,需进行手术治疗。复发率与病变范围、病症侵袭的强弱、病程的延长、年龄的增长等因素有关。克罗恩病病因不明,可能与感染、体液免疫和细胞免疫有一定关系。克罗恩病为贯穿肠壁各层的增殖性病变,可侵犯肠系膜和局部淋巴结,病变局限于小肠(主要为末端回肠)和结肠,二者可同时累及,常为回肠和右半结肠病变。本病的病变呈节段分布,与正常肠段相互间隔,界限清晰,呈跳跃区的特征。病理变化分为急性炎症期、溃疡形成期、狭窄期和瘘管形成期(穿孔期)。

克罗恩病的诊断包括以下方面。①血液检查:可见白细胞计数增高,红细胞及血红蛋白降低,与失血、骨髓抑制及铁、叶酸和维生素 B_{12} 等吸收减少有关;血细胞比容下降,血沉增快;黏蛋白增加、白蛋白降低;血清钾、钠、钙、镁等可下降。②粪便检查:可见红、白细胞,隐血试验呈阳性。③肠吸收功能试验:因小肠病变作广泛肠切除或伴有吸收不良者,可做肠吸收功能试验,以进一步了解小肠功能。④结肠镜检查:是诊断克罗恩病最敏感的检查方法,主要风险为肠穿孔和出血。⑤钡剂灌肠检查:钡影呈跳跃征象,用于不宜做结肠镜检查者。⑥X 线小肠造影:通过观察小肠的病变,确定肠腔狭窄部位。⑦CT 检查:可同时观察整个肠道及其周围组织的病变,对于腹腔脓肿等并发症有重要的诊断价值。

克罗恩病尚无特殊治疗方法。无并发症时,支持疗法和对症治疗十分重要,可缓解有关症状。活动期宜卧床休息,高营养、低渣饮食。严重病例宜暂禁食,纠正水、电解质、酸碱平衡紊乱,采用肠内或肠外营养支持。贫血者可补充维生素 B_{12}、叶酸或输血。低蛋白血症可输白蛋白或血浆。水杨酸柳氮磺吡啶、肾上腺皮质激素或 6-巯基嘌呤等药控制活动期症状有效。解痉、止痛、止泻和控制继发感染等也有助于症状缓解。补充多种维生素、矿物质可促进体内酶类和蛋白质的合成,同时具有保护细胞膜作用。手术治疗用于完全性肠梗阻、肠瘘与脓肿形成、急性穿孔或不能控制的大出血,以及难以排除癌肿的患者。

(二)传统医学认识

关于克罗恩病的病名,我国古代医籍文献并未记载。由于其病程长,反复发作,不同阶段的临床表现各异,有专家认为应根据疾病阶段和临床特点分期诊断。腹痛、泄泻明显时可以诊断为"腹痛""泄泻"或"久痢";出现腹部包块、肠梗阻表现时,可以诊断为"积聚""肠结";肛周病变明显时可以诊断为"肛痈""痔瘘";疾病后期脏腑功能虚损亦诊断为"虚劳";涉及皮肤及关节病变时,也可以参照"流注"的古籍文献进行诊治。而众多根据临床症状而命名的中医诊断中,"肠痈"的发展演变规律相对而言最接近克罗恩病整个发展过程中各个阶段的临床特点,因此以"肠痈"作为本病的中医病名更能准确描述本病的特点。

【内镜征象】

1.跳跃样病变 病变区域呈跳跃式分布,健康的黏膜和病变的黏膜交替出现,病变常见于回肠末端和结肠,但也可以累及整个消化道(从口腔到肛门)。

克罗恩病的炎症是局灶性和不连续的,导致健康和病变区域交替出现,这与溃疡性结肠炎(连续的炎症)不同。

2. 纵行溃疡　长条状纵行溃疡沿着肠道长轴分布,通常不规则,深度不一,溃疡之间可见相对正常的黏膜。溃疡可能延伸至肌层,形成较深的溃疡沟或裂隙。

纵行溃疡是克罗恩病引起的慢性深层炎症破坏肠壁。随着疾病的进展,这些溃疡可能愈合并形成瘢痕或狭窄。

3. 裂隙状溃疡　肠黏膜表面有裂隙状或裂缝状溃疡,常见于回肠末端和结肠。溃疡边缘不规则,深度较深,通常纵行分布,并可穿透至肠壁的深层组织。

裂隙状溃疡是克罗恩病深层黏膜损伤的典型特征,这些溃疡常伴随着腹痛、出血或瘘管形成。

4. 鹅卵石样改变　肠黏膜呈现不规则的凸起和凹陷,形成“鹅卵石”样外观。隆起的黏膜代表炎症组织,而凹陷部分为溃疡。常见于回肠末端和结肠,内镜下外观如铺满卵石的道路。

鹅卵石样改变是慢性炎症导致局部黏膜增生与溃疡交替出现,形成“鹅卵石”样结构,是克罗恩病的特征性内镜表现。

5. 肠道狭窄　由于慢性炎症和纤维化,肠道某些区域可能出现狭窄。狭窄部位可见肠壁增厚、纤维化、肠腔狭窄,内镜有时难以通过。

肠道狭窄是慢性炎症引发组织纤维化,导致肠道狭窄。狭窄可导致肠梗阻、腹痛和其他相关症状。

6. 瘘管和肠壁穿孔　在严重的克罗恩病病例中,内镜下可能观察到瘘管开口或肠壁穿孔的迹象。瘘管可连接肠道的不同部分,或与其他器官(如膀胱、皮肤等)相连。

深度溃疡破坏肠壁,导致瘘管形成或穿孔,这是克罗恩病的严重并发症。

7. 假息肉　由于反复的炎症和愈合过程,肠黏膜上可能形成假息肉。这些假息肉通常为良性,但由于其外观类似于肿瘤,内镜下需要仔细区分。

假息肉是炎症后修复过程中的组织增生,通常是由于黏膜反复损伤和愈合导致的。

8. 局部脓肿　在一些严重的克罗恩病病例中,内镜下可能观察到局部脓肿或渗出物,提示存在感染或炎症并发症。

肠道的深层溃疡可能引起感染,导致局部脓肿形成,这常伴随发热和其他全身症状。

9. 回盲瓣病变　回盲瓣区域常受克罗恩病累及,内镜下可以看到回盲瓣变形、溃疡或狭窄。该区域的病变常表现为充血、肿胀或增厚。

回盲瓣是克罗恩病常见的累及部位,慢性炎症可导致结构改变。

10. **直肠和肛周病变**　克罗恩病患者常出现肛周病变,如肛裂、瘘管、脓肿和皮肤标签。这些病变可通过直肠指检和肛门镜检查发现,内镜下可见肛周黏膜充血、水肿或溃疡。

克罗恩病的炎症可以扩展至肛周区域,导致相关的并发症。

11. **淋巴滤泡增生**　内镜下可见肠黏膜表面有多个小的淋巴滤泡隆起,常位于回肠末端和结肠,是炎症激活局部免疫反应的结果。

慢性炎症导致肠道黏膜的免疫系统活跃,形成淋巴滤泡增生。

【内镜临床征象与中医辨证】

(一)内镜临床征象及辨证分型

1. **湿热蕴结证**　若患者表现为腹痛且拒按,腹泻时急迫难忍,伴随肛门灼热疼痛,排尿短黄,大便呈现黄褐色并伴有强烈的恶臭,甚至痢下红白相间,或在部分病例中出现便秘,舌质红,舌苔黄腻,脉象多为弦滑。在内镜检查中,通常可以观察到肠黏膜肿胀发红,这是湿热蕴结的典型表现,如图 19-1、图 19-2。湿热蕴结证常见于炎性肠病急性发作期,此时邪气壅滞于肠道,湿热毒邪内侵,肠道受损,导致肠腔内环境紊乱。治疗上应以清热利湿、泻火解毒为主,通过清除体内积滞的湿热邪气,减轻肠道的炎症反应,改善患者的腹痛和腹泻症状。

2. **气滞血瘀证**　若患者腹部出现柔软的积块,伴有肿胀疼痛且疼痛部位不固定,下痢伴随血液,舌质偏紫,脉象弦或弦细,内镜下可见黏膜发红,甚至伴有出血点,多为气滞血瘀证,如图 19-3、图 19-4。此证型的形成主要由于气滞血瘀,肠道气机不畅,血液循环受阻,导致肠道局部瘀血、肿胀、疼痛不适。治疗上应以活血化瘀、行气止痛为主,通过疏通肠道气机,促进血液循环,消散瘀血,缓解患者的症状,尤其是腹部的积块和疼痛。

3. **肝郁脾虚证**　若患者的腹痛、腹泻与情绪波动(如抑郁、愤怒)密切相关,表现为肿胀、疼痛,伴随嗳气减少,舌质淡红,舌苔薄,脉象弦。在内镜检查下可见黏膜粗糙、表面不平整,多为肝郁脾虚证,如图 19-5、图 19-6。此证型常与情志因素密切相关,情绪抑郁,肝气郁结,脾虚失运,导致肠道气机紊乱,消化功能失调。治疗上应以疏肝解郁、健脾益气为主,调理脾胃功能,疏通肝气,改善患者的情绪状态和肠道症状,使肝脾功能恢复平衡。

4. 脾胃虚寒证　若患者表现为腹痛隐隐,时发时止,疼痛喜温喜按,伴有肛周稀薄的脓液分泌,食欲缺乏,神疲乏力,舌质淡,舌苔白,脉象沉或无力。内镜检查下可见黏膜色淡,多为脾胃虚寒证,如图 19-7、图 19-8。此证型多见于病程较长、体质虚弱的患者,脾胃阳气不足,寒邪侵袭肠道,导致肠腔内寒湿滞留。治疗上应以温中健脾、散寒止痛为主,通过温补脾胃,散寒除湿,增强消化功能,缓解患者的腹痛和乏力症状,促进体质的恢复。

(二)医案实践

患者王某,男,26 岁,2019 年 10 月 29 日初诊。主诉:大便软溏夹黏液及鲜血 7 年余。现症见大便日行 1～3 次,欠通畅,伴有肛门坠胀感,腹胀腹痛,肠鸣矢气,纳食尚可,口干但不苦,神疲,舌淡红,苔薄黄,脉濡弦缓。西医经肠镜检查及病理检查确诊为克罗恩病(图 19-9),中医诊断为大瘕泄。病机:肝脾失调,脾虚气滞,湿热瘀毒蕴结于大肠,传导失司。治法:抑木扶土,清利湿热,泄毒化瘀。治疗:痛泻要方合葛根芩连汤加减。处方:防风 5 g,白术 10 g,炒苍术 10 g,白芍 10 g,青陈皮各 6 g,葛根 20 g,败酱草 6 g,薏苡仁 30 g,香附 6 g,地榆炭 6 g,马齿苋 15 g,茯苓 20 g,黄芩 6 g,炮姜 6 g,泽泻 6 g,炙甘草 3 g。共 14 剂,日 1 剂,水煎服。

二诊(2021 年 11 月 12 日):服上方后,大便软溏明显好转,未见明显黏液及鲜血,大便日行 1～2 次,通畅,肛门坠胀感好转,腹胀腹痛明显消失,纳食可,舌淡红苔薄黄,脉濡弦缓。上方有效,故守方,改青陈皮各 6 g。共 30 剂,日 1 剂,水煎服。

随访:大便成形,无黏液及鲜血,且无其他特殊不适。嘱其饮食清淡,适当运动,保持良好心情。后随访半年未再复发,经结肠镜检未见明显糜烂溃疡面。

按:《医方考》中有"今泄而痛不止,故责之土败木贼"。患者为青年男性,患病 7 年余,因肝气犯脾,脾虚运化无力而气滞,故水湿停于肠间,而见大便软溏夹黏液、肠鸣矢气;湿邪内蕴,化毒化热,损伤肠间脂膜,而见腹痛腹胀,大便夹鲜血;肠间气滞、湿热毒邪内蕴,故大便欠通畅,伴有肛门坠胀感;脾气不升,则清气无以输送至头面,可引起神疲、口干等症。治疗用大瘕泄方加减以疏肝理脾,清热利湿,泄毒化瘀。方中防风、白术、陈皮、白芍疏肝行气、理气健脾;薏苡仁、茯苓、炒苍术、泽泻健脾利水、燥湿止泻;败酱草、马齿苋、黄芩、地榆炭清热解毒、凉血止血;葛根解肌生津、升阳止泻;炒青皮、香附加强疏肝破气之功;加炮姜以温中健脾、止痛止泻;炙甘草以调和诸药。二诊好转,方药奏效,故守原方,无须变方。克罗恩病现病因尚不明确,具有复发倾向,故临床疗效的判定应是防止其复发。患者服14剂之后症状明显好转;继服30剂后症状明显消失,大便成形,纳食可;随访半年再未复发,经结肠镜检溃疡糜烂面愈合,达到临床治愈标准。

(三)临床应用综述

1. 中医方面　赵长普教授认为克罗恩病的中医治疗应注重整体调理,以健脾益气、清热解毒、活血化瘀、调和肠胃为主要原则。常用的治疗方法包括内服中药、外敷药物、针灸与推拿。根据患者症状的不同,可进行辨证施治,灵活加减药方。针对脾胃虚弱者,可选用补脾益气方,如四君子汤加减。对于湿热内蕴者,可选用清热利湿,如葛根芩连汤。气滞血瘀明显的患者,可选用血府逐瘀汤。根据患者的具体表现,配合调节饮食和生活作息,能显著改善症状。

2. 西医方面　赵长普教授在西医方面治疗克罗恩病主要采用抗炎、免疫调节和手术治疗等手段,旨在缓解炎症、减轻症状和预防并发症。常用药物包括:氨基水杨酸类药物(如美沙拉嗪),用于轻中度炎症控制,减少复发。皮质类固醇(如泼尼松),适用于中重度急性发作,具有强效抗炎作用,但长期使用需注意副作用。免疫调节剂(如硫唑嘌呤、甲氨蝶呤),帮助降低免疫反应,延缓疾病进展。生物制剂(如英夫利昔单抗),靶向抑制炎症介质,适用于严重难治型患者。对于出现肠道严重狭窄、穿孔或脓肿的患者,可能需要手术治疗,包括肠切除术或造瘘术。结合饮食管理和心理支持,可提高患者的生活质量。

3. 药物配伍

木香、黄连、乌梅:木香味辛苦性温,具有行气止痛,温中和胃之效。黄连味苦性寒,具有泻火燥湿,解毒杀虫之效。乌梅味酸涩性平,具有敛肺止咳,涩肠止泻,止血生津,安蛔之效。赵长普教授认为乌梅与黄连合用,酸苦并用,清热燥湿而不伤阴,涩肠生津而不留邪。木香辛开苦降,行肝散滞,能有效疏理肠道瘀滞之气,尤其适用于泻痢后气滞引起的腹痛。其归脾、胃、大肠、三焦、胆经,临床上常用于调理脾胃功能紊乱,缓解腹痛与肠痉挛,具有重要的临床价值。

金银花、五倍子:基于"肺与大肠相表里"理论,赵长普教授在治疗克罗恩病过程中常使用归肺经药物以求肺入大肠,常选金银花与五倍子。五倍子经酒或茶制后,具有清热化痰、涩肠止泻之效,常用于久痢脱肛。《中药大辞典》记载其"清肺化痰,定嗽解热,生津止渴,止下血,久痢,脱肛"。配合金银花使用,金银花味甘性寒,具有清热解毒,疏散风热之功效。两者合用,清肺化痰,肃降肺气,改善大肠传导功能,缓解腹泻与下痢。

　　黄芪、当归、山楂:在选用补益气血的药物时,赵长普教授常选用黄芪、当归等促进气血流动的药物。黄芪味甘性温,具有补气升阳、益卫固表之效,能提畅下焦瘀阻气机,促进脾胃功能恢复。同时,黄芪补脾亦可补肝气,有助于改善慢性消耗性疾病中的气虚表现。当归味甘辛性温,具有补血活血,润肠通便之效。其活血养血功效显著,可促进肠腑瘀滞下行,改善肠道血液循环,缓解慢性炎症导致的肠道不适。山楂味酸甘性微温,具有消食化积、活血化瘀之效,能有效防止食物在肠腑内滞留,避免肠道瘀滞加重。同时,山楂助消化,增强水谷精微的吸收,充分鼓舞正气,帮助患者恢复脾胃功能与全身能量水平。

第二十章　直肠癌

【疾病概述】

(一)现代医学认识

直肠癌(carcinoma of the rectum)是指从齿状线至直肠乙状结肠交界处之间的癌,是消化道常见的恶性肿瘤之一。以腹膜返折为界分为上段直肠癌和下段直肠癌,也可分为低位直肠癌(距肛缘 5 cm 以内)、中位直肠癌(距肛缘 5 ~ 10 cm)和高位直肠癌(距肛缘 10 cm 以上),以肿瘤下缘确定位置。直肠癌位置低,容易在直肠指诊及乙状结肠镜下诊断。但因其位置深入盆腔,解剖关系较为复杂,手术不易彻底根除,术后复发率较高。中下段直肠癌与肛管括约肌解剖位置接近,如何保留肛门及其功能是手术的一个难题,是手术上争论较多的一种疾病。我国直肠癌发病年龄中位数在 45 岁左右。发病率男性要高于女性,青年人的发病率有升高趋势。

我国结直肠癌发病率、死亡率在全部恶性肿瘤中分别位居第 2 和第 5 位,其中 2020 年新发病例 55.5 万,死亡病例 28.6 万。最近的资料显示结肠癌和直肠癌发生率逐渐靠近,有些地区已接近 1∶1,主要是结肠癌发生率增高所致。低位直肠癌所占的比例高,约占直肠癌的 60% ~ 70%,绝大多数癌肿可在直肠指诊时触及。上段直肠癌的细胞生物学行为与结肠癌相似,根治性切除术后 5 年总生存率与结肠癌也相近,中低位直肠癌在 50% 左右。

直肠癌的临床表现包括直肠出血、排便改变(便秘、腹泻、黏液便)、腹痛或不适、贫血(疲劳、乏力、头晕、心悸)、体重减轻、直肠狭窄、腹块,以及淋巴结肿大。这些症状的表现程度可能因肿瘤的位置、大小和阶段而有所不同。

直肠癌的发病与社会环境、生活方式(尤其是饮食习惯、缺乏体力活动)、遗传因素有关。目前认为其致癌过程是以饮食因素的作用为主,结合其他一些因素的多环节共同作用的结果。

直肠癌的诊断通常需要多个步骤的综合评估,包括临床症状的询问、体格检查、实验室检查、影像学检查和组织学检查。以下是一般用于直肠癌诊断的主要方法。①临床症状和病史:医生会详细询问患者的临床症状,如直肠出血、排便改变、腹痛、体重减轻等,同时了解患者的病史,包括家族史、既往疾病史等。②体格检查:医生会进行全面的体格检查,重点关注腹部和直肠区域。直肠指检是一个重要的步骤,可以检查直肠的状况,并寻找任何异常。③实验室检查:血液检查用于评估患者的全身健康状况,包括贫血指标、白细胞计数等。检查肝功能和肾功能也有助于评估患者的整体健康状况。④结肠镜检查:是确诊直肠癌的关键工具,通过直接观察直肠内壁,可以发现肿瘤、溃疡或息肉,并采集组织样本进行病理学检查。⑤放射学检查:包括 CT 扫描、MRI 和 PECT 等,用于评估肿瘤的大小、位置、淋巴结侵犯等信息。⑥组织学检查(活检):通过结肠镜检查时获取的组织样本进行病理学检查,可以确认是否存在癌症细胞,确定肿瘤的类型、分级和分期。

直肠癌主要治疗手段包括手术(根治治疗、姑息治疗)、放射治疗和化学治疗和其他治疗。手术是直肠癌的主要治愈方法。术前(新辅助)和术后(辅助)的放射治疗和化学治疗可一定程度上提高治愈机会。肿瘤分期指导治疗方案:Ⅰ期不建议新辅助或辅助治疗;Ⅱ~Ⅳ期中低位直肠癌建议新辅助放化疗;Ⅲ~Ⅳ期直肠癌建议辅助化疗,高危Ⅱ期也可获益。姑息治疗适用于无法进行治愈性手术的晚期直肠癌,原则是尽量解除痛苦、改善生活质量、延长生命。其他治疗指直肠癌形成梗阻且不能手术者,可采用烧灼、激光或冷冻等局部疗法,或放置金属支架或肠梗阻导管以减轻梗阻。手术无法切除的多发肝转移,可采用超声或 CT 引导的介入消融尽量减少病灶。晚期患者应注意支持治疗,以改善生活质量为原则。

(二)传统医学认识

直肠癌临床表现在古代中医典籍描述中,其特点类似于"内科癌病、肠覃、积聚、脏毒、肠风、肠癖、锁肛痔"等范畴。

《灵枢·水胀》说:"肠覃何如?岐伯曰,寒气客于肠外,与卫气相搏……肉乃生。其始也,大如鸡卵,稍以益大,至其成也,如怀子之状,久者离岁,按之则坚,推之则移……"其症状的描述颇似结肠癌腹内结块的表现。《诸病源候论·积聚症瘕候》记述:"症者,由寒温失节,致脏腑之气虚弱,而饮食不消,聚结在内,染渐生长块段,盘劳不移动者,是症也。言其形状,可征验也。"有助于了解大肠癌的病因、症状和体征。明代《外科正宗·脏毒》说:"蕴毒结于脏腑,火热流注肛门,结而为肿,其患痛连小腹,肛门坠重,二便乖违,或泻或秘,肛门内蚀,串烂经络,污水流通大孔,无奈饮食不餐,作渴之甚,凡此未得见其生。"类似于大肠癌的病因、主要症状,并明确指出预后不良。清《外科大成·沦痔漏》说:"锁肛痔,肛门内外犹如竹节锁紧,形如海蜇,里急后重,便粪细而带扁,时流臭水,此无治法。"上述症状的描述与直肠癌基本相符。本病的治疗,《素问·六元正纪大论》提出了"大积大聚,其可犯也,衰其大半而止,过者死"的内科治疗原则;《后汉书》中有华佗进行"刳破腹背,抽割积聚"进行外科手术的记载。这种采用内科或外科治疗本病的方法,迄今仍有重要的指导意义。中医药治疗本病所采用的方药散见于中医治疗积聚、症瘕、痢疾、脏毒等病证中,如《素问玄机原病式》的芍药汤、《济生方》的香棱丸、《疡医大全》的化痞丸、《医林改错》的少腹逐瘀汤等。

中医将直肠癌病因分为内因和外因。内因主要有素体虚弱、脾肾亏虚、情志不畅、起居不慎等。外因如饮食不节、外感六淫邪气等。内因外因共同作用,导致正虚邪实。正气亏虚,邪实阻滞即直肠癌发病的主要病机。早期多以湿热、瘀毒偏盛为主要特点。疾病缠绵日久,久病及肾,因此晚期多致脾肾亏虚,正虚邪恋。中医理论的精髓是整体观念和辨证论治。根据上述病因病机,中医诊治直肠癌,在祛邪的同时,强调扶助正气的重要性。所谓"正气存内,邪不可干"。正气亏虚的状态下,患者易于感受饮食、情志、外感等因素,感受外邪会导致正气亏虚的加重。内因、外因的长期共同作用,最终导致疾病进展。

目前中医对直肠癌辨证论治的经验,大多照顾正虚和邪实两方面,根据矛盾的主次决定治疗方案。总体而言,早期直肠癌多为湿热、瘀毒偏盛等邪实证为主,治疗以祛邪为主;晚期脾肾阴阳气血诸虚,治疗以扶正固本为主。

中医药遵循整体合一、辨证论治的治疗原则,因人制宜,治疗过程注重生活质量的提升。在我国,术后辅助化疗联合中医治疗,较单一西医常规术后辅助化疗可降低结直肠癌术后患者的复发转移率,亦可减缓化疗中的毒副反应,与单纯常规西医治疗比较,可延缓晚期结直肠癌病情进展、延长患者生存期、提高近期及远期疗效、改善患者生活质量。

【内镜征象】

本病是全球癌症相关死亡的常见原因之一,其早期症状可能包括腹泻、便秘、便血、腹痛、不明原因体重减轻、疲劳和铁含量低等。由于直肠癌位置低,医生可以在直肠指诊及乙状结肠镜下观察到肠道的详细情况,包括病变的大小、形态、颜色、血管纹理等,从而对直肠癌进行准确的诊断和治疗。

内镜下根据形态变化分类,本病可能呈现为隆起型、平坦型或凹陷型病变。隆起型病变表现为肠壁上的肿块;平坦型病变则是黏膜表面的平坦区域,可能伴有轻微的隆起或凹陷;凹陷型病变则表现为黏膜表面的凹陷或溃疡。若在放大内镜下,可以观察到腺管开口的不规则性,这可能是癌变的一个信号。故医者需重视内镜的应用。

【内镜临床征象与中医辨证】

(一)内镜临床征象及辨证分型

目前内镜下直肠癌的中医证型尚未统一,现代医家在行医时大多根据其临床经验对其进行辨证。结合本病病因病机及内镜特点,赵长普教授将其分为湿热蕴毒证、气阴亏虚证、脾虚气滞证、脾肾亏虚证4个证型。

1. 湿热蕴毒证　多因饮食不节,感受外邪,忧思抑郁,久泻久痢,劳倦体虚,湿毒蕴结等因素损伤脾胃,导致脾胃运化失司,大肠传导功能失常,湿热内生,热毒蕴结,流注大肠,瘀毒结于脏腑,火热注于肛门,结而为癌肿,日久变生直肠癌;或因素体正虚,脏腑功能失调,脾气虚弱则运化失调,致湿热邪毒蕴结,浸淫肠道,湿毒瘀滞凝结而成肿瘤,为湿热瘀毒蕴结型。如图20-1、图20-2所示,肠腔内有少量新鲜血液残留,外表见不规则增生性隆起,中间凹陷溃疡,覆盖污秽苔,周围增生。湿热蕴毒型直肠癌内镜下表现通常如下。①黏膜改变:通常可能会观察到直肠黏膜充血、肿胀,呈现出暗红色,部分区域可能有黏膜的糜烂、溃疡形成。②肿物形态:可能会见到突出于肠腔的肿物,形态不规则,表面可能不光滑,质地脆,触碰易出血。③管腔狭窄:肿物的生长可能会导致肠腔不同程度的狭窄,内镜通过时可能会有一定阻力。④分泌物异常:局部可能会有较多的脓性、血性分泌物,甚至可能出现黏液样物质附着在黏膜表面或肿物上。⑤周围黏膜改变:在肿物周围的黏膜,可能还会出现颗粒样增生、息肉样改变等情况。⑥侵犯深度:内镜下有时可以初步判断肿物侵犯肠壁的深度,对于评估病情有一定帮助。

治疗脾胃虚弱运化失司型患者,治疗以益气健脾、健脾补肾、补益气血、滋补肝脾为主。基本方为：太子参、党参、白术、茯苓、法半夏、木香、陈皮、山药、扁豆、炒谷芽、炒麦芽、炒鸡内金、甘草。思路为扶正以祛邪。胡志敏教授治疗脾虚湿热瘀阻的患者，以清热利湿、健脾益气、解毒散结为组方原则。自创"肠积消方"为主方，药物组成：藤梨根、红藤、茯苓、薏苡仁、半支莲、白花蛇舌草、蒲公英。其中藤梨根、白花蛇舌草、红藤、半枝莲、蒲公英合用共奏清热解毒、散瘀散结之效。薏苡仁、茯苓合用共奏扶正健脾之功效。

2. 气阴亏虚证　直肠癌是正气不足加之邪毒伤耗导致以正虚邪实为病机的疾病。其主要邪气为热毒，热毒内蕴日久耗气伤阴，以气阴两虚为主要辨证分型，正气耗损，气阴两亏，邪毒侵犯脏腑经络，邪气逐渐耗伤正气，最终邪盛正衰导致气血阴阳俱虚，阴阳离诀为气阴亏虚型。如图20-3、图20-4所示，见环周型增生隆起，局部中央凹陷溃疡、覆脓腐苔，表面充血发红，管腔狭窄，多处增生隆起、局部片状溃疡，牵拉明显，从中医的角度来看，气阴亏虚型直肠癌患者可能在内镜下表现出一些与正气不足、阴液亏损相关的间接征象。①肠壁黏膜的色泽：可能较为暗淡，缺乏光泽，反映出气血不足的状态。②溃疡面的形态：如果肿瘤呈现溃疡型，其溃疡面可能较为干燥，渗出物较少，与湿热内蕴型直肠癌的湿润、渗出物较多的溃疡面有所不同。③肿瘤周围的血管：可能较为细弱，反映出气血运行不畅的情况。

根据疾病进展规律，在治疗直肠癌时，益气养阴的治法贯穿疾病的始终。临床多以沙参麦冬汤为主方，结合辨证加减。初期以攻为主，重用清热利湿、活血化瘀、软坚散结等方法，兼以益气养阴；中期攻补兼重，多清热利湿，软坚散结，解毒消积等法与益气养阴、养肝益肾、气血双补等法兼重；晚期重视益气养阴、健脾和胃，滋阴壮阳等法，以补益正气，以求"养正积自消"。

3. 脾虚气滞证　大肠的生理功能与脾密切相关，脾以升为健，肠腑以降为顺脾虚失运，水谷精微输布失常，气血生化乏源，脏腑失养，则正气亏虚；脾虚导致痰湿积聚，湿毒内生，日久化热，邪毒湿热蕴藉，下注浸润肠道，局部气血运行不畅，湿毒瘀滞凝结成肿块为脾虚气滞证。如图20-5、图20-6所示，一大小约30 mm×10 mm隆起性病变，表面发红粗糙，距肛缘5～10 cm见黏膜纠集、表面粗糙发红、散在增生隆起，肠腔狭窄，余所见肠黏膜光滑，结肠袋规则，血管清晰，未见糜烂、溃疡及异常隆起，肠腔内无血迹。对于脾虚气滞型直肠癌，从中医理论推测其可能在内镜下有以下一些间接的相关表现。①肿物质地：肿物可能质地较软，发展相对较为缓慢，这可能与脾虚导致正气不足，肿瘤生长相对缓慢有关。②黏膜色泽：肠黏膜色泽可能较为苍白，缺乏红润，反映出脾气虚弱，气血生化不足。③血管形态：肿瘤周围的血管可能不够充盈，血流相对缓慢，显示出气机阻滞，气血运行不畅。

　　根据脾虚气滞的病机，治疗以守中调气为主要原则。对于脘腹胀满，四肢乏力，面色萎黄，舌苔白腻，脉细缓的患者，给予四君子汤加减补气健脾。方中人参、白术、茯苓、甘草平补脾胃之气，半夏、陈皮理气化湿。伴有乏力严重者可加黄芪；脾虚湿盛者可加白扁豆、莲子、淮山药等健脾止泻。如果患者以腹部胀满、胸胁作痛为主要症状，以疏肝理气法治疗。常用药物：防风、柴胡、香附、郁金、陈皮、乌药、川楝子、延胡索、佛手等。肝克脾，肝强则脾弱，采用疏舒肝理气法使肝气调达，则脾气渐旺，气滞得解。如患者中焦气机升降失调则以补中益气汤补益升提中气或以理气和胃降逆之法治疗胃气上逆。总之不离调理气机。

　　4. 脾肾亏虚证　直肠癌病因主要有素体虚弱，脾肾不足，饮食因素，起居不节，感受外邪，忧思抑郁等几个方面。根据其临床分期不同，各阶段中医病机亦不相同。其核心病机是"正虚为本"。以脾虚为始动因素气机失于运化，是病情进展的主要原因，久病及肾，又因肝肾同源，故脾肾双亏或肝肾两虚是终末期根本因素。正虚与邪实，二者互为因果，互相促进，最终形成恶性循环，即脾肾亏虚型。如图20-7、图20-8所示，全结肠黏膜色素沉着，色泽晦暗，呈轻度豹纹状改变；结肠、直肠多发息肉隆起，表面充血；见近环周结节样病变，表面糜烂，渗血，覆污秽苔，管腔通畅。中医的脾肾亏虚型诊断从中医理论推测其可能在内镜下有以下一些间接的相关表现。①肿瘤质地：质地可能相对较软，这可能与脾肾亏虚导致的正气不足，肿瘤生长动力较弱有关。②黏膜色泽和质地：肠黏膜色泽可能较为暗淡，缺乏光泽，质地可能较为脆弱，容易出血，反映出脾肾亏虚，气血不足，无法滋养黏膜。③血管分布：肿瘤周围的血管分布可能较为稀疏，血管充盈度不佳，提示脾肾亏虚影响了气血的生成和运行。

　　该病的发病与环境因素，特别是饮食和生活方式密切相关，各种致病因素，无论饮食不节、外邪入侵，还是房劳过度、情志内伤，以致气滞、血瘀、痰凝、热毒等证候要素出现，各种邪气长期留连于经脉不解时，就会在局部络脉形成绝对优势，即闭阻络脉，使正气不能到达，局部精血、津液不得气化而凝聚，络脉闭阻，从而形成肿瘤，此为病之标。肠癌的发病是个缓慢的过程，脾虚是始动因素。中焦脾胃位居人体中央，人们过食肥甘，安居不劳情志抑郁，损伤脾胃。脾虚运化失司，酿湿生痰，气机不畅，大肠为传承糟粕之官，脾虚生痰之邪均受于大肠，湿痰邪毒，瘀滞积结肠道，渐成肠癌。因此，脾虚为始动之因素，正如《景岳全书·积聚》说："凡脾肾不足及虚弱失调之人多有积聚之病,盖脾虚则中焦不运,肾虚则下焦不化,正气不行则邪滞得以居之。"又《医宗必读》提出："积之成也,正气不足而后邪气踞之。"脾居中央属土,为后天之本,五脏六腑之源,气机升降之枢纽。情志虽先伤所藏之脏,终将影响脾胃的纳化功能而导致气血化生障碍,运行输布失常,精血耗伤,百病由生。

如长期脾虚运化无力,导致气血瘀滞,即使肠部肿物局部切除,但因气机仍阻滞不畅,血行瘀阻,"余毒未清"是肿瘤转移最基本的因素。余毒留著日久,复发转移,积而不消,终致不治。久病及肾,加速病情恶化和肿瘤转移扩散。晚期以虚证为主,脾肾双亏或肝肾两虚是终末期特点。

临证多合理应用攻敛法,若湿毒蕴结大肠导致的便秘,常伴有里急后重、腹胀腹痛,根据"六腑以通为用"的原则,采用"下"法治疗,常选用清热泻下、攻积导滞的大黄、枳实、瓜蒌仁、郁李仁等,以达到荡涤湿热毒邪、清除宿滞疗血、减轻局部炎症水肿的目的。泄泻同样也可以,由于湿热下注、传化失常,症状以泄泻频作,泻而不爽,伴有里急后重、腹胀腹痛、肛门灼热、便脓血而恶臭为主,此时应该采用"通因通用"的原则,同样采用"下"法,以清除肠中蕴结之湿毒,达到不止泻而泻止的目的。

"敛"法是指选用具有收涩敛肠功能的药物,如乌梅、诃子、川石斛、赤石脂、禹余粮等,以涩肠敛泻、防止通下太过损伤津液。

目前已有诸多文献研究证实中医综合治疗模式使直肠癌患者提高了生活质量,树立了抗癌的信心。我们应继续挖掘、继承前辈们的宝贵经验,不断开拓进取,力求更好地为广大患者延长生命、减轻痛苦。

赵长普教授从事中医药防治肝胆脾胃系统疾病的研究二十余年,具有丰富的临床经验,导师强调在治疗中必须坚持辨证与辨病相结合的原则,遣方用药时尽可能地选用既符合辨证分型的治则又经现代药理研究证实具有抗癌或抑癌活性的清热、解毒、利湿、理气、化瘀作用的中药组成方剂。如在扶正培本的同时选用拔契、野葡萄藤、藤梨根、红藤、败酱草、苦参、芙蓉叶、白头翁等清热解毒之品,以使扶正和祛邪、辨证与辨病相结合,增强疗效。根据正虚和邪实矛盾的主次,直肠癌的扶正与祛邪需要调整比例扶正强调健脾,进而脾肾双补或滋补肝肾。赵长普教授临证常用四君子汤加减用太子参、白术、茯苓、甘草、黄芪等,旨在防止复发和转移。合并肾虚者,常于健脾方剂之中加入补肾之品,如女贞子、旱莲草、菟丝子、补骨脂等,使人体的正气康复,进而预防术后复发与转移。祛邪尤重解毒通络,贯穿治疗始终,临证时灵活运用疏肝、化痰、利湿、活血化瘀之法疏通经络。

(二)医案实践

案例一

张某,男,78岁,2019年1月8日初诊。诉直肠癌术后两月余,淋巴结转移。2018年11月29日,于山西省某三甲医院行直肠癌手术切除术,术后病理:结合免疫组化诊为直肠低分化腺癌,淋巴结可见转移癌(5/16)。刻下见:精神萎靡,情绪低落,身软乏力,头晕眼花,口干欲饮,腹部不适,不欲食,入睡困难,排便无力或伴下坠感。舌淡苔薄,左脉沉细。诊断:(脾虚气陷,运化无力型)大肠癌(西医称为直肠低分化腺癌术后,淋巴结转移)(图20-9)。治则:益气养阴,健脾助运。方药:黄芪30 g,党参10 g,炒白术15 g,升麻6 g,柴胡10 g,当归10 g,陈皮10 g,半夏10 g,麦冬15 g,五味子10 g,砂仁(后下)10 g,焦三仙各15 g,浙贝母30 g,炒酸枣仁30 g,远志20 g,甘草6 g。14剂,水煎服,每日1服,早晚分服。

二诊:患者诸症较前均有好转,但仍排便无力,时伴下坠感,便质不成型,详细辨证后认为仍属脾虚气陷、运化无力证,均继续守方治疗。

三诊:头晕、乏力明显好转,情绪、食纳、睡眠均佳。刻下:略感疲乏,偶有口干,食欲、睡眠可,二便调。舌淡红,苔白,脉弦细。辨证:脾气亏虚。治疗:补中益气汤加减。处方:黄芪30 g,炒白术15 g,升麻6 g,柴胡10 g,当归10 g,陈皮10 g,半夏10 g,黄连10 g,麦冬15 g,五味子10 g,砂仁(后下)10 g,焦三仙各15 g,浙贝母30 g,山慈菇30 g,甘草6 g。30剂,煎服法同上。

电话随诊(2019年5月10日):患者自述服药期间精力充沛,食眠便均可,一如常人,其间复查时未见复发及转移。

按:此病应紧抓术后正气亏损、脾胃虚弱的主线,故此案以补中益气汤合生脉散为基础。首诊中,处方用药以恢复脾胃运化功能为主,在补中益气汤的基础上加砂仁、焦三仙等健脾助运化。诊至四诊时,患者诸症悉平,继续立足脾胃,扶正抗邪,标本同治以善后。

案例二

封某,女,63岁,已婚。初诊:2010年8月26日。主诉:间断性腹泻1月余。现病史:

患者 1 个月前因大便下血,排便规律改变,就诊于河北某医院,查电子结肠镜(2010 年 7 月 21 日)示:直肠癌(图 20-10)。病理示:(直肠)中一高分化腺癌,浸润肠壁全层至周围软组织;上下端未见癌,肠周淋巴结未见癌转移。遂于河北某医院行直肠癌根治术,术后进行 1 次化疗,后出现间断性腹泻,遇热加重。曾口服中药(具体不详)治疗,症状略有好转,反复发作,遂就诊于现医院。现症见:大便不成形,黏腻不爽,便前肢部隐痛,里急后重,一日 7~8 行,无黏液脓血,左下腹疼痛伴腹胀,伴有胸骨后烧灼感,嗳气,口干,口苦,神疲乏力,久坐则头晕,纳呆,寐不安,小便频数,舌红苔黄腻,脉弦细滑。西医诊断:直肠癌术后。中医诊断:泄泻(浊毒内蕴,清阳不升证)。治法:化浊解毒,健脾升清。治疗:黄连解毒汤合参苓白术散加减。处方:藿香 15 g,佩兰 15 g,砂仁 15 g,紫豆蔻 15 g,茵陈 15 g,黄连 15 g,黄芩 15 g,黄柏 15 g,苦参 15 g,全蝎 9 g,蜈蚣 2 条,生石膏 30 g,瓦楞子 25 g,茯苓 I5 g,白术 9 g,甘草 9 g,半枝莲 15 g,灵芝 12 g,升麻 9 g,白花蛇舌草 15 g。14 剂,日 1 剂,水煎服,共取汁 400 mL,分早、晚两次温服。

二诊:2010 年 9 月 10 日。患者服药后仍大便不成形,黏腻不爽感较前好转,便前腹部隐痛、里急后重减轻,一日 4~5 行,无黏液脓血,仍觉腹痛腹胀,伴有胸骨后烧灼感,口干、口苦,神疲乏力,头晕,纳好转,寐安,小便可。舌红苔黄腻,脉弦细滑。诸症较前好转,说明药已中的,此为浊毒之邪渐解,调整方剂如下:去生石膏、甘草,加炒扁豆 12 g。14 剂,日 1 剂,水煎服,共取汁 400 mL,分早、晚两次温服。

三诊:2010 年 9 月 18 日。患者服药 7 剂后口干、口苦消失,大便黏滞不爽感消失,大便干稀不调,一日 4~5 行,纳好转,乏力,头晕不显,舌红,苔薄黄微腻,脉弦细。此为塞滞之浊毒渐排,在上方基础去砂仁、紫豆蔻、茵陈、苦参,加薏苡仁 15 g,山药 15 g,扁豆 15 g,鸡内金 15 g,焦三仙各 10 g。14 剂,水煎服,日 1 剂,共取汁 400 mL,分早、晚两次温服。

患者治疗期间上述症状偶有发作,均在此方基础上加减变化使用,每获良效,间断服用 3 年,随访 3 年未见复发。

按:中医药在肿瘤治疗中有独特优势,在肿瘤发生、发展过程中通过多成分、多靶点、多途径的协调作用来改善临床症状、增强患者免疫力和提高其生活质量、减轻放化疗不良反应、延长生存期。初期以浊毒壅滞肠道为主,正气尚耐攻伐,故以攻邪为主,兼以扶正;中间阶段正气渐伤,遂以扶正祛邪并重;后期以扶助正气,防其复发为主,投以参、芪、苓、术补五脏六腑之气,然全方不离全蝎、蜈蚣之类以毒攻毒、搜剔刮络。现代药理研究也证实了全蝎抗肿瘤的有效成分为蝎毒,全蝎及其提取物除可直接杀伤或抑制肿瘤细胞之外,还可提高机体自身抗肿瘤的免疫能力,兼具预防及治疗的双重作用。

(三)临床应用综述

赵长普教授从事中医药防治肝胆脾胃系统疾病的研究二十余年,具有丰富的临床经验,导师强调在治疗中必须坚持辨证与辨病相结合的原则,遣方用药时尽可能地选用既符合辨证分型的治则、又经现代药理研究证实具有抗癌或抑癌活性的清热、解毒、利湿、理气、化瘀作用的中药组成方剂。

1. 中医治疗　赵长普教授认为中医治疗直肠癌思路为扶正以祛邪。以益气健脾、健脾补肾、补益气血、滋补肝脾为主。基本方为:太子参、党参、白术、茯苓、法半夏、木香、陈皮、山药、扁豆、炒谷芽、炒麦芽、炒鸡内金、甘草。如在扶正培本的同时选用拔葜、野葡萄藤、藤梨根、红藤、败酱草、苦参、芙蓉叶、白头翁等清热解毒之品,以使扶正和祛邪、辨证与辨病相结合,增强疗效。根据正虚和邪实矛盾的主次,直肠癌的扶正与祛邪需要调整比例扶正强调健脾,进而脾肾双补或滋补肝肾。导师临证常用参苓白术散加减用太子参、白术、茯苓、甘草、黄芪等,旨在防止复发和转移。合并肾虚者,常于健脾方剂之中加入补肾之品,如女贞子、旱莲草、菟丝子、补骨脂等,使人体的正气康复,进而预防术后复发与转移。祛邪尤重解毒通络,贯穿治疗始终,临证时灵活运用疏肝、化痰、利湿、活血化瘀之法疏通经络。除内服中药汤剂外,还可用中药穴位贴敷、耳穴压丸、针灸等中医外治法来实现扶正以祛邪的作用。

2. 西医治疗　结直肠癌的治疗手段包括内镜下切除、外科手术、化学治疗、放射治疗、靶向治疗及免疫治疗等。

(1)内镜黏膜下剥离术(ESD)和内镜黏膜切除术(EMR)是治疗早期结直肠癌的重要方法。目前,内镜黏膜切除术(EMR)已被广泛应用于消化道浅表病变的治疗,其治疗效果与外科手术相近,又可避免开腹手术带来的创伤和并发症,术后恢复快。

(2)手术是结直肠癌主要的治疗手段,2022年结肠癌NCCN指南仍将手术切除作为结直肠癌治疗的首选。此前的多项研究也证实,相比其他治疗方法,结直肠癌手术治疗的效果更为显著。

(3)化疗是目前治疗癌症的有效手段之一,和手术、放疗一起并称癌症的三大治疗手段。化疗是一种全身治疗的手段,无论采用什么途径给药(口服、静脉和体腔给药等),化疗药物都会随着血液循环遍布全身的绝大部分器官和组织。因此,对一些有全身播散倾向的肿瘤及已经转移的中晚期肿瘤,化疗都是主要的治疗手段。结直肠癌根据不同分期,可进行围手术期(术前新辅助治疗、术后辅助治疗)及晚期的药物治疗手段。另外,对于初始不可切除的晚期结直肠癌患者,也可以采用化疗作为转化治疗方案,来获得手术机会,实现肿瘤的切除。

(4)放射疗法是利用高能量束杀死癌细胞。能量束可能来自 X 线、质子或其他来源。由于直肠癌属于空腔脏器,所以很少采用放射治疗。放射治疗一般用于术前或术后来提高手术的完全切除率;对于某些不能耐受手术或者有强烈保肛意愿的患者,医生可能安排根治性放疗或放化疗;对于肿瘤局部区域复发和(或)远处转移的患者,放疗可以帮助缓解症状,改善生活质量。

(5)分子靶向药物治疗是近年新兴的一种治疗手段,因其具有高度选择性地杀死肿瘤细胞而不杀伤或仅很少损伤正常细胞的特点,安全性和耐受性较好、毒副作用相对较小。

(6)免疫检查点抑制剂可阻断免疫抑制通路,恢复体内免疫细胞对癌细胞的杀伤力,阻断肿瘤抗原性逃逸,因此,以 PD-1/PD-L1 单抗为代表的免疫检查点抑制剂在多种肿瘤治疗中都大有用武之地。目前已被批准用于结直肠癌的免疫药物包括抗 PD-1 疗法 Opdivo(nivolumab,纳武单抗)、Keytruda(pembrolizumab)、抗 CTLA-4 疗法 Yervoy(ipilimumab,易普利姆玛)。

3. 药物配伍

参苓白术散:由莲子肉、薏苡仁、砂仁、桔梗、白扁豆、白茯苓、人参、炙甘草、白术、山药组成。参苓白术散中人参大补脾胃之气,白术、茯苓健脾渗湿,共为君药。山药、莲子肉既能健脾,又有涩肠止泻之功,二药可助参、术健脾益气,兼以厚肠止泻;白扁豆健脾化湿;薏苡仁健脾渗湿,二药助术、苓健脾助运,渗湿止泻,四药共为臣药。佐以砂仁芳香醒脾,行气和胃,既助除湿之力,又畅达气机;桔梗宣开肺气,通利水道,并能载药上行,以益肺气而成培土生金之功。炙甘草健脾和中,调和药性,共为使药。诸药相合,益气健脾,渗湿止泻。

苓桂术甘汤:由茯苓、桂枝、白术、炙甘草组成。以甘淡之茯苓为君,健脾利水渗湿,消已聚之饮,杜生痰之源。臣以桂枝温阳化气。苓、桂相伍,温阳行水之功著,为阳虚水停之常用配伍。再佐以白术健脾燥湿,苓、术相须,健脾祛湿之力强,是治病求本之意。

又辅以炙甘草,补中益气,其合白术,益气健脾,崇土制水;配桂枝,辛甘化阳,温补中焦,并可调和诸药,而兼佐使之用。四药相合,中阳得建,痰饮得化,津液得布,诸症自愈。

白头翁、败酱草:白头翁味苦性寒,具有清热解毒,凉血止痢之效;败酱草味辛苦性凉,具有清热解毒,排脓破瘀之效。赵长普教授认为若患者出现大便脓血黏液,泻下臭秽,为热毒炽盛,用药时加入此药以清热解毒,散血消肿。

补骨脂、肉豆蔻:补骨脂味辛苦性温,具有补肾助阳之效;肉豆蔻味辛苦性温,具有温中行气,消食,涩肠止泻之效。赵长普教授认为若患者下利清谷、腰酸膝冷之症突出,在用药时加入此药以温脾肾而涩肠止泻。

第二十一章　结肠癌

【疾病概述】

(一)现代医学认识

结肠癌是一种常见的发生于结肠部位的消化道恶性肿瘤,其恶性程度高、病情发展快、病情预后差。2022年全球结直肠癌新发病例192.6万,死亡病例90.4万,占全部恶性肿瘤发病和死亡的9.6%和9.3%。男性结直肠癌标化发病率(22.0/10万)和死亡率(9.9/10万)约为女性标化发病率(15.2/10万)和死亡率(6.5/10万)的1.5倍。结直肠癌发病率与经济发展水平呈正相关,高/极高人类发展指数(HDI)地区结直肠癌发病率是中/低HDI地区的3~4倍,死亡率是中/低HDI地区的2~3倍。结直肠癌的发生主要受到饮食、肥胖以及生活方式等因素的影响。近年来结直肠癌高发国家发病率的下降主要归因于健康的饮食结构以及结直肠癌筛查的广泛开展。早期结肠癌可无明显症状,病情发展到一定程度可出现下列症状:①排便习惯改变;②大便性状改变(变细、血便、黏液便等);③腹痛或腹部不适;④腹部肿块;⑤肠梗阻相关症状;⑥全身症状,如贫血、消瘦、低热、乏力等。

本病好发部位从高到低依次为乙状结肠、盲肠和升结肠、降结肠及横结肠。结肠癌发病机制非常复杂多样,其发病可能与以下疾病相关:溃疡性结肠炎、结肠息肉、结肠腺瘤、克罗恩病、血吸虫病、遗传因素等。结肠癌的病因是一个多因素的复杂过程。遗传因素在结肠癌的发病中发挥着关键作用,尤其是有家族史的人群患病风险较高。遗传性肠道疾病如家族性腺瘤性息肉病(FAP)和遗传性非息肉病性结肠炎(HNPCC)与结肠癌密切相关。年龄、肠息肉作为结肠癌的前体病变、慢性炎症性肠病、不健康的饮食习惯(高脂肪、低纤维、过多的红肉和加工肉制品)、肥胖、缺乏运动、吸烟、饮酒、糖尿病等因素也与结肠癌的发生相关。维持健康的生活方式、定期筛查,以及关注饮食习惯对于降低结肠癌的风险至关重要。及时采取预防措施有助于提高个体的整体健康水平，并减少结肠癌的发病风险。

本病的诊断涉及多个步骤，包括详细的病史和体格检查，实验室检查如血液测试和癌胚抗原测定，以及结肠镜检查，通过直接观察结肠内壁和采集组织样本进行病理学检查。影像学检查如 CT 扫描、MRI、超声、结肠造影和 PET-CT 扫描有助于评估肿瘤的大小、位置、淋巴结侵犯和是否有远处转移。胶囊内镜可提供全面的肠道图像。综合这些检查的结果，医生能够做出结肠癌的准确诊断，确定病变的性质、阶段和制订个体化的治疗计划。

（二）传统医学认识

结肠癌属于现代医学名词，古代中医学文献中对其并没有针对性的病名资料，根据结肠癌的临床表现，将结肠癌归属于祖国医学"肠覃""积聚""脏毒""癥瘕""肠风"等的范畴。古代医家对于结肠癌的描述最早见于《内经》，其言："肠覃何如？岐伯曰：寒气客于肠外，与卫气相搏，气不得荣，因有所系，癖而内著，恶气乃起，息肉内生"，阐明了结肠癌发病为寒邪侵犯肠道，与卫气相搏，邪正相争，气血阻滞，运行不畅，日久形成结块，发为本病。《灵枢》："人之善肠中积聚者……肠胃弱，恶则邪气留止，积聚乃伤。"说明了结肠癌发病之根本为肠胃虚弱。《诸病源候论》云："其病不动者，名为癥；若病虽有结瘕而可推移者，名为瘕，瘕者假也。"形象地描述了结肠癌的临床症状为腹内肿块，并提出了肿块活动度辨别癥、瘕的方法。说明古代医家对于结肠癌的发病、临床表现已经有了很深刻的认识。

祖国医学认为结肠癌的发生与先天因素、外感六淫、内伤七情、饮食不节、正气虚损相关，病理因素主要有气、瘀、痰、毒。《内经》云："喜怒不适……寒温不节，邪气胜之，积聚已留。"《景岳全书》言："积聚之病，凡饮食、血气、风寒之属，皆能致之。"总结古人经验，结肠癌的病机为正气亏虚，邪毒内侵，是内因、外因共同作用所致。结肠癌病位在肠，与脾、肝、肺、肾密切相关。结肠属于六腑，"传化物而不藏"，传导糟粕，以通为用，结肠生理功能的正常运行与脾胃的运化功能、肝的疏泄功能、肺的肃降功能、肾气的推动、肾阳的温煦和肾阴的濡养功能密切相关。

近年来的研究表明，中医在结肠癌的治疗作用愈发突出，中西医结合治疗的方案更为患者所接受。患者在接受手术、放化疗或者靶向治疗后，或多或少会面临着相关不良反应所带来的困扰,如术后腹泻、化疗的胃肠道反映、放射性肠炎等,这些不良反应严重时还可能会导致治疗的暂停。研究表明,中医药在结肠癌治疗过程中的参与不但能够提高患者的免疫力,还可以通过改善化疗后恶心、呕吐和腹泻等症状,从而提高患者的生存质量,使患者在化疗过程中依从性更高。中药汤剂考虑证的动态变化,能因人因时因地随证加减,易于个体化辨证,贯穿于结直肠癌治疗的任何阶段,在改善生活质量、提高生存率等方面发挥着明显优势。同时,近年来中医药在防治结肠癌术后复发方面的研究日益增多,研究证明祛除癌毒、化痰利湿、活血化瘀、健脾益肾扶正等治法能明显降低结肠癌患者术后的复发转移率,延长生存期,在结肠癌防治中展现了一定的疗效,显示了中医药的独特优势。

【内镜征象】

结肠癌是消化道常见的恶性肿瘤之一,早期发现、早期诊断、早期治疗是提高患者生存率,延长患者寿命的主要手段和方法,早期结肠癌由于缺乏临床表现,早期发现较为困难。但结肠镜能直视下观察整个大肠的黏膜情况,并能同时进行活检,因而易于发现大肠多部位病变,了解病灶的大小、形态、颜色、位置,并可发现微小病变,由于大肠癌有多发特点,因此,医者应重视对直肠癌患者做全结肠检查。

结肠癌在内镜下表现为:Ⅰ型早期结肠癌内镜所见为自肠壁向腔内生长的局限性隆起,表面光整或凹凸不平,或呈多结节样,边界多较清晰,正常黏膜消失。Ⅱa型早期结肠癌内镜所见基本同Ⅰ型,腔内凸起程度较轻。Ⅱa+Ⅱc型病变见局部肠壁不规则充盈缺损伴肠壁破溃,正常黏膜消失,边界尚清晰。大肠侧向发育型肿瘤(LST型)内镜所见表现为颗粒状或结节状低隆起性病变,病变范围较广。

【内镜临床征象与中医辨证】

(一)内镜临床征象及辨证分型

目前本病的中医证型尚未统一,现代医家在行医时大多根据其经验对结肠癌患者进行辨证。结合本病病因病机特点,赵长普教授将结肠癌分为气血两虚证、脾肾阳虚证、肝肾阴虚证、肝郁脾虚证、湿热内蕴证、瘀毒内阻证六大证型。不同证型在结肠镜下表现存在差异性。

1. 气血两虚证　结肠癌在内镜下的辨证要点如下。①黏膜色泽：通常可见肠黏膜色泽较为苍白，失去正常的红润，这可能反映了气血不足导致的黏膜营养供应不良。②血管纹理：血管纹理可能变得模糊不清或纤细，显示气血虚弱时肠道黏膜的血液循环不够充盈。③黏膜形态：黏膜可能呈现出较为松弛、薄弱的状态，缺乏弹性和张力，这是气血无法滋养黏膜使其保持良好状态的表现。④溃疡和肿物特征：如果存在溃疡，溃疡底部可能较为苍白，周边的炎症反应相对较轻，这与气血两虚导致的机体修复能力和防御反应较弱有关。肿物的表面可能较为暗淡，质地相对柔软，生长速度可能较慢。⑤分泌物情况：肠道分泌物可能相对较少，黏液稀薄，这也与气血虚导致的津液生成不足有关。⑥肠道蠕动：肠道的蠕动可能较为缓慢，动力不足，反映了气血虚衰对肠道功能的影响。综上所述，结肠镜检查中结肠黏膜以苍白失润为主，结肠黏膜苍白变薄，弹性下降，质脆易出血，镜下少见活动性出血及息肉，若见溃疡，表面相对比较干净，很少覆有污秽之苔，无脓性分泌物，若见隆起型癌肿，表面粗糙，呈淡红色，质脆易出血，可辨为气血两虚证。如图21-1、图21-2所示，不规则息肉样隆起，带亚蒂，表面黏膜粗糙，触碰易出血，边界不清，管腔狭小，内镜勉强通过。

2. 脾肾阳虚证　结肠癌在内镜下的辨证主要包含以下几个关键方面。①黏膜色泽和质地：肠黏膜色泽可能偏淡白或灰暗，质地显得较为疏松，缺乏正常的紧致和光泽。这暗示着阳气不足，无法温煦和滋养肠道黏膜。②血管表现：血管纹理可能不清晰，血管充盈度欠佳，反映出脾肾阳气虚衰导致的血液循环不畅。③肿物和溃疡特征：肿物表面可能较为黯淡，形态相对不规则，生长较为缓慢。溃疡底部可能颜色偏淡，周边组织的炎症反应相对不剧烈，这与脾肾阳虚致使机体的抵抗和修复能力较弱有关。④分泌物情况：肠道分泌物可能较为清稀，量相对较少，表明阳气虚弱，无法正常运化水液。⑤黏膜弹性和蠕动：黏膜弹性较差，肠道蠕动可能迟缓无力，体现了脾肾阳虚对肠道功能的不良影响。⑥肠腔形态：肠腔可能较为狭窄，这是由于阳气不足，肠道的正常舒张和收缩功能受到限制。在临床实践中，医生还需要综合考量患者的全身症状，比如是否有畏寒肢冷、腰膝酸软、腹部冷痛、大便溏薄、五更泄泻等表现。同时，通过脉象和舌象的检查来进一步确认，脾肾阳虚型患者的脉象通常沉细无力，舌象多为舌淡胖，苔白滑。综上所述，结肠镜下表现为结肠黏膜以淡红色或苍白色为主，镜下多见隆起型病变，结肠黏膜脆性增加，弹性下降,少见活动性出血及结肠息肉。癌肿表面色淡,很少出现糜烂出血及小溃疡。可辨为脾肾阳虚证。如图21-3、图21-4,环周增生隆起,表面绒毛状,中央凹陷溃疡,覆污苔,管腔狭窄,基底硬,质脆,血管清晰,未见糜烂、溃疡及异常隆起,肠腔内无血迹。

3. 肝肾阴虚证 结肠癌在内镜下的辨证要点如下。①黏膜色泽与形态:肠黏膜可能呈现出干红少津的状态,色泽偏红或暗红,黏膜形态可能较为粗糙,缺乏水润和光滑感。这往往提示阴虚导致的津液不足,无法濡润肠道黏膜。②血管纹理:血管纹理可能增粗、迂曲,且较为明显,这与阴虚内热、血液运行加速有关。③肿物和溃疡特点:肿物表面可能干燥,容易出血,溃疡底部及周边组织可能红肿较明显,这反映了阴虚火旺所导致的局部炎症反应较为强烈。④分泌物状况:肠道分泌物较少,且质地较为黏稠。⑤黏膜弹性:黏膜弹性可能降低,显得较为僵硬,这是由于阴液亏虚,无法维持黏膜的柔软和弹性。⑥肠腔变化:肠腔可能相对较窄,肠道的舒张功能可能受到一定影响。在实际诊断中,医生还会详细询问患者的症状,如是否有头晕目眩、耳鸣健忘、腰膝酸软、口燥咽干、五心烦热、盗汗等表现。同时,通过脉象和舌象来辅助判断,肝肾阴虚型患者的脉象多细数,舌象常见舌红少苔或无苔。综上所述,在内镜下表现为结肠黏膜色红为主,不及湿热蕴结及瘀毒内结结肠黏膜颜色程度深,镜下少见活动性出血及息肉;隆起型癌肿表面粗糙,并散在糜烂出血点,质脆,触之易出血;溃疡型表面覆淡黄色苔或结有血痂,与周围组织边界清楚,周围组织黏膜充血并水肿,可辨为肝肾阴虚证。如图21-5、图21-6所示,可见结节样增生隆起,肠腔狭窄,表面粗糙糜烂、溃疡形成,覆污秽苔,质脆,基底韧,触之易出血。

4. 肝郁脾虚证 结肠癌在内镜下的辨证具有以下特点。①黏膜色泽:肠黏膜色泽可能偏暗,或者有不均匀的淡红与暗紫相间,这暗示着气血运行不畅,肝郁气滞可能导致的局部血瘀。②黏膜形态:黏膜皱襞可能出现不规则的增厚或变薄,表面可能略显粗糙,不够平整光滑,反映了肝郁脾虚影响肠道正常的营养供应和代谢。③血管表现:血管纹理可能不太清晰,走向紊乱,部分血管可能出现扩张或扭曲,显示肝郁气滞导致的气血瘀滞,影响了血管的正常形态和分布。④肿物特征:肿物的边界可能不太清晰,形态不太规则,质地可能不均匀,这与肝郁脾虚所引起的体内代谢紊乱和免疫调节失衡有关。⑤溃疡情况:若存在溃疡,溃疡边缘可能不够整齐,基底可能不平坦,周围组织的炎症反应可能不太剧烈,提示肝郁脾虚影响了机体的修复和防御能力。⑥分泌物观察:肠道分泌物可能增多,且质地偏稀,颜色较淡,这可能是脾虚不能运化水湿所致。⑦肠腔变化:肠腔有时可能会出现局部狭窄或扩张,反映了肝郁脾虚对肠道蠕动和张力的不良影响。综上所述,内镜下可见结肠黏膜红白或青白色为主,结肠黏膜颜色较气血两虚证亮,弹性一般,常伴发结肠多发息肉,镜下少见活动性出血,癌肿表面相对比较干净,很少覆有污秽之苔,无脓性分泌物。可辨为肝郁脾虚证,如图 21-7、图 21-8 所示,可见巨大结节状肿物,表面糜烂渗血,肠腔狭窄。

5. 湿热内蕴证　结肠癌在内镜下的辨证要点如下。①黏膜色泽:肠黏膜色泽通常偏红,甚至可能有明显的红肿,这是湿热熏蒸导致的局部充血表现。②黏膜形态:黏膜可能出现肿胀、肥厚,表面粗糙不平,有时还会有颗粒状或结节状的隆起,反映了湿热之邪阻滞肠道,影响黏膜的正常形态。③血管纹理:血管纹理往往模糊不清,或者血管明显扩张充血,这是由于湿热内蕴导致气血运行不畅。④肿物和溃疡特征:肿物表面可能有较多的分泌物,质地较软,容易出血。溃疡面较大且深,基底污秽,周边组织红肿疼痛明显,显示出湿热邪毒的强烈侵袭和破坏作用。⑤分泌物情况:肠道分泌物显著增多,质地黏稠,颜色发黄或浑浊,有异味,这是湿热蕴结的典型表现。⑥肠腔变化:肠腔可能会因为黏膜肿胀和肿物的影响而变得狭窄,肠道的蠕动也可能受到一定程度的阻碍。综上所述,内镜下表现为结肠黏膜颜色偏红,呈鲜红色或大红色,并伴有充血、水肿,常伴发结肠息肉,癌肿常显红色,中间覆黄色厚苔,并有脓性分泌物;也可见于溃疡,与周围正常组织分界不清,呈浸润生长,边缘充血明显,色红,溃疡中部多覆黄色浑浊或黄厚苔。可辨为湿热内蕴证,如图 21-9、图 21-10 所示,管壁增厚周围不规则形状隆起病变,表面有糜烂溃疡,边界清,质脆,易出血,管腔狭窄。

6. 瘀毒内阻证　结肠癌在内镜下的辨证主要有以下方面。①黏膜色泽:肠黏膜色泽多呈暗红或紫暗,甚至可见瘀斑,这是瘀血阻滞的明显表现。②黏膜形态:黏膜形态不规则,可能有结节状隆起或菜花状肿物,表面高低不平,质地坚硬,反映了瘀毒内阻导致的局部组织增生和异常变化。③血管纹理:血管纹理紊乱、扭曲,血管可能被肿物压迫或阻塞,导致血流不畅。④肿物和溃疡特征:肿物边界不清,形态不规则,生长迅速,容易侵犯周围组织。溃疡面深陷,边缘参差不齐,底部污浊,常有坏死组织和出血,显示出瘀毒的强烈破坏性。⑤分泌物情况:分泌物较少,可能伴有脓血,气味腥臭,这是瘀毒化热、腐败血肉的结果。⑥肠腔变化:肠腔明显狭窄,肠道蠕动受到严重限制,甚至可能出现梗阻现象。在实际诊断中,医生还会详细询问患者的症状,比如是否有腹部刺痛、固定不移、夜间加重、面色晦暗等。通过脉象和舌象辅助判断,瘀毒内阻型患者脉象多涩,舌象常见舌紫暗或有瘀点瘀斑,舌苔黄燥。综上所述,内镜下可见主要以恶性溃疡为主,镜下多见活动性出血并伴发息肉,结肠黏膜颜色偏红,粗糙增厚,脆性增加,出血斑颜色或暗红色。出现的溃疡比较大而深,溃疡边缘明显充血水肿,与周围组织边界清楚,表面覆有浑浊苔,呈血性,或伴有活动性出血,或有血痂,可辨为瘀毒内阻证,如图21-11、图21-12所示,可见环周菜花样病变,表面糜烂坏死,触碰易出血,管腔狭小,质脆。

(二)医案实践

案例一

赵某某,女,70岁,南昌居民。初诊(2022年11月12日):患者2022年3月以间断性右下腹疼痛完善结肠镜检查时发现升结肠肿物(图21-13),2022年3月25日行根治治疗,术后病理:(升结肠)中分化腺癌,pTNM:T2N1cM0。术后行2周期奥沙利铂+卡培他滨化疗,化疗期间出现骨髓抑制及胃肠道不良反应,今为求中医治疗来就诊。刻下症见:腹痛、腹胀、大便次数增多,4~8次/d,伴排便不畅感,神疲乏力,面色萎黄,口干口苦,食欲差,心烦失眠,小便黄,舌淡红,苔薄白,边有齿痕,脉弦细。辨证:肝郁脾虚证。治法:疏肝理气,健脾止泻。处方:太子参15 g,党参15 g,白参5 g,枳壳10 g,柴胡10 g,法半夏10 g,黄芩炭10 g,槟榔15 g,厚朴10 g,炮姜10 g,海螵蛸15 g,茜草炭10 g,延胡索10 g,麦芽10 g,稻芽10 g,鸡内金10 g,神曲10 g,升麻15 g,乌梅炭15 g,石榴皮15 g。共10剂,水煎服,日1剂,早晚分服。

二诊(2022年12月11日):第3周期化疗后,刻下症见:精神较前好转,乏力较前改善,腹痛减轻,仍腹胀,肠鸣,腹泻较前减轻,2~3次/d,偶有排便不畅感,食欲较前增加,心烦失眠,多梦易醒,小便正常,舌淡红,苔薄白,边有齿痕,脉弦细。辨证:肝郁脾虚证。治法:疏肝健脾,养心安神。处方:柴胡10 g,法半夏10 g,黄芩炭10 g,天麻15 g,灵芝10 g,枳壳10 g,珍珠母30 g,炮姜10 g,党参15 g,龟甲30 g,延胡索10 g,浙贝母10 g,鳖甲30 g,陈皮10 g,海螵蛸15 g,鸡内金10 g,鸡血藤15 g。共24剂,水煎服,日一剂,早晚分服。

按:该患者首诊以腹痛腹泻为主症,辨证为肝郁脾虚证,赵长普教授认为其治疗一要调整气机升降,二要疏理肝脾,三应清热利湿。以小柴胡汤疏肝理气,健脾止泻,方中以白参、太子参、党参健脾益气,助中焦健运,脾强湿自除;柴胡疏肝理气,使肝气条达不再乘脾;黄芩炭清热祛湿;法半夏燥湿化痰;腹胀明显,加槟榔、厚朴、枳壳行气除胀;腹痛,加延胡索理气止痛;食欲差,加麦芽、稻芽、鸡内金、神曲消食化积,健脾开胃;炮姜温阳止痛,散寒止泻;乌梅炭、石榴皮涩肠止泻等。患者二诊时腹泻腹痛较前好转,乏力及精神状态较前改善,正气较前恢复,故原方减白参、太子参;食欲较前改善,系脾胃功能恢复,减神曲、麦芽、稻芽消食化积;大便次数较前减少,故减升麻、石榴皮、乌梅炭止泻;见失眠,故加天麻、灵芝、珍珠母养心安神;加陈皮、天麻、浙贝母助祛湿化痰,加鸡血藤、鳖甲、龟板加强活血散结之功效。

案例二

舒某,男,45 岁,本地居民。初诊(2022 年 9 月 1 日):患者有家族性腺瘤性息肉病史,于 2018 年 5 月 6 日在外院行全结肠切除术(图 21-14),病理检查提示:高分化腺癌,其后行 5 个周期奥沙利铂单药化疗。术后 1 年余因左下腹包块,再次于外院进行手术治疗。今为求中医药调理,至医院门诊就诊。刻下症见:左下腹包块,消瘦,纳食不香,大便量多质黏腻,日行 6 ~ 7 次,时觉乏力、头晕,双下肢痿弱不能,语声低微,眠一般,小便正常。舌质暗淡,苔白腻,脉沉细。胸腹部 CT 示:腹腔淋巴结异常。西医诊断:结肠恶性肿瘤(术后)。中医诊断:积聚。辨证:气血两虚证。治法:补气养血,健脾止泻。治疗:八珍汤加减。处方:人参 10 g,熟地黄 10 g,白术 10 g,当归 10 g,茯苓 10 g,川芎 3 g,白芍 10 g,黄芪 10 g,大枣 2 枚,半枝莲 10 g,白花蛇舌草 10 g,炙甘草 6 g。共 10 剂,水煎服,日 1 剂,早晚分服。

二诊(2022 年 9 月 15 日):患者诉乏力症状较前稍有好转,大便次数仍多,纳差,不欲饮食,遂在前方基础上加陈皮 10 g,鸡内金 10 g,继用 15 剂,煎煮方法同前。

三诊(2022 年 10 月 3 日):患者气色较前两次就诊时明显改善,诉食欲较前增加,偶有腹痛症状,便后疼痛可缓解,于二诊方基础上去半枝莲,加用延胡索 10 g,枳实 6 g,余方药同前。继服 15 剂。后因疫情原因,患者未曾复诊,1 个月后电话回访诉症状无反复。

按:患者病证日久,气血消耗,观其舌脉及临床表现诊断为气血两虚证,本方以人参、熟地黄相配,益气养血,共为君药;臣以白术、茯苓补气健脾渗湿,助人参益气健脾;当归、白芍养血和营,助熟地黄滋阴养血;佐以川芎活血行气,使熟地黄、当归、白芍补而不滞;黄芪味甘,芪归配伍,补气生血,气旺血生;白花蛇舌草、半枝莲共奏解毒抗癌之效;炙甘草益气和中,煎加大枣,调和脾胃,并助气血化生,共为佐使。全方用药平和,配伍严谨,符合气血亏虚的核心病机,突出益气补血,兼以抗癌之功。

（三）临床应用综述

赵长普教授从事中医药防治肝胆脾胃系统疾病的研究二十余年,具有丰富的临床经验,结肠癌是消化道恶性肿瘤中的常见疾病,赵长普教授基于脾为后天之本的传统中医理论,认为脾不健运可见于结肠癌患者的多个阶段。治疗上应注意以扶助正气、培补后天之本为主,佐以消散癥瘕积块。

1. 中医方面　赵长普教授治疗恶性肿瘤,尤重调理,根据患者气血、阴阳、正邪之不同,灵活予以扶正、祛邪、调气、和血之品,正胜邪退,阴阳气血协调。脾胃健运,生化之源不竭,正气旺盛,才能耐受祛邪药物之攻伐。正气已复,若可受攻药,则佐以清热解毒、软坚散结之牛黄、麝香、乳香及没药等,攻补兼施,延长患者存活期,改善生存质量。治疗过程中应灵活施治,或七攻三补,或三攻七补,或五攻五补,视其邪正虚实而调之,补虚而不滞实,通泄而不伤正。此外,临床上运用调气和血攻毒法治疗结肠癌,还应根据病变过程中引发气血失和毒聚的不同病因或病理,辨证后选用热者清之、寒者温之、湿者渗之、积者导之、下者举之、滑者摄之等法,治病求本,随证施治。水杨梅根、藤梨根、菝葜、半枝莲、白花蛇舌草、白英、红藤、虎杖清热解毒,祛邪抗癌;四君子汤加薏苡仁、红枣、当归健脾养血扶正。服用此方时,可同时饮用蟾蜍酒(2 日 1 次,每次 100 mL),与蟾蜍酒合而用之,则毒邪去,正气安。

2. 西医方面　目前结肠癌治疗的主流手段包括手术、放疗、化疗、靶向治疗。

(1)手术治疗:只要能够做手术的患者,在体力状态允许情况下还是应该选择手术治疗的,手术切除包括肿瘤原发灶的切除,以及肿瘤所在结肠周围的淋巴结的切除,手术切除结合化疗是可能治愈的手段。通常多发的远处转移不再适合手术治疗,但对手术能够彻底切除并保证余下脏器正常功能的肝肺转移也是可以手术切除的。上述两种手术以根治肿瘤为目的,还有一种手术为姑息性手术,主要用于肿瘤出现出血、穿孔等,用于解除症状。

(2)化疗:大部分手术后的患者还需要进行化疗,化疗是对手术的一种补充。此外远处转移不能手术,或是患者体力状态不允许手术的患者,也应接受包括化疗在内的综合治疗。术前化疗能增加肿瘤或转移灶根治性切除的机会,术后化疗能降低复发和转移的风险。

(3)放疗：通过放射线的聚焦，使肿瘤细胞的病理组织遭到破坏，杀灭肿瘤细胞，通常联合手术、化疗等治疗手段。

(4)靶向治疗：利用靶向药物有针对性地识别并击杀癌细胞，通常与化疗联合使用，增加疗效。

3. 药物配伍

四君子汤加减：药物主要有炒党参、炒白术、云茯苓、炙甘草、炙黄芪、生薏苡仁、白扁豆、丹参、白花蛇舌草、仙鹤草、败酱草。方中黄芪味甘微温，归脾、肺经，益气固表，为方中君药。党参味甘，性平，归脾、肺经，益气、生津、养血；白术味苦甘，性温，归脾、胃经，补气健脾，燥湿利水，共为方中臣药，合黄芪同用益气健脾，扶助正气为主。茯苓、甘草、薏苡仁、白扁豆、丹参、仙鹤草、败酱草、白花蛇舌草俱为佐使，以健脾化湿，清热解毒，活血祛瘀。全方集益气、健脾、化湿、解毒等为一体，祛邪与扶正并用，非一味猛攻，而是以扶正为主，使攻不伤正，补不助邪，共奏益气健脾、清热化湿、活血解毒之功。

黄芩、黄连：黄芩味苦性寒，具有泻实火，除湿热，止血，安胎之效；黄连味苦性寒，具有泻火，燥湿，解毒，杀虫之效。赵长普教授认为黄芩清热泻火力强，黄连清热燥湿之力强于黄芩，两者相须为用，尤长于清泻胃肠湿热。研究表明，黄芩、黄连具有明显抗结肠癌的作用。

柴胡、黄芩：柴胡味苦性微寒，具有和解表里，疏肝，升阳之效；黄芩味苦性寒，具有泻实火，除湿热，止血，安胎之效，清代刘潜江在《本经疏证》总结到："仲景用黄芩有三耦焉，气分热结者，与柴胡为耦；血分热者，与芍药为耦；湿热阻中者，与黄连为耦"。赵长普教授认为柴胡疏肝，升清解郁，透热从表出，黄芩苦寒直折，降浊泻火，一升一降，从而使肝胆气机调畅，内蕴湿热得消。黄芩因炮制方法不同功效也有所区别，生黄芩清热泻火解毒力强，用于气分郁热，湿热较重患者；黄芩炭以清热止血为主，用于肠道出血。

鳖甲、全蝎、鸡内金：鳖甲味咸性微寒，具有养阴清热，平肝熄风，软坚散结之效；全蝎味辛性平，具有息风镇痉，攻毒散结，通络止痛之效；鸡内金味甘性平，具有健胃消食，涩精止遗之效。赵长普教授认为肿瘤患者后期常伴有阴液消耗的表现，鳖甲滋阴软坚，属"血肉有情之品"，且用于肿瘤治疗时，鳖甲善攻坚而不损气，配全蝎增强其通络散结之功，鸡内金健脾胃，消食滞，化瘀积，清代张锡纯认为无论脏腑经络何处有积，鸡内金均能消之，三者合用共奏养阴消积，通络软坚之功。现代药理研究提示鳖甲有增强免疫力，抑制肿瘤生长的功效。

第二十二章 家族性腺瘤性息肉病

【疾病概述】

(一)现代医学认识

家族性腺瘤性息肉病(familial adenomatous polyposis,FAP)是一种常染色体显性遗传性疾病,其主要表现是结、直肠内可呈地毯样密集分布≥100颗乃至上千颗腺瘤样息肉,由位于染色体5q21-q22上的腺瘤性息肉病基因(adenomatous polyposis coli,APC)的突变引起。

根据息肉数量可分为经典型家族性腺瘤性息肉病(classical familial adenomatous polyposis,CFAP)和衰减型家族性腺瘤性息肉病(attenuated familial adenomatous polyposis,AFAP)。CFAP以遍布整个结直肠、数目>100个的腺瘤性息肉和微腺瘤为临床表现的常染色体显性遗传综合征,此类患者一般十几岁开始出现腺瘤,如果不治疗,至50岁时100%的患者会转为结直肠癌;而AFAP数目为10~99个同时性结直肠腺瘤息肉,与CFAP比较,这类患者腺瘤数目少、发病年龄晚、恶变率稍低、更多分布于近端结肠。FAP在出生时的发病率约为1/8 300,男女发病率相同,在结直肠癌(CRC)病例中所占比例不到1%。FAP最初在9~10岁时发现息肉,20岁以后大量息肉出现,40岁后逐渐演变成癌,多发生于远端结肠和直肠。如果不治疗,几乎100%的FAP患者都会发生结直肠癌。作为预防性治疗,直肠结直肠切除术伴回肠袋-肛门吻合术仍是首选的外科治疗方法。然而据报道,这种手术的术后并发症发生率很高,包括肠功能障碍、尿失禁和女性生育力下降。除结肠的息肉以外,消化道其他部位包括胃、十二指肠均可出现多发息肉,有4%~12%的患者会发展为十二指肠癌,尤其是当息肉位于肝胰管壶腹部的时候更为多见。

FAP的诊断标准是腺瘤数>100枚或具有遗传倾向的患者腺瘤数>20枚。根据患者的临床症状包括肠外表现,结合家族史、辅助检查及基因检测即可明确诊断。对于疑诊FAP的患者,应详细询问其个人史及家族成员中胃肠道息肉史和消化系统恶性肿瘤史等情况。

FAP主要特征为结直肠内生长大量腺瘤性息肉,数量成百上千不等,直径2～5 mm,一般不超过10 mm,其临床症状与息肉的数量及累及肠段范围有关。临床表现分为临床前期、腺瘤期和癌肿期。早期多以便血为主要症状,合并有腹痛、腹泻、大便带血、黏液便,部分患者有肠套叠及肠梗阻,晚期可出现贫血、恶病质等症状。除了大量肠息肉造成的临床症状,仍要注意结直肠外的表现,部分患者合并有胃、十二指肠息肉,少数患者会出现先天视网膜色素上皮肥大、骨瘤、硬纤维瘤、甲状腺癌、牙齿畸形及Turcot综合征等。

目前针对FAP的治疗以手术为主,全直肠切除回肠袋肛管吻合术(TPC+IPAA)被认为是治疗FAP的最佳术式,但其对生育及性功能有较大影响。非甾体抗炎药在治疗FAP很早即显示出了其优势。美国胃肠病学会(ACG)关于结直肠癌筛查的最新指南建议,在50～69岁的风险人群中使用阿司匹林来预防结直肠腺瘤的发生。尽管多项研究表明阿司匹林可作为预防FAP进展的化学预防方法,但仍需进一步的临床试验以证明其长期使用的安全性及有效性。塞来昔布是选择性COX-2抑制剂,有研究发现该药物能有效减缓FAP儿童结直肠息肉的进展,同时具有较高的安全性。FAP的化学预防主要是药物的长期服用,因此安全性至关重要。尽管FAP的化学预防方法已经在动物实验和临床研究中取得了一定的成果,但仍缺乏进一步前瞻性临床研究的证实。中医药在息肉切除术后防治复发有巨大优势。

(二)传统医学认识

FAP属于现代医学名词,古代中医学文献中对其并没有针对性的病名资料,根据其临床表现,可将其归属于祖国医学中"泄泻""洞泄""便血""腹痛""痢疾""肠瘤"等内容中。"息肉"一词最早记载于《内经灵枢·水胀第五十七》中"曰:肠覃如何? 岐伯曰:寒气客于肠外,与卫气相搏,气不得荣,因有所系,癖而内著,恶气乃起,息肉乃生",指出息肉是由于寒邪与卫气相搏结,气血凝滞胃肠,日久结块而形成。宋代医书始见"泄泻",《太平圣惠方·治脾劳诸方》云:"治脾劳,胃气不和,时有泄泻,食少无力,宜服松脂丸方。"《黄帝内经》关于泄泻的记载和称谓可谓是种类繁多,有"泄""飧泄""溏泄""濡泄""鹜溏""泄利""洞泄""注泄""肠澼""注下"等。《素问·至真要大论》云:"诸厥固泄,皆属于下。"《素问·生气通天论》云："春伤于风,邪气留连,乃为洞泄。"《灵枢·百病始生》云："多寒则肠鸣飧泄,食不化。"泄泻的病位主要在脾胃,脾主运化水湿,调节体内水液代谢的平衡,若脾虚不运则易生湿,而湿邪过盛又易困脾。《素问·阴阳应象大论》云："清气在下,则生飧泄""湿胜则濡泄",湿邪困脾,脾胃运化功能失调,小肠清浊不分,水谷混杂,并走大肠而致泄泻。腹痛病名首见于《素问·气交变大论》:"岁土太过,雨湿流行,肾水受邪,民病腹痛";明代以前,胃脘痛和腹痛经常混称,至明代以后才将两者明确分开,专立腹痛的病名。《症因脉治·腹痛论》云:"痛在胃之下,脐之四旁,毛际之上,名曰腹痛。若痛在胁肋,曰胁痛。痛在脐上,则曰胃痛,而非腹痛。"确立了腹痛的病位,并且延用至今。

FAP病因复杂多样,不同医家对其有不同的见解。《灵枢·百病始生》曰:"积之始生,得寒乃生,厥乃成积也。"脾胃为后天之本,气血生化之源,脾胃虚弱,运化无力,酿生湿浊,湿性黏滞,阻滞气机,湿郁为痰,痰湿互结,妨碍血运,则生瘀血,日久郁发为热,最终发为肿物。无论何种类型的肠息肉均是全身性疾病的局部表现,全身为寒,局部为热;全身为虚,局部为实;脾胃虚损为本,痰瘀、浊毒为标。因此,在临证时,应以扶正化积为基本治则,健脾温肾、化瘀解毒为基本治法。大肠息肉是肠"积"的病理表现之一,其主要病因:一是感受外邪,内舍脏腑;二为饮食不节,内伤脾胃;三为情志内伤,气机不畅;四为人体正气虚损;病理机制为痰湿蕴结、气滞血瘀。因此,治疗该病时应以健运脾胃、疏肝理气为主,培补后天脾胃,使水谷得化,气血生化有源;畅达气机,疏泄肝气,有助于脾胃升清降浊,培土以制木。大肠腺瘤性息肉是常见的癌前病变,如果不加以控制,容易生成癌变,故在诊疗过程中还应该加用抑制肿瘤生长的中药以解毒消瘤,防止其发生癌变,治疗时常常选用白花蛇舌草、半枝莲、猫爪草等药物。

赵长普教授从事中医药防治肝胆脾胃系统疾病的研究二十余年,具有丰富的临床经验,根据中医证候将其归为"泄泻""便血""腹痛""痢疾"等范畴,在临证中注重辨证论治、治病必求于本。赵长普教授认为肠息肉的形成多与脾虚湿盛有关,脾主运化,其功能失健,则水湿内停,湿聚而成痰,阻塞了相关脉络,郁积日久而成息肉。由于肝郁气滞或饮食不节及肥甘厚腻,阻碍脾胃运化,久之脾胃虚弱,而湿热、寒湿、湿浊、痰浊内生,痰湿凝滞,气滞血瘀,痰瘀壅滞肠道,形成肠中垢浊,凝聚日久,滋生息肉。

赵长普教授提出本病虽病位在"肠",但其根在"脾"。《景岳全书·泄泻》谓:"泄泻之本,无不由于脾胃""泄泻之因,惟水火土之气为最";《医宗必读·泄泻》则进一步明确:"脾土强者,自能胜湿,无湿则不泄。若土虚不能制湿,则风寒与热得干之而为病。"均强调了脾虚湿盛为其主要病机。故赵长普教授治疗泄泻以补益脾胃,化湿利水为原则。根据临床症状,赵长普教授将肠息肉主要归属于肠覃、泄泻、息肉痔、腹痛、便血等范畴,辨证分型治疗。

【内镜征象】

FAP 以患者青少年期出现大量腺瘤性结肠息肉并可能伴随结肠外临床表现为主要特征。其临床特点以便血、腹泻、黏液性便和稀便次数增多为主要症状。FAP 肠镜下大肠黏膜上广泛分布小型腺瘤,成群密集或成串排列,其数目多达数百个乃至数千个,息肉多数是宽基底,可有蒂。

其中 FAP 作为家族遗传性胃肠道肿瘤性疾病,FAP 患者腺瘤性息肉的癌变率随年龄增长而增高,21 岁时其癌变风险约为 7% ,50 岁时已高达 95% 。由于 FAP 近乎完全的外显率,且若不进行干预终将进展为结直肠癌,因此,对 FAP 的早期诊断和治疗显得十分必要。结肠镜检查可以明确息肉数量和累及范围,并对可疑病变进行活检,从而决定干预和随访措施。结肠镜检查能够有效降低 FAP 患者的结直肠癌风险,在 FAP 诊治中的地位显著。因此消化内镜如结肠镜、胃镜和小肠镜等是发现胃肠道内病变最为直观的方法,因其可同时对病变部位活组织检查及对息肉和早癌等进行内镜下诊断和治疗,具有较高安全性及可信度,故消化科医师或内镜医师在实际临床工作中,应结合患者的实际情况灵活应用各类消化内镜及技术。

【内镜临床征象与中医辨证】

(一)内镜临床征象及辨证分型

目前关于 FAP 的中医辨证分型尚无统一的标准,赵长普教授根据临床经验将其分为脾胃虚弱证、血瘀内停证、大肠湿热证、寒热错杂证 4 种证型。

1. **脾胃虚弱证**　Meta 分析显示腺瘤患者病理因素与湿、热、瘀关系密切,临床证型多以脾胃虚弱、血瘀内停、大肠湿热、寒热错杂为主,中药使用以健脾药物为主,方药则以参苓白术散、乌梅丸加减为主,表明中药口服对降低内镜下切除大肠腺瘤复发率有效,同时也可改善术后腹痛、腹泻症状。

肠镜检查中脾胃虚弱型家族性息肉病在内镜下可能出现的表现。①息肉特征大小和形态:息肉通常较小,直径可能在几毫米到 1 cm。形态较为规整,多呈圆形或椭圆形,表面相对光滑。②颜色和质地:息肉的颜色可能较淡,呈现出灰白色或淡粉色。质地较柔软,触碰时感觉较为脆弱。③黏膜状况:胃黏膜颜色可能偏白,显得较为暗淡,缺乏正常的红润色泽。皱襞变得扁平,甚至消失,黏膜的厚度可能变薄。肠黏膜的纹理可能不清晰,血管网隐约可见但不明显。黏液分泌减少,黏膜表面可能显得干燥。④分泌物情况:胃酸和胃液分泌可能减少,胃内的黏液层变薄。肠道内的黏液分泌也相对不足,粪便可能较为干结。⑤蠕动功能:胃的蠕动可能减弱,收缩频率降低,幅度变小。肠道的蠕动速度减慢,食物通过肠道的时间延长。⑥其他细节:局部可能有轻度的充血,但炎症表现不明显。偶尔可见少量的出血点,但出血量通常较小。以参苓白术散加减治疗,如图 22-1、图 22-2 所示,肠管表面光滑,无蒂,质软,黏膜见片状充血发红,余黏膜光滑,血管清晰,未见糜烂、溃疡及异常隆起。

2. 血瘀内停证　肠镜检查中血瘀内停型家族性息肉病在内镜下可能出现的表现。①息肉特点:息肉形态可能不规则,边缘不整齐,可呈分叶状或菜花状。大小不一,较大的息肉可能较为常见。息肉颜色多偏暗紫或暗红,质地较硬,触摸时感觉坚韧。②黏膜情况:胃黏膜可能呈现出暗红色或紫红色,黏膜下血管纹理增粗、迂曲,甚至可见曲张的静脉。肠黏膜色泽暗沉,黏膜表面粗糙不平,可能有颗粒状或结节状突起。③出血和溃疡:息肉表面或周围黏膜容易出现出血点,出血量可大可小。部分区域可能形成溃疡,溃疡底部不平,边缘不规整,周边黏膜红肿。④黏膜粘连:黏膜之间可能存在粘连现象,活动度较差。⑤分泌物异常:分泌物可能增多,且常带有血性成分。⑥其他特征:周围组织可能有水肿和增生。有时能观察到陈旧性的出血痕迹。以血府逐瘀汤加减治疗,如图 22-3、图 22-4 所示,肠管内可见一广基息肉样隆起,局部表面糜烂,余肠黏膜光滑,结肠袋规则,血管清晰,肠腔内无血迹。

3. 大肠湿热证　家族性息肉病在内镜下可能出现的表现。①息肉形态:息肉大小不一,可从数毫米到数厘米不等。形态多样,可能为扁平状、隆起状或有蒂息肉。②息肉外观:颜色较红,表面多充血、红肿。质地较脆,触碰容易出血。③黏膜状况:肠黏膜广泛充血、水肿,黏膜发红明显。黏膜表面可能有较多黏液附着,黏液多呈黄色或浑浊状。④血管纹理:血管纹理模糊不清,有时可见血管扩张。局部可能有小血管破裂出血,形成散在的出血点。⑤溃疡和糜烂:部分区域可能出现浅表溃疡,溃疡边缘不规则。黏膜糜烂常见,范围大小不一。⑥分泌物增多:肠道分泌物显著增多,质地较稠厚。可能伴有脓性分泌物。⑦其他特征:肠道蠕动可能加快,表现为肠痉挛。息肉周围的肠壁可能有轻度增厚。多大肠湿热证,以地榆散加减治疗,如图22-5、图22-6所示,可见肠管内分布较多小息肉隆起,表面光滑,覆盖黄色分泌物,血管纹理模糊。

4. 寒热错杂证　家族性息肉病在内镜下可能呈现出的一些表现。①息肉特征:形态复杂多样,既有较为规则的圆形、椭圆形息肉,也可能存在不规则形状的息肉,如边缘呈锯齿状或分叶状。大小不一,小的息肉可能仅有几毫米,大的息肉可能达到数厘米。②息肉分布:广泛且分散,在肠道的不同部位都可能发现息肉,且分布相对较为分散。局部聚集,某些区域可能会有多个息肉相对集中出现。③黏膜状况:色泽异常,黏膜颜色可能会出现斑驳情况,部分区域发红,部分区域略显苍白或发暗。充血与苍白并存,有的地方可能有明显的充血表现,而有的部位黏膜可能显得较为苍白。④表面质地:粗糙与光滑相间,部分息肉表面可能较为粗糙,而有的则相对光滑。硬度差异,可能存在一些质地稍硬的息肉,同时也有较为柔软的息肉。⑤分泌物情况:黏液分泌异常,可能会观察到黏液分泌增多或减少,黏液的质地和颜色也可能不正常。脓性分泌物,偶尔可见少量脓性分泌物附着在息肉或黏膜表面。⑥其他细节:血管纹理改变,血管纹理可能模糊不清或出现局部扩张、扭曲等现象。黏膜皱襞改变,黏膜皱襞可能变得不规则,部分区域平坦或消失。多为寒热错杂证,以乌梅丸加减治疗,见如图22-7、图22-8所示,所见结肠内直径约0.4 cm隆起息肉,表面光滑,质软,余黏膜光滑,结肠袋清晰,血管清晰,未见糜烂、溃疡及异常隆起,肠腔内无血迹。

(二)医案实践

张某,男性,65岁,退休工人。主诉:大便次数增多10余年,增多明显加重3月余。现病史:患者自述10余年前,无明显诱因出现大便次数增多,每日3~4次,偶尔口服蒙脱石散止泻,但未予重视。3个月前大便次数渐至每日10余次,始为成形软黄便,2~3次后转为溏薄便,量不多,无黏液脓血,无里急后重,不伴有明显腹痛。多次查粪常规、粪隐血试验均为阴性。曾对症处理,效果不显。于2019年在当地医院行肠镜检查:整个结肠黏膜充血水肿,布满大小不等形态各异息肉样隆起(无法计数),质软呈水泡状;距肛门

30 cm 见有蒂息肉 1 枚,直径 0.6 cm 予以摘除,周围见无蒂小息肉数枚;直肠黏膜充血水肿明显(图 22-9)。病理检查示:管状腺瘤伴低级别上皮内瘤变。家系调查其两位妹妹均患有此病并已行手术切除治疗。患者手术切除后,转求中医药整体调理,防止复发。现症见:形体肥胖,步履蹒跚,腹部胀满,肠鸣辘辘,乏力气短;四肢肿胀,下肢尤甚,按之凹陷不起;纳眠差,大便日行 10 余次,多为水样便;舌淡暗,苔白腻,脉虚缓。中医诊断:泄泻(脾虚湿盛证)。西医诊断:家族性息肉病。治法:健脾祛湿,温肾化痰。方药:参苓白术散加减。处方:太子参 20 g,茯苓 30 g,白术 30 g,炒白扁豆 10 g,麸炒山药 30 g,麸炒薏苡仁 25 g,莲子肉 5 g,砂仁 6 g,桔梗 12 g,大枣 10 g,炙甘草 6 g,炙黄芪 20 g,淫羊藿 10 g,仙茅 10 g,大腹皮 50 g,红花 10 g。14 剂,水煎服,每日 1 剂,早晚分服。

二诊:大便次数同前,但质软成形便次增加为 2~4 次/d,稀溏或水样便次数较前减少,苔、脉同前。水湿邪气始遏,气机渐复之象。继以健脾温肾燥湿,行气化痰利水,兼以活血消积。加炒苍术 15 g,益母草 20 g。10 剂,水煎服,每日 1 剂,早晚分服。

按:本案患者舌脉为典型的泄泻脾虚湿盛证,首选参苓白术散治疗,方中太子参、白术、茯苓益气健脾渗湿为君,山药、莲子肉健脾益气,兼能止泻;炒白扁豆、炒薏苡仁助白术、茯苓以健脾渗湿;砂仁健脾和胃,行气化湿;桔梗宣肺利气,通调水道;黄芪益气固表,利水消肿;仙茅、淫羊藿补肾阳,祛寒湿;大腹皮利水消肿;红花活血化瘀;炙甘草调和诸药;共奏益气健脾,温肾利水,祛湿化瘀之效。急则治标,祛湿当先,辅以健脾温肾,化痰活血,祛邪扶正并进。

(三)临床应用综述

赵长普教授从事中医药防治肝胆脾胃系统疾病的研究二十余年,具有丰富的临床经验。赵长普教授认为,FAP 虽然在症状表现上与"腹泻""洞泻""肠蕈"相同,但在病机上有本质的区别,首先 FAP 有家族史,青少年发病,且癌变率高,需辨病与辨证相结合。辨证时需将其家族史、症状、体征、预后均考虑在内。强调本病为本虚标实之证,以正气虚损为本,气滞、痰湿、瘀血为标。病位在大肠,与肝脾肾关系密切,提出"肾精亏虚"是 FAP 的病机之本,"脾虚肝郁"为病机关键,痰湿、瘀血、气滞是病理因素,热结贯穿 FAP 始终补肾填精、滋养气血,则培元固本、正气充足。

1.中医方面　临证时,常以补肾填精作为稳定期 FAP 的主要治法,而发作期 FAP 也常辅以补肾之药,以扶正固本。以补肾石斛散、补肾养脾丸加减。常用何首乌、女贞子、熟地黄、山萸肉、山药、牛膝、附子、补骨脂、鳖甲、枸杞子等药物,若手足不温、畏寒肢冷,加桂枝、巴戟天;若久泻久利,加乌梅、诃子肉;若水肿,加泽泻车前草。若乏力,正虚明显,以大剂量人参扶助正气。

在疏肝健脾,调畅气机上,赵长普教授认为"气为诸邪之根"。在临证中以肝体阴而用阳,脾喜燥胃喜润为思路。肝气条达,气机条畅,脾胃强盛,中焦运转通利,则津液运行输布畅通、气血旺盛,肠道功能正常。尤其对于内镜下肠息肉切除术后的患者,常用逍遥散、四逆散、痛泻要方、参苓白术散为基础方加减,以疏肝和胃、健脾祛湿、补中气、畅气机、强土固本。常用柴胡、白芍、川楝子、茯苓炒白术、炒防风、党参、陈皮、砂仁、炒薏苡仁等药物。若见腹痛怕冷,加干姜、肉桂温中行气,若腹胀、食欲不佳,中焦虚滞,加山楂、莱菔子行气消食,若大便干结、口干,加天花粉、瓜蒌、麦冬以滋阴润肠。

2. 西医方面 手术治疗是目前治疗本病的最佳方法。对确诊的患者一般提倡早期根治/预防性手术治疗。外科治疗的选择和时机必须根据患者的需要和外科医生的经验进行个体化的选择。其手术方式主要有以下几种。

(1)全结直肠切除加永久性回肠造口(total proctocolectomy and permanent ileostomy, TPC):这是最有希望治愈的外科术式,是传统的经典手术,彻底性最佳,术后功能最差。这种术式因为要求行回肠造口而不容易被年轻患者所接受,因此,它通常被保留作为局部晚期直肠癌或者失去肛门括约肌功能的患者的选择,目前此方法已较少使用。

(2)全结肠切除、回肠直肠吻合术(total colectomy and ileorectal anastomosis, IRA):手术时保留7～10 cm直肠,全切其余结直肠,行回肠直肠吻合。本方法手术损伤小、保留了排便、排尿和性功能,并发症低。但保留的直肠须定期随诊,对发现的息肉及时进行电灼或手术切除。据报道,随访25年以上,直肠残端癌的发生率为13%～55%。接受IRA的患者必须至少每半年进行通过内镜检查直肠组织的常规随访,术后必须应用化学性预防治疗。此术式适用于青少年患者或高龄患者、肠道息肉少的患者。在随诊过程中,还可以视病情该作其他手术。

(3)全结肠切除、直肠黏膜剥除、回肠贮袋肛管吻合术(ileal pouch-anal anastomosis, IPAA):本手术已经成为治疗FAP的主要术式,可保留肛门、排便功能相对较好,但操作较复杂,手术死亡率和术后并发症率较高(10%～44%),包括吻合口瘘、盆腔感染、吻合口狭窄、肛瘘、贮袋阴道瘘、贮袋炎、贮袋息肉和癌等。IPAA适用于大部分FAP患者而IRA应该被保留用于直肠残端少于10个息肉的患者。选择IPAA的患者存在回肠储袋息肉和储袋炎的风险。必须敦促患者每两年进行通过内镜的储袋评价。

3. 药物配伍

逍遥散：当归、芍药、柴胡、茯苓、白术、炙甘草、生姜、薄荷。方中当归、白芍养血柔肝；柴胡疏肝解郁，加薄荷少许以增疏散条达之功；茯苓、白术、甘草培补脾土；煨姜与归、芍相配，以调和气血，与苓、术相配以调和脾胃。诸药合用，使肝郁得解，血虚得养，脾虚得补，则诸症自愈。白芍酸苦微寒，养血敛阴，柔肝缓急；当归甘辛苦温，养血和血，且气香可理气，为血中之气药；归、芍与柴胡同用，补肝体而助肝用，使血和则肝和，血充则肝柔，共为臣药。木郁则土衰，肝病易于传脾，故以白术、茯苓、甘草健脾益气，非但实土以抑木，且使营血生化有源，共为佐药。用法中加薄荷少许，疏散郁遏之气，透达肝经郁热；烧生姜降逆和中，且能辛散达郁，为佐药。柴胡为肝经引经药，又兼使药之用。

痛泻药方：炒白术、炒白芍、陈皮、防风。方中炒白术味甘苦而性温，补脾燥湿以治土虚，是为君药。白芍酸寒，柔肝缓急止痛以抑肝旺，为臣药。陈皮理气燥湿，醒脾和胃，为佐药。防风辛散肝郁，疏理脾气，又为脾经引经之药，能胜湿以助止泻之功，为佐使药。诸药合用，共奏补脾柔肝、祛湿止泻之功。用防风，一则取其疏散之性，与疏肝药配合，以助疏肝解郁之力；二则取其祛风能胜湿，在健脾药的配伍下，有利于祛湿止泻；三则与补脾药相伍，能鼓舞脾胃清阳，使清阳升，湿气化，脾自健而泻自止。

白芍、甘草：白芍味苦酸性微寒，具有养血柔肝，缓中止痛，敛阴收汗之效；甘草味甘性平，具有和中缓急，润肺，解毒，调和诸药之效。赵长普教授认为若患者出现腹痛明显的症状，用药时可加入此药以缓急止痛。

赤石脂、血余炭：赤石脂味甘酸涩性温，具有涩肠，止血，收湿，生肌之效；血余炭味苦性平，具有消瘀，止血之效。赵长普教授认为若患者出现便中带血的症状，用药时加入此药以止血。

第二十三章　糜烂性结肠炎

【疾病概述】

（一）现代医学认识

糜烂性结肠炎指内镜下观察到肠段黏膜充血、水肿、粒状突起、多发性点状或斑片状浅小糜烂或溃疡，表面有黏液或黄白苔，结肠轻微糜烂，没有出现溃疡、肿块。本病原因很多，如感染、炎症性肠病早期，根据具体病因进行针对性治疗，大部分糜烂性结肠炎可以得到治愈。

本病多数起病缓慢，病情较为顽固，可引起消瘦、贫血、全身衰弱及营养不良性水肿。症状常持续存在或呈间歇发作期与缓解期交替的慢性病程。腹泻是本病的主要症状，严重者每天大便可达10余次，粪便检查常含有血、脓和黏液。排便时可有先急后重和阵发性腹痛，排便后腹痛可缓解或消失。精神刺激神经紧张、劳累和饮食失调常为症状发作的诱因。部分患者可有畏寒发热、厌食和恶心，腹部有压痛或有肿块，周围血液白细胞增多等表现。后期患者除毒血症外，尚可有贫血，血浆蛋白降低，水、电解质紊乱和酸碱平衡失调等。

1. 病因　糜烂性结肠炎的病因复杂，最常见的病因是非特异性结肠炎，如肠易激综合征、炎症性肠病、肠菌群失调、小肠吸收不良等。一般认为和感染、免疫遗传、环境、食物过敏、防御功能障碍及精神因素有关。过敏因素：过敏性病变，受个体差异影响。主要是肠道性过敏，偶尔也累及皮肤。有些人对鱼类、虾、蟹、牛乳等高蛋白食物产生过敏，这些异体蛋白进入人体产生大量的组胺物质，引发过敏性反应。过敏性反应是受致敏物质刺激从而导致自身免疫引起的反应，其激发大量免疫细胞凝聚、均集结在消化道黏膜表面，从而引起黏膜表面水肿、充血及渗液等炎症发生。感染因素一般认为都与感染有关，每当发病时，使用抗生素都能有不同程度控制病情和治疗的效果，说明该病有致病菌的作用。滥用抗生素，导致肠道菌群失调，或出现耐抗生素菌株而引起的肠炎。

2. 诊断　　糜烂性结肠炎的诊断通常通过一系列的临床评估和检查来完成，以下是一般用于糜烂性结肠炎诊断的主要方法。

(1)病史和症状询问：医生首先会详细了解患者的病史，包括症状的发作时间、病程、症状的性质(如腹痛、腹泻、便血等)以及患者的生活方式和饮食习惯。

(2)体格检查：医生进行全面的体格检查，重点关注腹部压痛、肠鸣音、发热和贫血等体征。实验室检查：血液和粪便样本的检查有助于评估患者的炎症程度、贫血情况、感染情况等。炎症标志物如 C 反应蛋白(CRP)和红细胞沉降率(ESR)可能升高。结肠镜检查：结肠镜检查是确诊糜烂性结肠炎的关键工具。通过结肠镜，医生可以直接观察结肠黏膜的状况，发现糜烂、溃疡、出血等病变，并采集组织样本进行病理学检查。糜烂性结肠炎的病理学检查：通过结肠镜检查时获取的组织样本进行病理学检查，有助于确定炎症的类型、程度和分布，从而确诊糜烂性结肠炎。放射学检查：在某些情况下，医生可能会建议进行结肠 X 线造影或计算机断层扫描(CT 扫描)，以获取更全面的结肠图像。内镜下超声：使用超声波技术进行结肠层次结构和病变的评估。

3. 治疗

(1)一般治疗：急性发作期必须适躺休息。精神神经过度紧张者可适当服用镇静剂，如利眠宁、安定等。饮食上宜采用软而易消化、富有营养的食物，急性发作期只给无渣半流质。严重发作者，全天宜禁食，静脉内供给营养，使肠道得以休息。禁食有刺激性食物，并避免牛奶和乳制品。

抗菌药物首选胃肠道不易吸收的磺胺类药物。水杨酸柳氮磺吡啶疗效好，能缓解症状和预防复发，适用于轻型或重型缓解期，疗程约一年。其他磺胺类药物如磺胺咪、酞磺噻唑等亦可应用。也可给氢化考的松或琥珀酰氢化考的松静脉滴注或灌肠，其他免疫抑制药如硫唑嘌呤和6-巯基嘌呤等均可选用，但其疗效尚不能肯定，对磺胺类药物和肾上腺皮质激素治疗无效者可谨慎使用。与肾上腺皮质激素联合应用时，常可减少两者的剂量。

(2)对症治疗：解痉，如阿托品、颠茄片、普鲁本辛和复方苯乙哌啶均可选用；贫血严重者应输血；营养不良者可输血浆或人血白蛋白。

(二)传统医学认识

该病属中医"泄泻""久泄"范畴，部分患者又兼有久痢。病位在脾，可涉及肝肾。治疗当健脾化湿结合泻肝补肾,部分患者需要配合中药保留灌肠。在生活上要谨慎调摄,防治并举。

本病病位在肠,与肺、肝、脾、肾诸脏密切相关。脾胃为气机升降之枢纽,脾主升,胃主降,胃气不降则肠腑传化失常,壅滞成病。六腑以通为顺,若大小肠气机阻滞不通,则胃气受阻,难于通降;而胃气不降,则又影响大小肠腑的传导与分清泌浊功能。如肠腑病证往往病机复杂,关联多个脏腑,且多以虚实夹杂常见。实证可有各种原因所致的大肠实热或燥热,小肠湿热;虚证可有脾胃阳虚、脾胃阴虚、脾肾阳虚或气虚、血虚、气血俱虚等证,故临证时需详察明辨。

【内镜征象】

1. **黏膜糜烂** 结肠黏膜表面出现多处浅表的糜烂,表现为点状或片状的表浅缺损,常伴随黏膜充血。糜烂可局限于部分区域或弥漫分布于整个结肠。

糜烂是糜烂性结肠炎的核心特征,表明结肠黏膜的表层受损,通常是急性炎症、感染或药物作用的结果。

2. **黏膜充血和水肿** 内镜下结肠黏膜呈现明显的红斑样充血,伴有水肿,使黏膜显得肿胀、光泽不均匀。结肠壁看起来较厚,质地变得松软,尤其是在糜烂区域周围。

炎症导致局部血管扩张和液体渗出,导致黏膜充血和水肿,这是结肠炎的早期表现之一。

3. **糜烂伴白色纤维素渗出** 糜烂的黏膜表面可能覆盖有白色或黄色的纤维素渗出物,呈现为膜状、斑点状或斑片状的沉积。这些渗出物往往紧贴糜烂区域,难以通过冲洗去除。

纤维素渗出通常表明较为严重的急性炎症,提示有组织坏死和渗出液聚集。

4. **散在的小溃疡** 在糜烂的基础上,可能会伴有散在的小溃疡,溃疡多为浅表,大小不一,常位于充血和糜烂的黏膜区。

小溃疡是结肠黏膜表面局部坏死或深度炎症的结果,通常伴随疼痛和腹泻症状。

5. **斑片状糜烂和炎症** 糜烂性结肠炎常表现为斑片状分布的糜烂和炎症区,健康黏膜与糜烂黏膜交替出现,局部区域有显著的炎症迹象。

斑片状的炎症提示炎症分布不均匀,可能与某些感染、药物或缺血性因素有关。

6.**血管纹理模糊**　结肠正常情况下黏膜下的血管纹理清晰可见,而在糜烂性结肠炎中,因充血、水肿及炎症渗出的影响,血管纹理变得模糊或消失,尤其是在糜烂和充血区域。

血管纹理模糊提示黏膜层出现水肿和炎症,表明病变程度较深。

7.**出血倾向**　内镜下可见到点状或弥漫性的黏膜表面出血,有时在轻触或通过内镜气流时容易引发接触性出血(触之易出血),表明黏膜脆弱,出血倾向较高。

糜烂和溃疡的形成导致局部血管损伤,炎症过程中黏膜变得脆弱易出血,尤其在急性炎症期间。

8.**黏液分泌增加**　在炎症的背景下,结肠腔内可见大量白色或透明的黏液分泌物。黏液可能附着在糜烂的黏膜表面,或者漂浮在肠腔内容物中。

黏液分泌增加是结肠黏膜对炎症的保护性反应,通常伴随腹泻、黏液便等症状。

9.**广泛糜烂和坏死**　在严重的病例中,结肠黏膜可出现广泛的糜烂甚至坏死,内镜下呈现大片的黏膜缺损,颜色变暗或发黑,黏膜呈现灰白或黑色。

广泛糜烂和坏死提示结肠的严重炎症反应,可能与缺血或中毒性损伤有关。

10.**黏膜脆性增加**　炎症导致结肠黏膜脆性增加,内镜检查时可见黏膜易碎,轻微接触即会导致表面损伤或出血。

这是结肠炎症进一步发展的表现,提示黏膜受到严重损伤。

【内镜临床征象与中医辨证】

(一)内镜临床征象及辨证分型

目前关于结肠糜烂的中医辨证分型尚无统一的标准,赵长普教授根据临床经验将其分为脾胃气虚证、肝郁气滞证、脾肾阳虚证、湿热壅滞证4种证型。

1.**脾胃气虚证**　结肠黏膜可见点片状糜烂,边缘黏膜较少肿胀发红,伴有乏力、食欲缺乏,或嗳气、反酸、消化不良等症状,舌淡苔薄,脉弱。此可辨为脾胃气虚证,如图23-1、图23-2。其主要病机为脾虚湿盛,兼夹湿热瘀血。脾虚湿盛为其病理基础,《张景岳》指出:"泄泻之本,无不由于脾胃"。当湿邪困阻中焦,脾胃功能日益虚弱,湿滞不化,病程迁延不愈,因此脾虚湿盛是糜烂性结肠炎的病理根源。

2. 肝郁气滞证　结肠黏膜可见点片状糜烂,边缘黏膜伴肿胀发红,临床症状有情绪不佳、易怒,两侧胁肋部不适,舌红苔薄白,脉弦。此可辨为肝郁气滞证,如图23-3、图23-4。《医学启源》曰:"气机阻滞也,谓肠胃隔绝,而传化失常。"内外因如风寒湿热等邪气,或情志不畅,均可导致肠道气机阻滞,形成腹痛、泄泻等症。《素问·举痛论》亦云:"怒则气逆,甚则呕血及飧泄。"肝郁气滞与脾阳不振等相互作用,常引发非特异性糜烂性结肠炎。

3. 脾肾阳虚证　结肠黏膜可见点片状糜烂,边缘黏膜少有肿胀发红,伴随身冷、手足冰凉、乏力、便溏,舌淡,舌体胖大,脉沉。此可辨为脾肾阳虚证,如图23-5、图23-6。本证以脾为主,肝肾亦受累。肾阳不足,命门火衰,不能温煦脾土,致使脾运失健,水湿停聚,下注大肠而致泄泻。《素问·水热穴论》指出:"肾者,胃之关也,关门不利,故聚水而从其类也。"因此,脾、肝、肾三脏相互影响,最终导致三脏同病的复杂病机。

4. 湿热壅滞证　结肠黏膜可见点片状糜烂,边缘黏膜多伴肿胀发红,伴随阴囊潮湿、手脚多汗、大便不成形,舌红苔腻,脉滑或濡。此可辨为湿热壅滞证,如图23-7、图23-8。《素问·阴阳应象大论》云:"湿胜则濡泄。"脾胃虚弱,湿邪困滞,常郁而化热,伤及血络,导致便血,患者大便带有黏液、脓血、口苦、舌红苔黄腻。湿热、血瘀常为本病的主要兼证,部分患者还伴有腹痛如刺、舌暗、舌下青紫等血瘀征象。

(二)医案实践

程某,女,33岁,就诊于2018年2月20日。初诊:腹泻4年,起于妇科疾病抗生素治疗之后,开始便结,以后溏泄,反复发作,近2个月加重,饮食稍有不慎,即见腹泻,大便泻下稀薄如水,肠鸣有声,矢气频多,但不腹痛,怕冷,肠镜查为:糜烂性结肠炎(图23-9)。舌苔黄薄腻,质暗红,脉细。中医诊断:泄泻。病机:脾寒肠热,肝木乘侮,腑气不调。西医诊断:糜烂性结肠炎。处方:焦白术10 g,炒白芍10 g,陈皮6 g,防风6 g,玫瑰花5 g,吴茱萸3 g,炮姜炭4 g,苍耳草15 g,黄连3 g,煨木香5 g,党参10 g,茯苓10 g,炙甘草3 g,乌梅肉6 g。14剂,水煎服,早晚分服。

二诊(2018年3月18日):药后大便转稠,但未成条,日1次,饮食不当,受凉稍有加重,偶有一天2次,肠鸣好转,矢气减少,受凉则皮肤出现痒疹。舌苔薄黄腻,质暗,脉细弦。处方:2月20日方加煨葛根15 g、山药12 g、焦山楂10 g、焦神曲10 g。14剂,常法煎服。

三诊(2018 年 5 月 26 日):腹泻控制,大便日行成条,有皮肤过敏史,最近发作 1 周,手臂皮肤瘙痒,抓后皮疹红赤。舌苔薄黄腻,质暗,脉细弦。处方:2 月 20 日方加煨葛根 15 g、生山楂肉 15 g、藿香 10 g。14 剂,常法煎服。

按:糜烂性结肠炎在中医上属于"泄泻"范畴,多数久泻,赵长普教授认为病机关键在于脾虚湿盛,脾胃运化功能失调,小肠受盛和大肠传导失司。脾虚生湿、健运无权为基础,或肝强脾弱,肝气乘脾;或肾阳虚弱,累及脾阳;或湿久化热蕴结,困于肝脾肠,中焦气机失调,肠腑传导失司。治疗上以益气健脾为主法,注重肝脾、脾肾的关系。配合涩肠止泻、抑肝扶脾、理气化湿、利水化饮、温养脾肾等诸法,使得脾肾之阳来复,脾胃运化功能正常,水湿得化,泄泻自止。治疗糜烂性结肠炎时,赵长普教授的常用方剂有乌梅丸、赤石脂禹余粮丸、参苓白术散、二妙丸、交泰丸、木香槟榔丸、痛泻要方、葛根黄芩黄连汤、黄连汤、芍药汤等。本案中患者初诊症见大便溏泄,反复发作,饮食不慎,即见腹泻肠鸣,泻下稀薄如水,畏寒,故用焦白术、陈皮、防风、炮姜炭、煨木香、茯苓、炙甘草健脾化湿、升阳益气,玫瑰花、吴茱萸、乌梅肉、炒白芍疏肝柔肝、缓急止痛,黄连清泻肠热,苍耳草用于慢性肠炎、久泻,特别是过敏性肠炎、肠功能紊乱,是赵长普教授的一味经验用药。复诊时患者诸症减轻,但大便仍未成型,故加葛根升阳、山药固涩、藿香化湿、焦楂曲以温运脾胃。继续守法守方加减治疗,患者 4 年腹泻终得控制。

(三)临床应用综述

1. **中医方面** 赵长普教授认为糜烂性结肠炎的中医治疗应注重整体调理,主要治疗原则包括健脾益气、清热解毒、活血化瘀、调和肠胃。具体治疗措施包括内服中药、外敷药物以及针灸推拿,根据患者不同症状进行辨证施治,灵活加减药方。脾胃气虚型患者常用补脾益气方,如四君子汤加减,代表药物包括黄芪和党参。黄芪有补气固表、利尿托毒等效用,党参则有补中益气、生津的作用。肝脾气滞型患者则常用行气解郁方,如柴胡疏肝散加减,常用药物有白术和焦神曲。白术可补脾益胃、燥湿和中,焦神曲则有健脾和胃、消食调中的效果。结合患者具体表现,调节饮食和生活作息,可以有效改善症状,提高生活质量。

2. **西医方面** 糜烂性结肠炎的西医治疗主要目标是控制炎症、减轻症状、预防并发症。常用治疗手段包括抗炎、免疫调节及手术治疗。氨基水杨酸类药物(如美沙拉嗪)用于轻中度炎症控制,减少复发;皮质类固醇(如泼尼松)适用于中重度急性发作,具有强效抗炎作用,但长期使用需注意副作用;免疫调节剂(如硫唑嘌呤、甲氨蝶呤)帮助降低免疫反应,延缓疾病进展;生物制剂(如英夫利昔单抗)则靶向抑制炎症介质,适用于严重难治型患者。对于出现肠道严重狭窄、穿孔或脓肿的患者,可能需要肠切除术或造瘘术。结合饮食管理与心理支持,可以显著提高患者的生活质量和治疗依从性。

3. 药物配伍

木香、黄连、乌梅:三者组合有助于行气止痛、泻火燥湿、涩肠止泻,适用于气滞引起的腹痛与肠道炎症。金银花和五倍子的组合具有清热解毒、化痰止泻的作用,能改善大肠功能,清肺化痰。

黄芪、当归、山楂:三者联合使用则能够补气升阳、促进脾胃功能恢复,并缓解慢性炎症。黄芪具有补气固表的作用,当归则促进血液循环,山楂则帮助消食化积、活血化瘀。根据患者的具体情况,合理配伍这些中药,可以有效调理脾胃功能,减轻肠道炎症,增强治疗效果。

附 全书彩图

第一章 食管癌

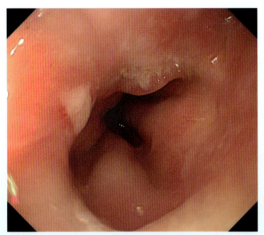

图1-1 痰气交阻证(1)

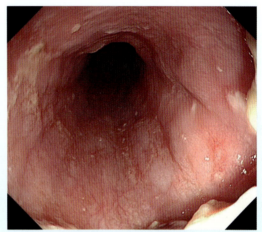

图1-2 痰气交阻证(2)

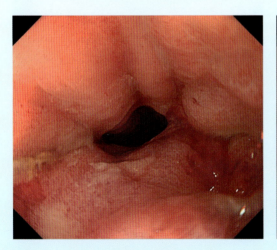

图1-3 瘀血内结证(1)

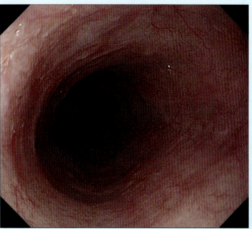

图1-4 瘀血内结证(2)

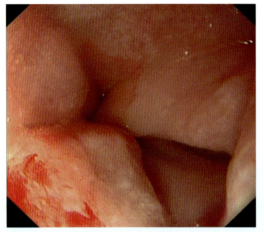

图1-5　津亏热结证（1）

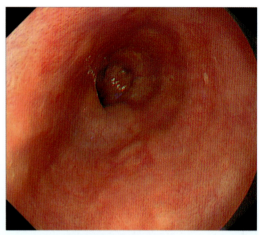

图1-6　津亏热结证（2）

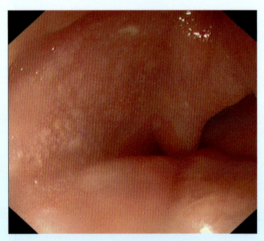

图1-7　气虚阳微证（1）

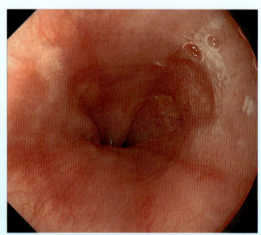

图1-8　气虚阳微证（2）

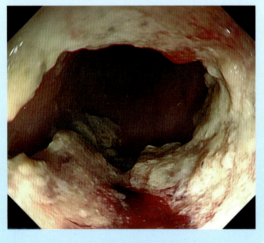

图1-9　胃镜所见

第二章 食管胃黏膜异位

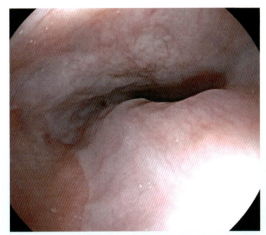

图 2-1 脾胃虚寒证(1)

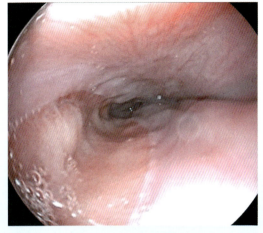

图 2-2 脾胃虚寒证(2)

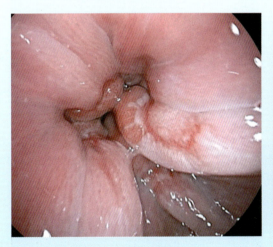

图 2-3 痰气交阻证(1)

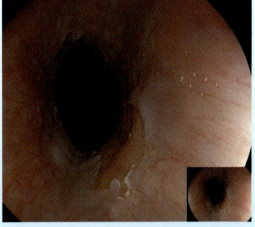

图 2-4 痰气交阻证(2)

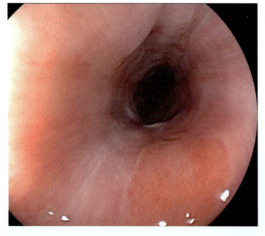

图 2-5　脾胃湿热证（1）

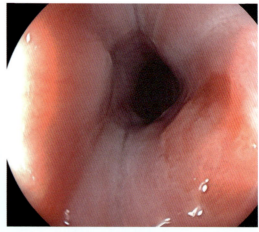

图 2-6　脾胃湿热证（2）

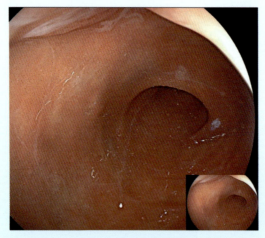

图 2-7　肝气犯胃证（1）

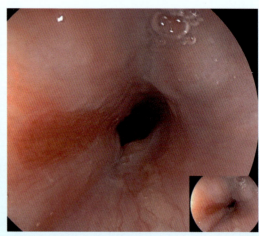

图 2-8　肝气犯胃证（2）

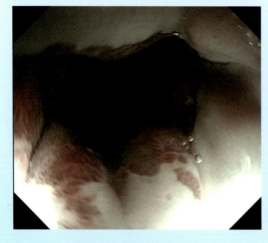

图 2-9　痰瘀互结证（1）

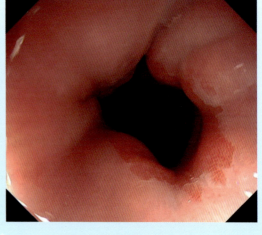

图 2-10　痰瘀互结证（2）

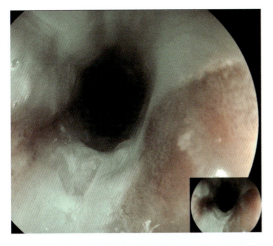

图2-11 胃镜所见

第三章 真菌性食管炎

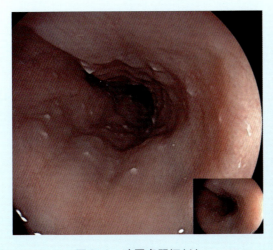

图3-1 脾胃虚弱证(1)

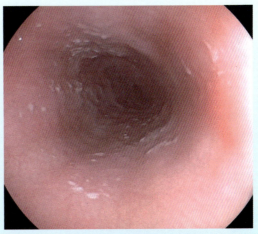

图3-2 脾胃虚弱证(2)

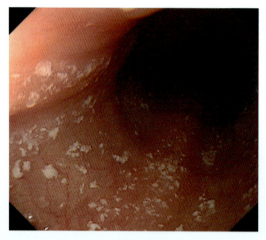

图 3-3　湿热内蕴证(1)

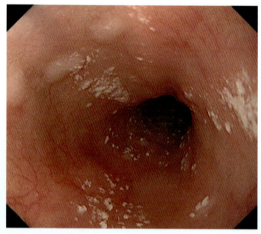

图 3-4　湿热内蕴证(2)

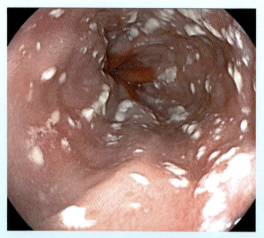

图 3-5　浊瘀互结证(1)

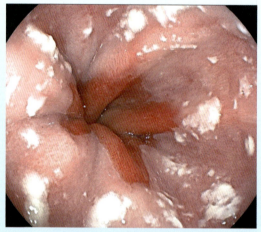

图 3-6　浊瘀互结证(2)

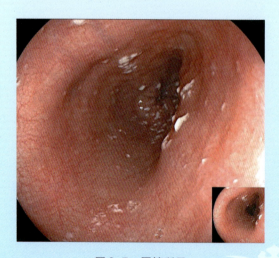

图 3-7　胃镜所见

第四章　贲门失弛缓症

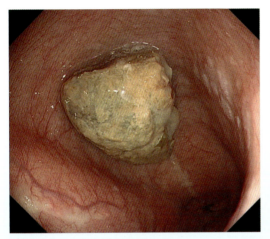

图 4-1　肝胃不和证（1）

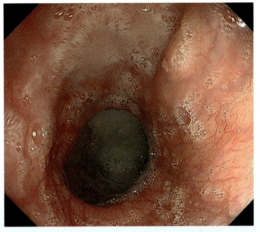

图 4-2　肝胃不和证（2）

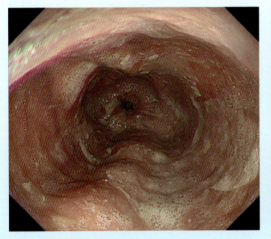

图 4-3　痰气交阻证（1）

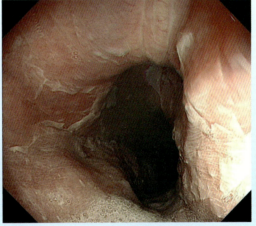

图 4-4　痰气交阻证（2）

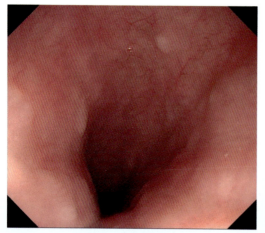

图 4-5　中虚气逆证(1)

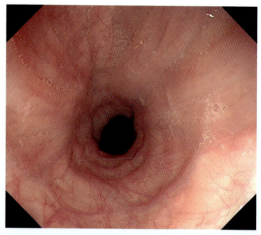

图 4-6　中虚气逆证(2)

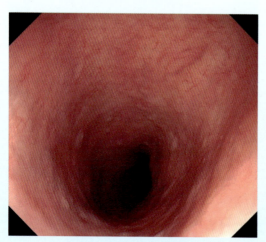

图 4-7　案例一胃镜所见

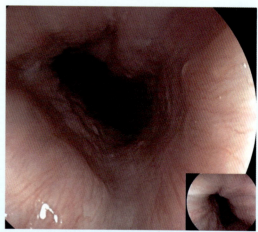

图 4-8　案例二胃镜所见

第五章　贲门炎

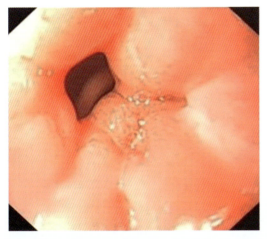

图 5-1　肝胃不和证(1)

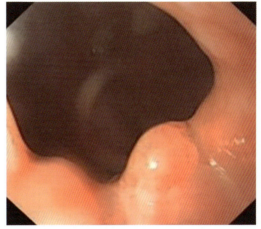

图 5-2　肝胃不和证(2)

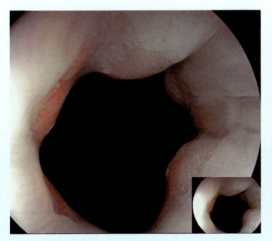

图 5-3　脾胃虚寒证(1)

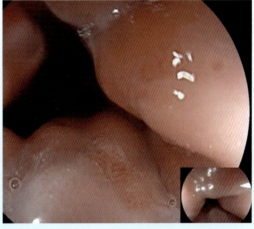

图 5-4　脾胃虚寒证(2)

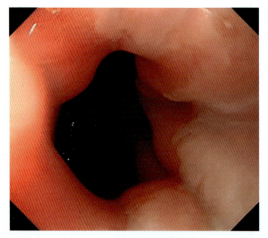

图 5-5　湿热蕴结证（1）

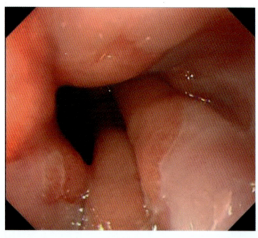

图 5-6　湿热蕴结证（2）

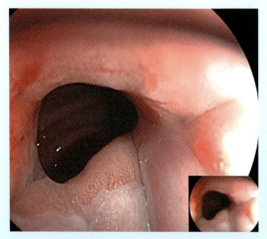

图 5-7　瘀血内阻证（1）

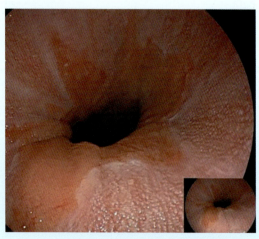

图 5-8　瘀血内阻证（2）

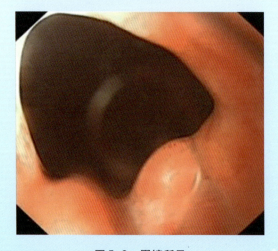

图 5-9　胃镜所见

第六章　糜烂性胃炎

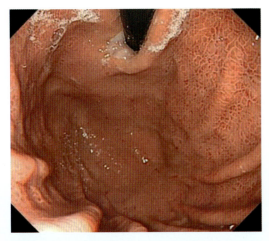

图6-1　肝胃不和证（1）

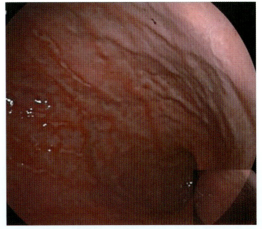

图6-2　肝胃不和证（2）

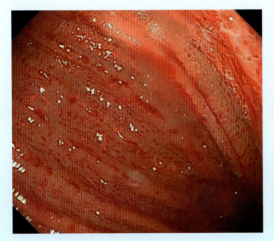

图6-3　脾胃湿热证（1）

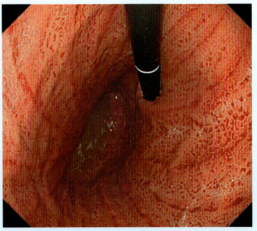

图6-4　脾胃湿热证（2）

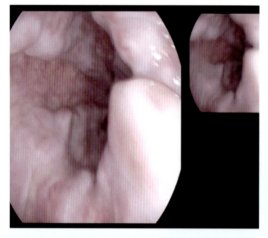

图6-5　脾胃虚弱证(1)

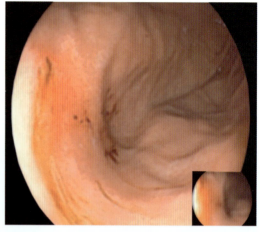

图6-6　脾胃虚弱证(2)

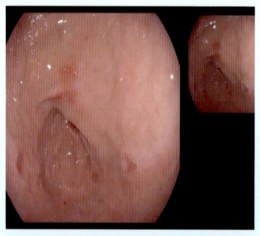

图6-7　胃阴不足证(1)

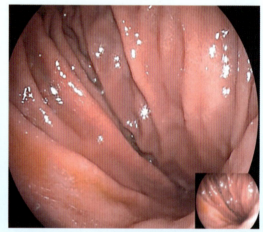

图6-8　胃阴不足证(2)

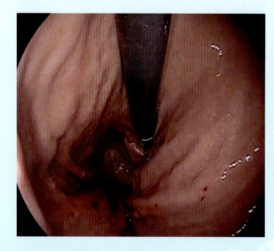

图6-9　胃络瘀阻证(1)

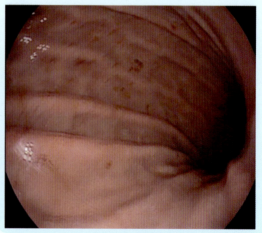

图6-10　胃络瘀阻证(2)

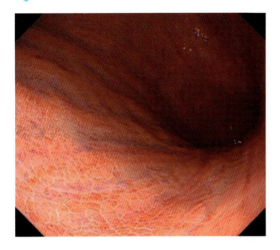

图 6-11　胃镜所见

第七章　胃食管反流病

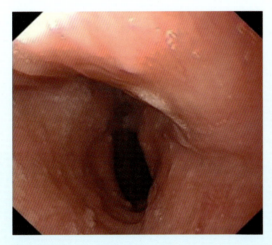

图 7-1　肝胃郁热证/胆热犯胃证(1)

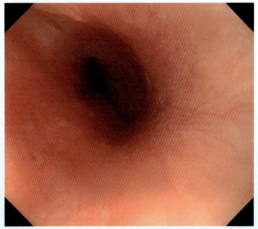

图 7-2　肝胃郁热证/胆热犯胃证(2)

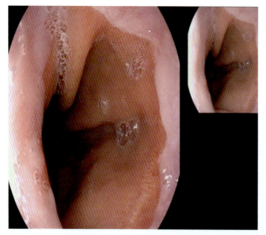

图7-3　气郁痰阻证(1)

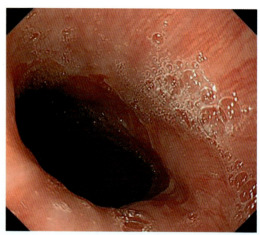

图7-4　气郁痰阻证(2)

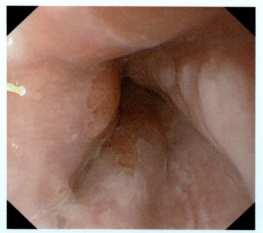

图7-5　胸阳不振证(1)

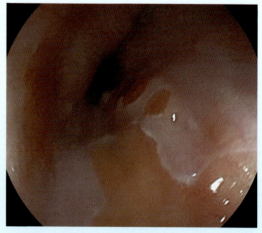

图7-6　胸阳不振证(2)

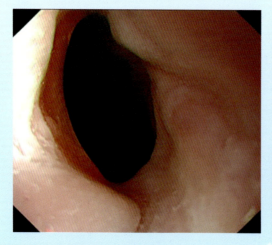

图7-7　中虚气逆证(1)

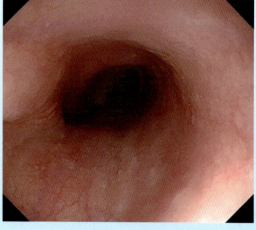

图7-8　中虚气逆证(2)

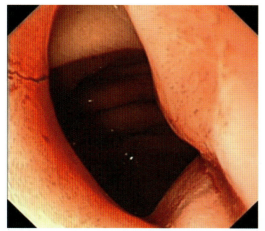

图7-9 瘀血阻络证(1)

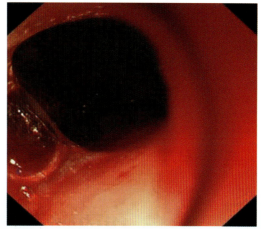

图7-10 瘀血阻络证(2)

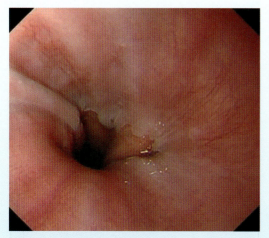

图7-11 寒热错杂证(1)

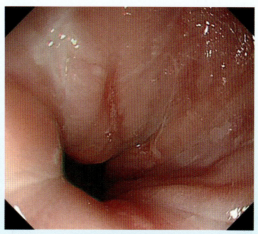

图7-12 寒热错杂证(2)

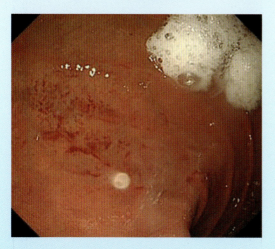

图7-13 胃镜所见

第八章　慢性萎缩性胃炎

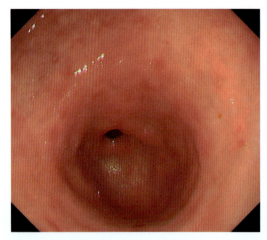

图 8-1　肝胃不和证（1）

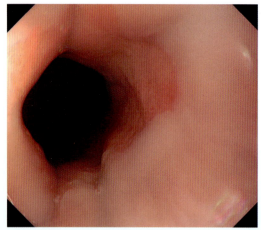

图 8-2　肝胃不和证（2）

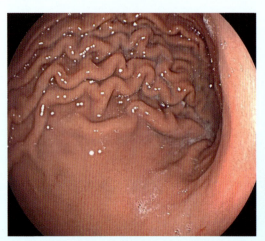

图 8-3　脾胃湿热证（1）

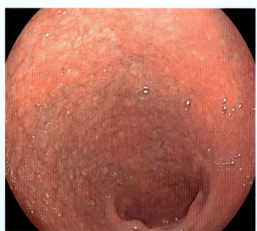

图 8-4　脾胃湿热证（2）

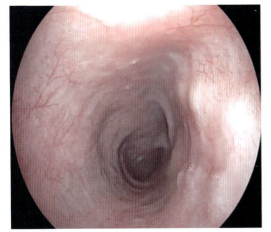

图 8-5　脾胃虚寒证(1)

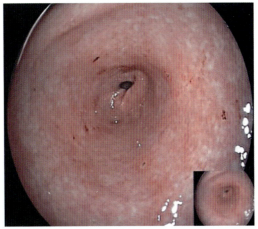

图 8-6　脾胃虚寒证(2)

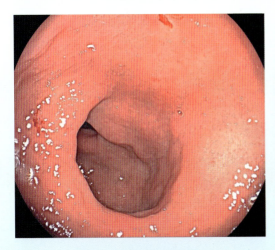

图 8-7　胃阴不足证(1)

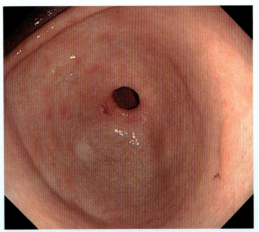

图 8-8　胃阴不足证(2)

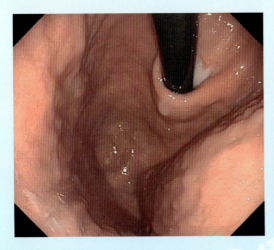

图 8-9　浊毒内蕴证(1)

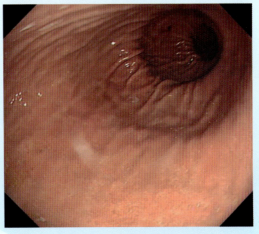

图 8-10　浊毒内蕴证(2)

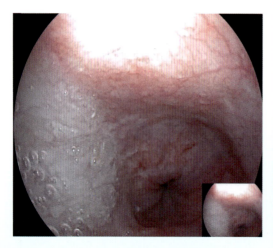

图 8-11　案例一胃镜所见

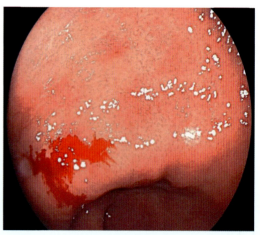

图 8-12　案例二胃镜所见

第九章　慢性非萎缩性胃炎

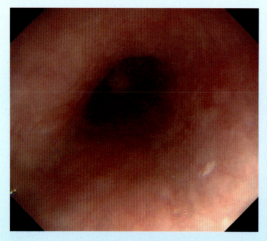

图 9-1　肝胃气滞证(1)

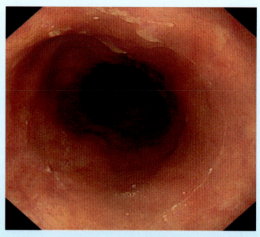

图 9-2　肝胃气滞证(2)

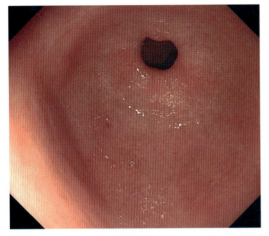

图9-3　脾胃湿热证（1）

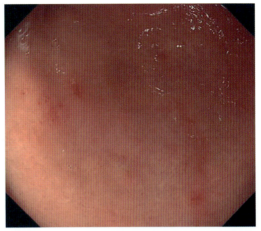

图9-4　脾胃湿热证（2）

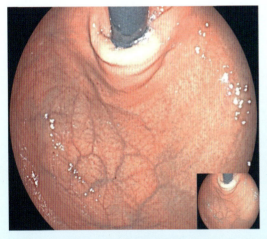

图9-5　胃络瘀阻证（1）

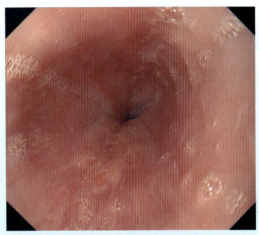

图9-6　胃络瘀阻证（2）

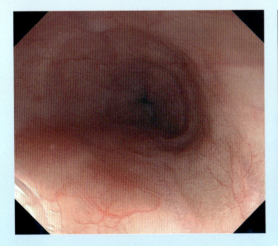

图9-7　脾胃虚寒证（1）

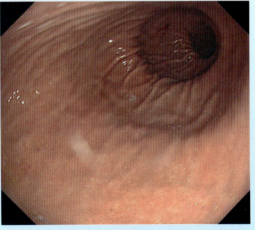

图9-8　脾胃虚寒证（2）

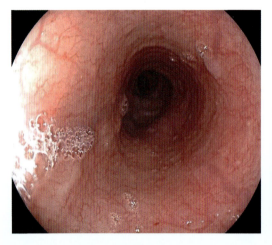

图9-9 胃阴不足证(1)

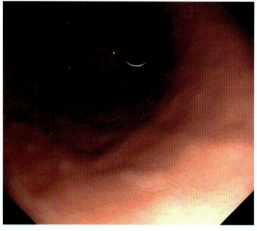

图9-10 胃阴不足证(2)

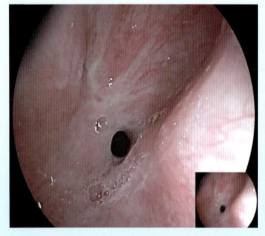

图9-11 案例一胃镜所见

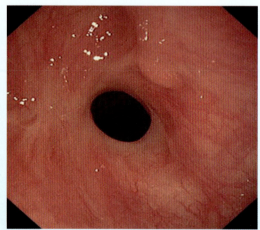

图9-12 案例二胃镜所见

第十章 消化性溃疡

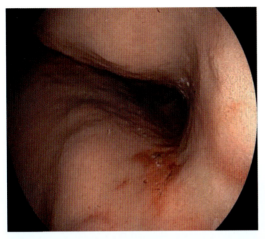

图 10-1 脾胃虚弱证（1）

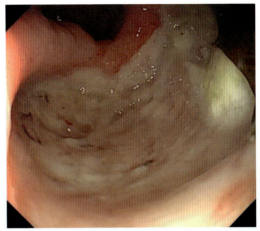

图 10-2 脾胃虚弱证（2）

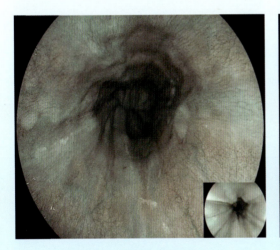

图 10-3 胃阴不足证（1）

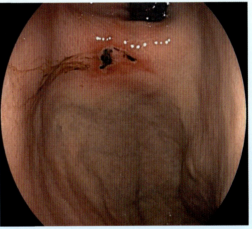

图 10-4 胃阴不足证（2）

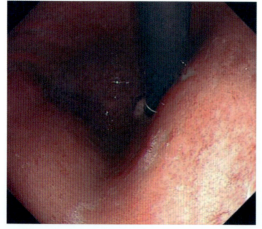

图 10-5　肝胃不和证（1）

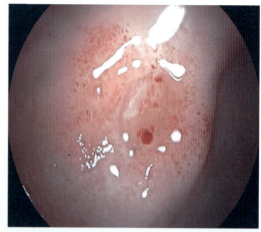

图 10-6　肝胃不和证（2）

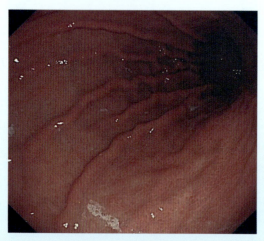

图 10-7　胃络瘀阻证（1）

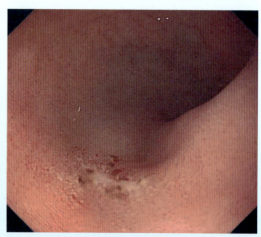

图 10-8　胃络瘀阻证（2）

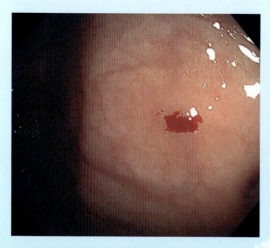

图 10-9　脾胃湿热证（1）

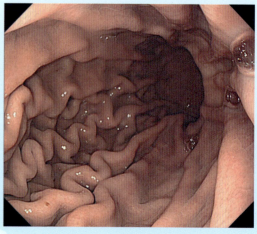

图 10-10　脾胃湿热证（2）

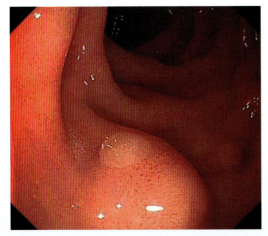

图 10-11　寒热错杂证(1)

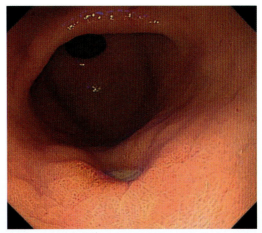

图 10-12　寒热错杂证(2)

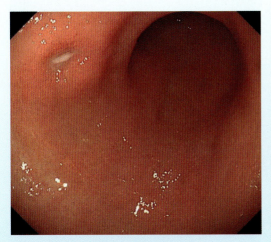

图 10-13　案例一胃镜所见

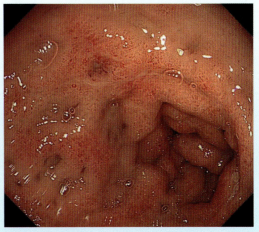

图 10-14　案例二胃镜所见

第十一章　胃癌

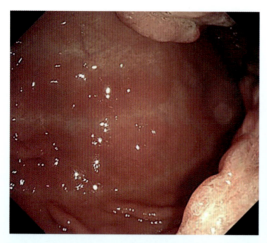

图 11-1　肝胃不和证（1）

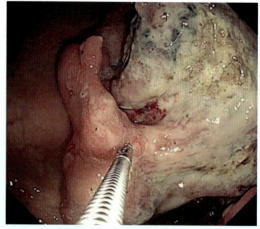

图 11-2　肝胃不和证（2）

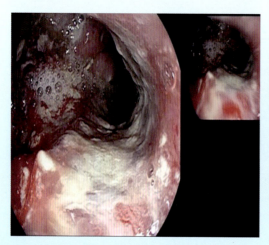

图 11-3　瘀毒内阻证（1）

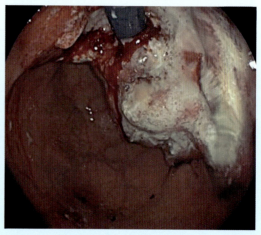

图 11-4　瘀毒内阻证（2）

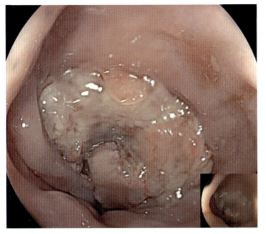

图 11-5 脾胃虚寒证(1)

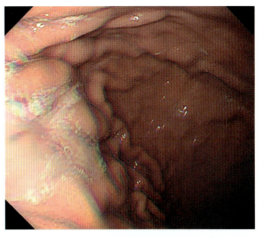

图 11-6 脾胃虚寒证(2)

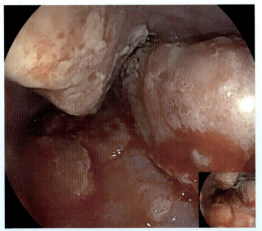

图 11-7 胃热伤阴证(1)

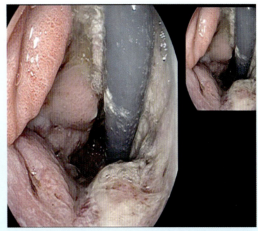

图 11-8 胃热伤阴证(2)

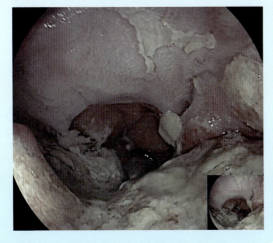

图 11-9 气血两虚证(1)

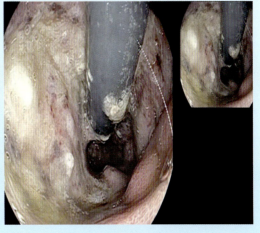

图 11-10 气血两虚证(2)

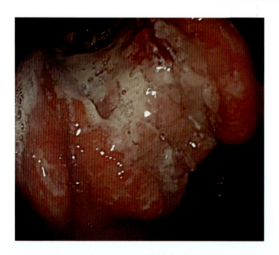

图 11-11　胃镜所见

第十二章　胃息肉

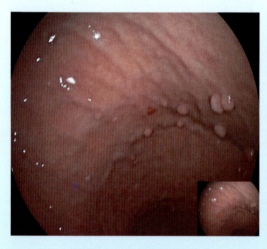

图 12-1　气滞痰阻证(1)

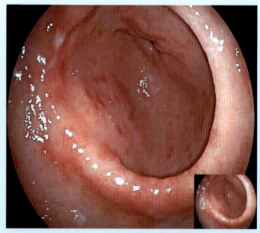

图 12-2　气滞痰阻证(2)

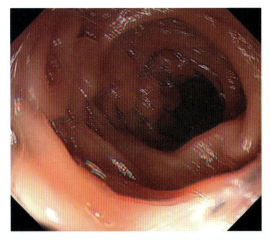

图 12-3　脾胃湿热证(1)

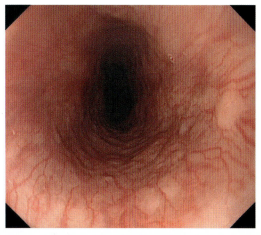

图 12-4　脾胃湿热证(2)

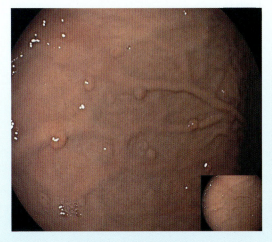

图 12-5　脾胃虚寒证(1)

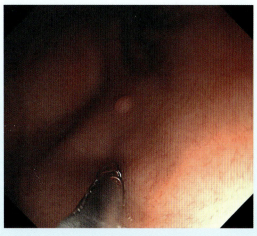

图 12-6　脾胃虚寒证(2)

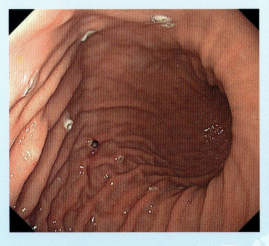

图 12-7　痰湿中阻证(1)

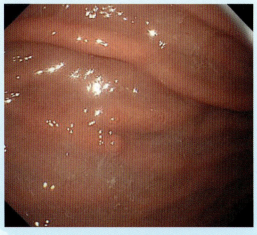

图 12-8　痰湿中阻证(2)

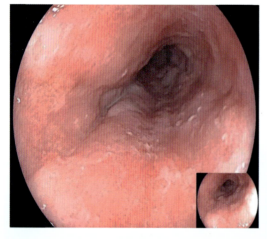

图 12-9　胃络瘀血证（1）

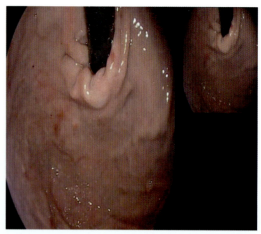

图 12-10　胃络瘀血证（2）

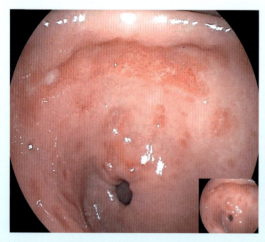

图 12-11　案例一胃镜所见

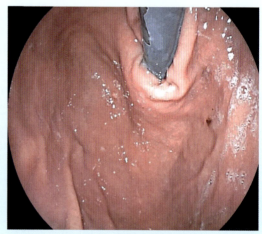

图 12-12　案例二胃镜所见

第十三章　幽门螺杆菌现症感染

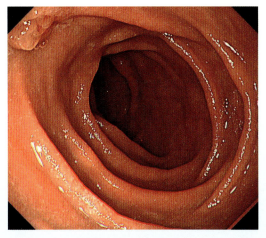

图 13-1　脾胃湿热证（1）

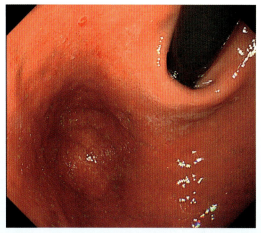

图 13-2　脾胃湿热证（2）

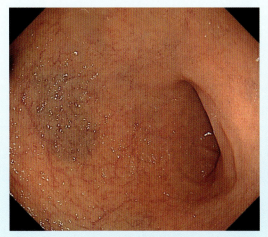

图 13-3　脾胃虚热证（1）

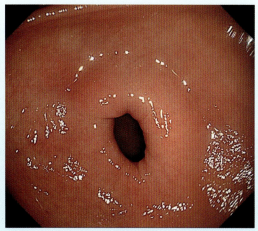

图 13-4　脾胃虚热证（2）

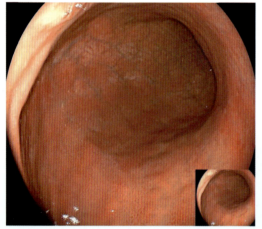

图 13-5　肝胃不和证（1）

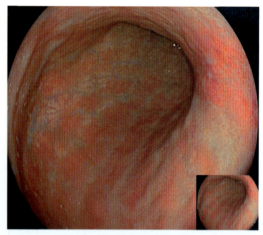

图 13-6　肝胃不和证（2）

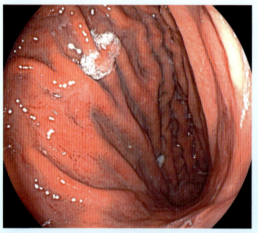

图 13-7　胃阴不足证（1）

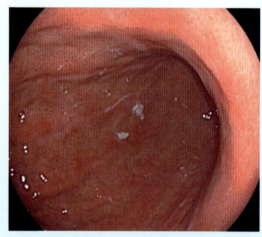

图 13-8　胃阴不足证（2）

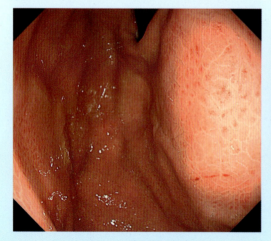

图 13-9　胃络淤血证（1）

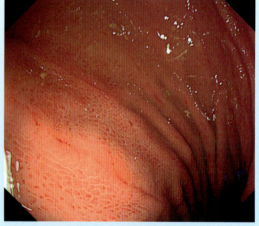

图 13-10　胃络淤血证（2）

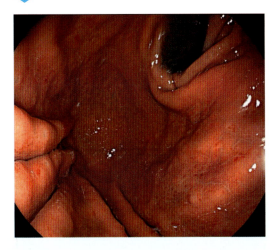

图 13-11　胃镜所见

第十四章　幽门螺杆菌既往感染

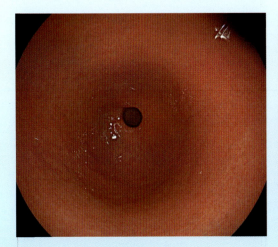

图 14-1　肝胃不和证（1）

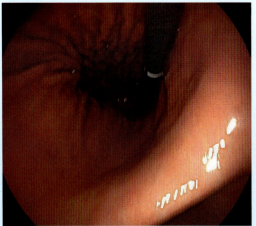

图 14-2　肝胃不和证（2）

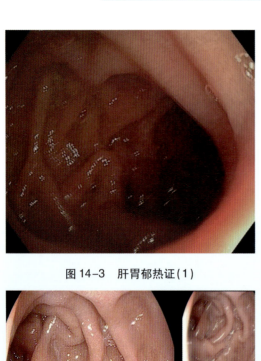

图 14-3　肝胃郁热证（1）

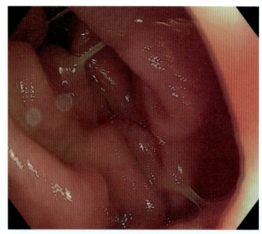

图 14-4　肝胃郁热证（2）

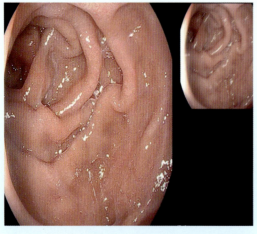

图 14-5　脾胃虚寒证（1）

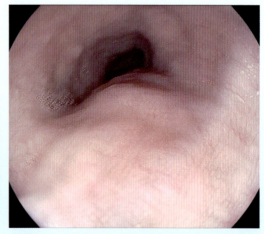

图 14-6　脾胃虚寒证（2）

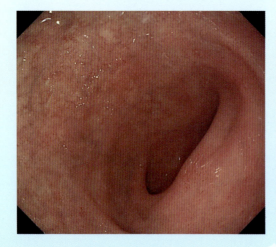

图 14-7　脾胃湿热证（1）

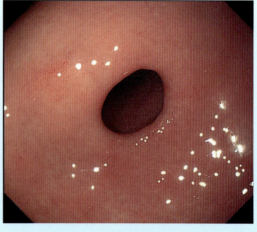

图 14-8　脾胃湿热证（2）

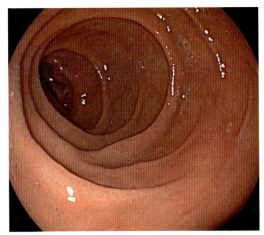

图 14-9 胃阴不足证(1)

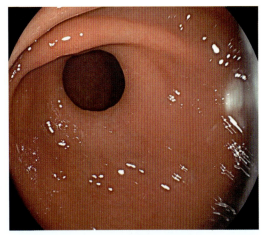

图 14-10 胃阴不足证(2)

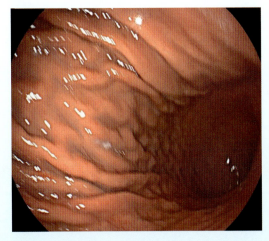

图 14-11 胃络瘀阻证(1)

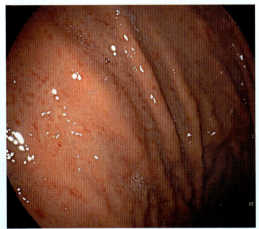

图 14-12 胃络瘀阻证(2)

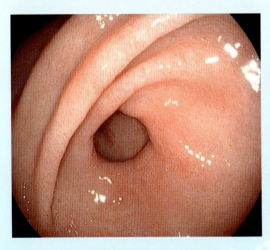

图 14-13 案例一胃镜所见

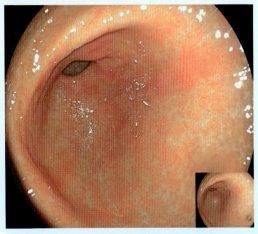

图 14-14 案例二胃镜所见

第十五章　胃出血

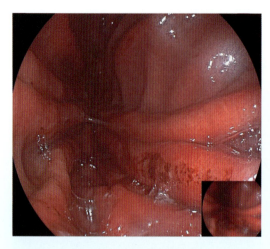

图 15-1　胃热炽盛证（1）

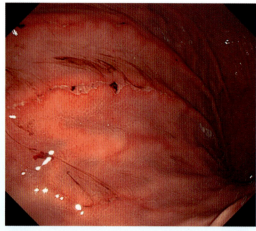

图 15-2　胃热炽盛证（2）

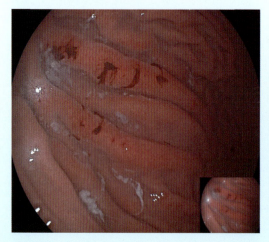

图 15-3　肝火犯胃证（1）

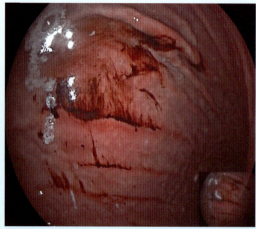

图 15-4　肝火犯胃证（2）

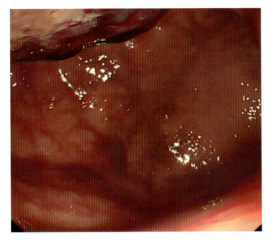

图 15-5　瘀血阻络证（1）

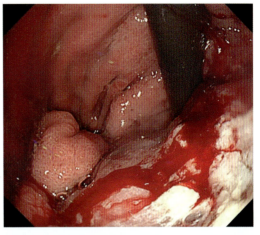

图 15-6　瘀血阻络证（2）

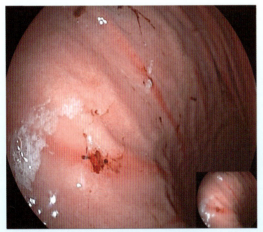

图 15-7　肝胃阴虚证（1）

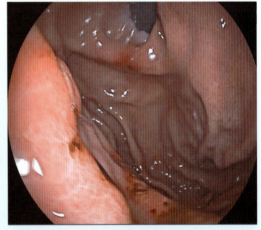

图 15-8　肝胃阴虚证（2）

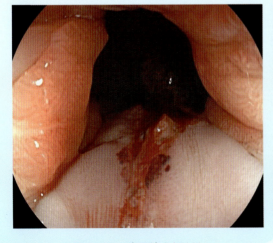

图 15-9　脾不统血证（1）

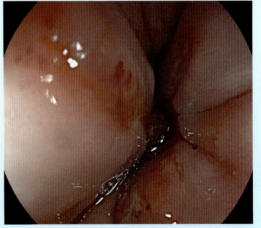

图 15-10　脾不统血证（2）

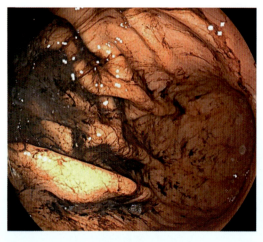

图 15-11　气随血脱证(1)

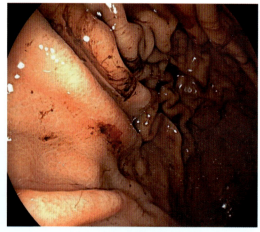

图 15-12　气随血脱证(2)

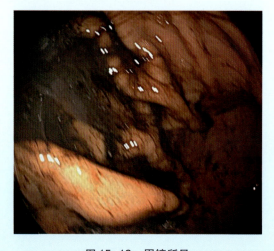

图 15-13　胃镜所见

第十六章　结直肠息肉

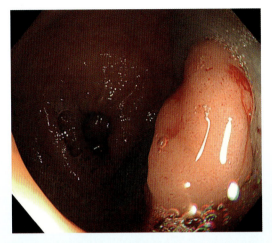

图 16-1　湿瘀阻滞证（1）

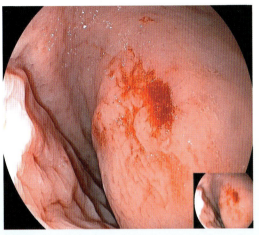

图 16-2　湿瘀阻滞证（2）

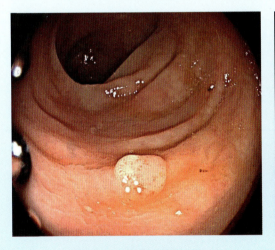

图 16-3　肠道湿热证（1）

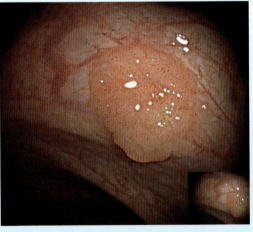

图 16-4　肠道湿热证（2）

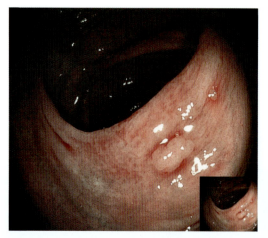

图 16-5　气滞血瘀证(1)

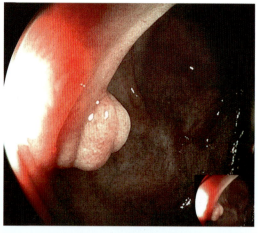

图 16-6　气滞血瘀证(2)

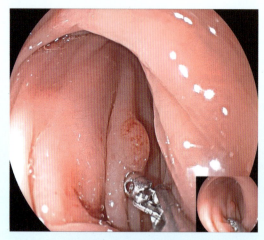

图 16-7　脾虚湿蕴证(1)

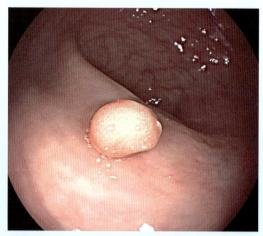

图 16-8　脾虚湿蕴证(2)

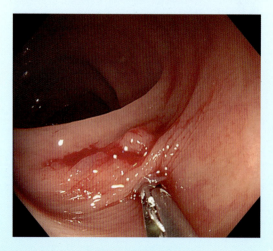

图 16-9　胃镜所见

第十七章　结肠黑变病

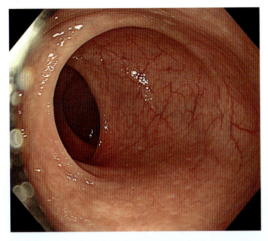

图 17-1　肺脾气虚证(1)

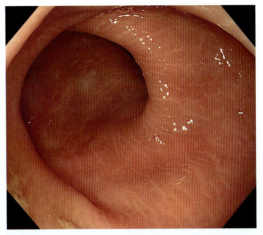

图 17-2　肺脾气虚证(2)

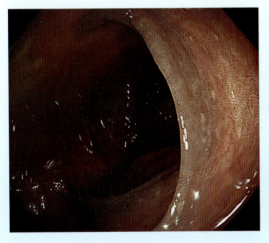

图 17-3　肝脾不和证(1)

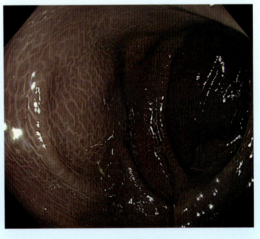

图 17-4　肝脾不和证(2)

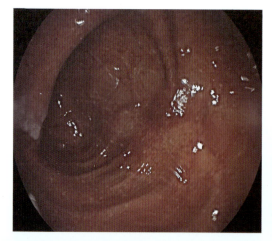

图 17-5　津亏肠燥证(1)

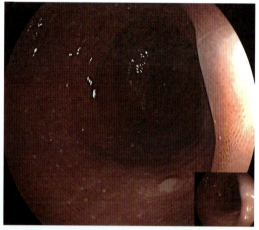

图 17-6　津亏肠燥证(2)

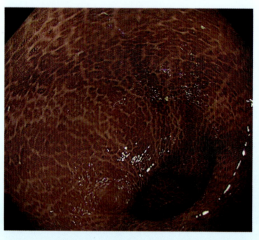

图 17-7　瘀阻肠络证(1)

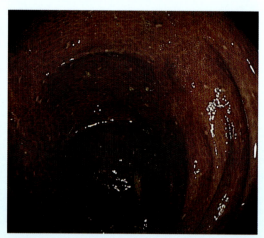

图 17-8　瘀阻肠络证(2)

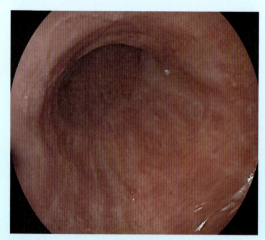

图 17-9　脾肾阳虚证(1)

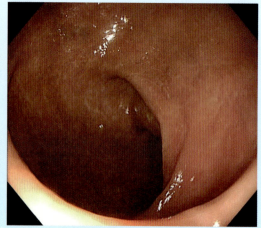

图 17-10　脾肾阳虚证(2)

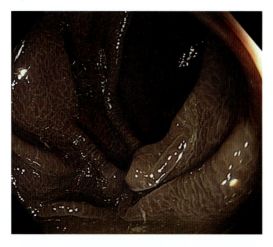

图 17-11　胃镜所见

第十八章　溃疡性结肠炎

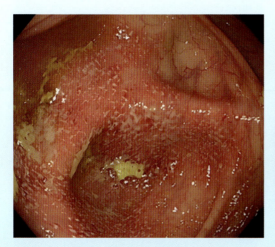

图 18-1　大肠湿热证（1）

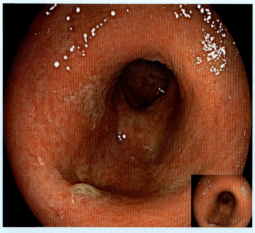

图 18-2　大肠湿热证（2）

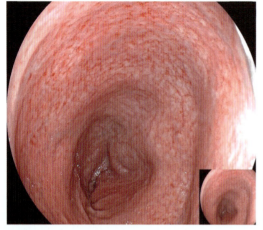

图18-3　脾胃气虚证（1）

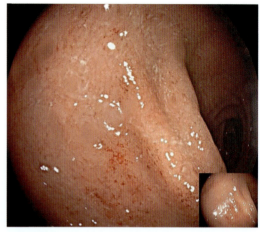

图18-4　脾胃气虚证（2）

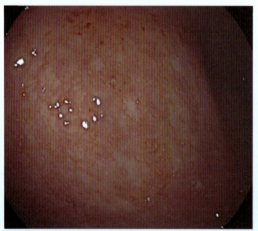

图18-5　脾肾阳虚证（1）

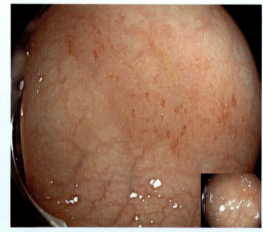

图18-6　脾肾阳虚证（2）

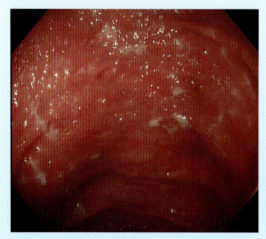

图18-7　阴虚肠燥证（1）

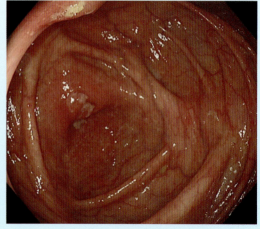

图18-8　阴虚肠燥证（2）

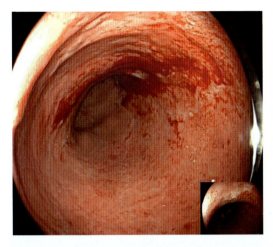

图 18-9　血瘀肠络证（1）

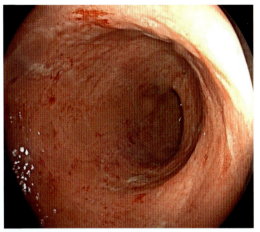

图 18-10　血瘀肠络证（2）

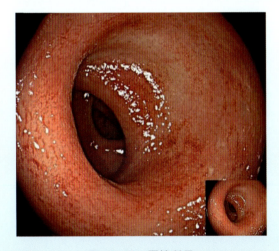

图 18-11　胃镜所见

第十九章　克罗恩病

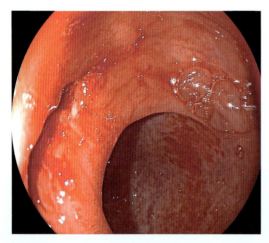

图 19-1　湿热蕴结证（1）

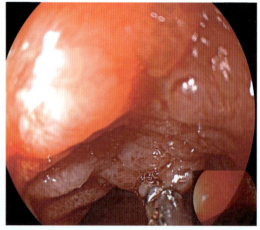

图 19-2　湿热蕴结证（2）

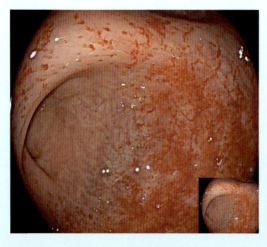

图 19-3　气滞血瘀证（1）

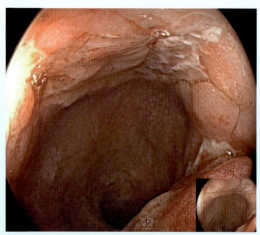

图 19-4　气滞血瘀证（2）

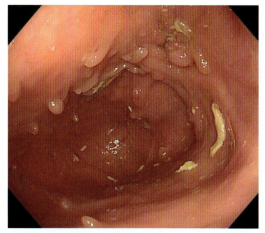

图 19-5 肝郁脾虚证(1)

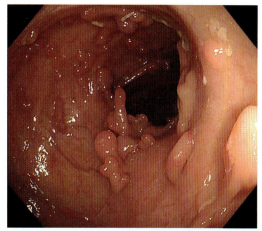

图 19-6 肝郁脾虚证(2)

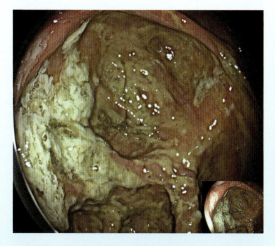

图 19-7 脾胃虚寒证(1)

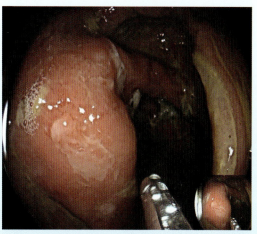

图 19-8 脾胃虚寒证(2)

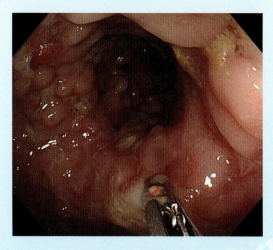

图 19-9 胃镜所见

第二十章　直肠癌

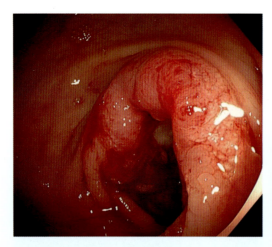 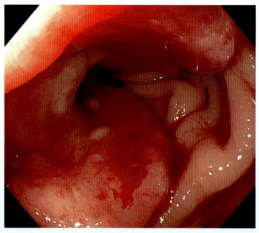

图 20-1　湿热蕴毒证（1）　　　　　　　　图 20-2　湿热蕴毒证（2）

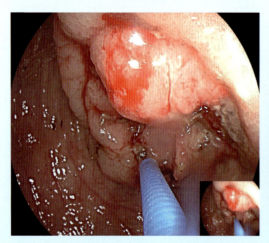 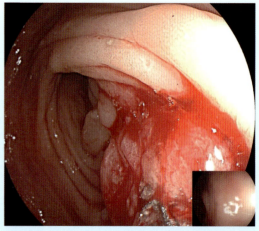

图 20-3　气阴亏虚证（1）　　　　　　　　图 20-4　气阴亏虚证（2）

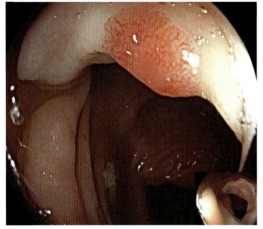

图 20-5　脾虚气滞证（1）

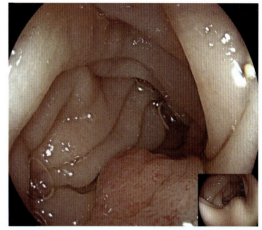

图 20-6　脾虚气滞证（2）

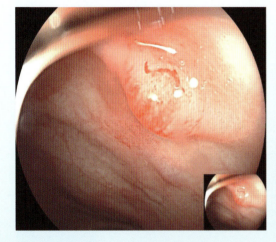

图 20-7　脾肾亏虚证（1）

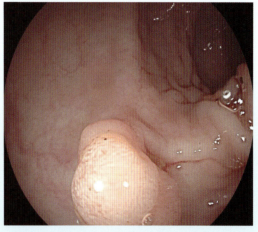

图 20-8　脾肾亏虚证（2）

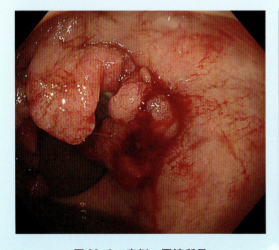

图 20-9　案例一胃镜所见

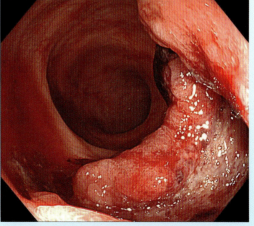

图 20-10　案例二胃镜所见

第二十一章 结肠癌

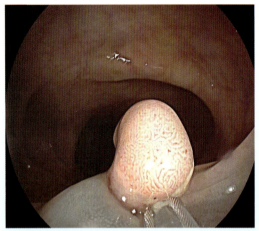

图 21-1 气血两虚证(1)

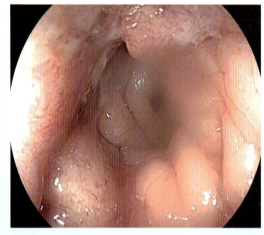

图 21-2 气血两虚证(2)

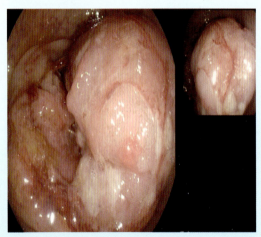

图 21-3 脾肾阳虚证(1)

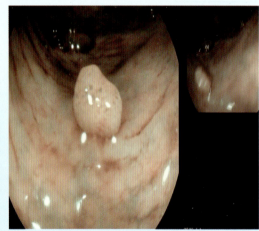

图 21-4 脾肾阳虚证(2)

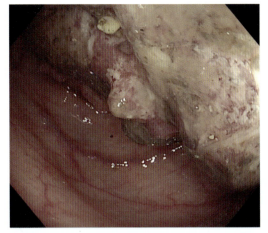

图21-5　肝肾阴虚证(1)

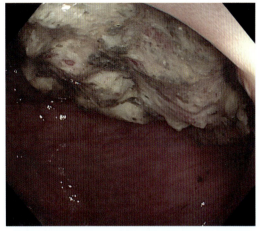

图21-6　肝肾阴虚证(2)

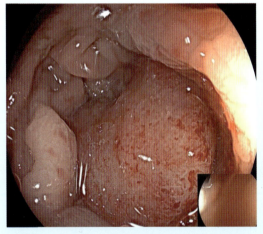

图21-7　肝郁脾虚证(1)

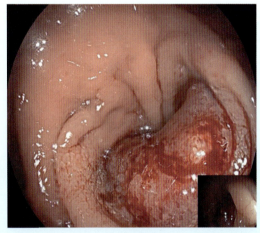

图21-8　肝郁脾虚证(2)

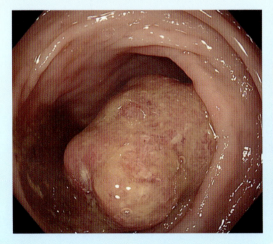

图21-9　湿热内蕴证(1)

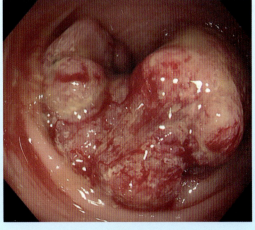

图21-10　湿热内蕴证(2)

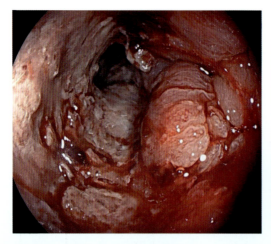

图 21-11　瘀毒内阻证(1)

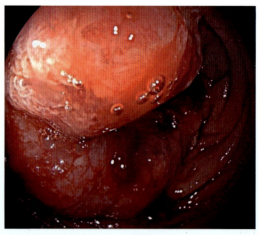

图 21-12　瘀毒内阻证(2)

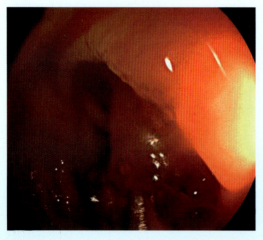

图 21-13　案例一结肠镜所见

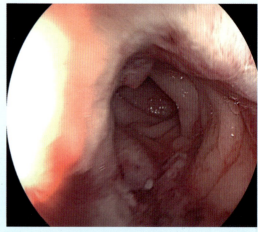

图 21-14　案例二结肠镜所见

第二十二章　家族性腺瘤性息肉病

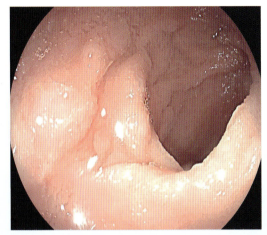

图 22-1　脾胃虚弱证（1）

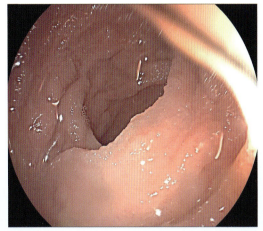

图 22-2　脾胃虚弱证（2）

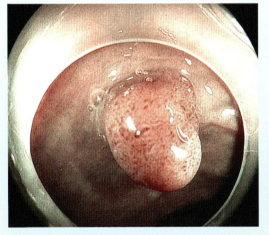

图 22-3　血瘀内停证（1）

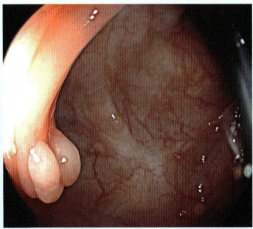

图 22-4　血瘀内停证（2）

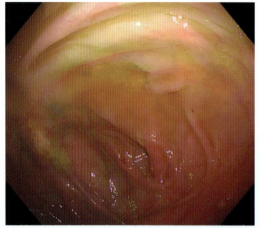

图 22-5　大肠湿热证（1）

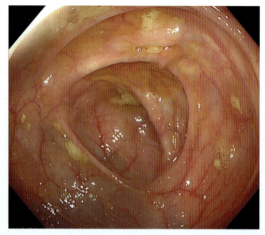

图 22-6　大肠湿热证（2）

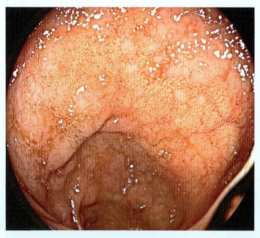

图 22-7　寒热错杂证（1）

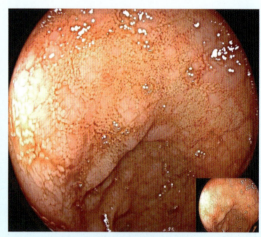

图 22-8　寒热错杂证（2）

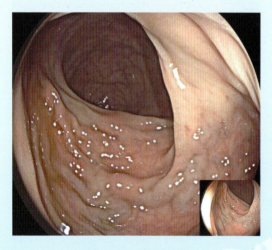

图 22-9　结肠镜所见

第二十三章 糜烂性结肠炎

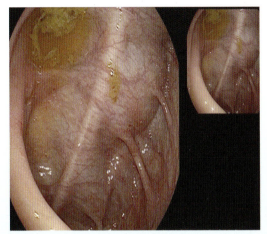

图23-1 脾胃气虚证（1）

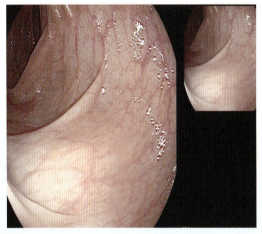

图23-2 脾胃气虚证（2）

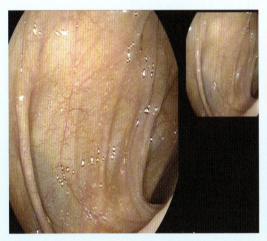

图23-3 肝郁气滞证（1）

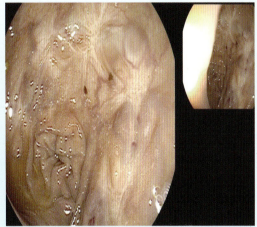

图23-4 肝郁气滞证（2）

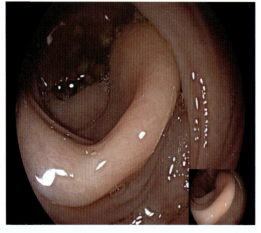

图23-5　脾肾阳虚证(1)

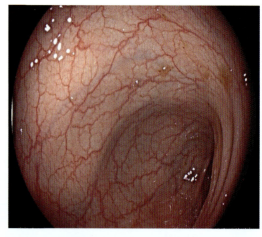

图23-6　脾肾阳虚证(2)

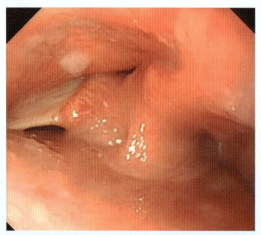

图23-7　湿热雍滞证(1)

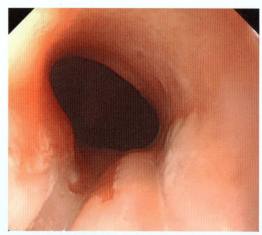

图23-8　湿热雍滞证(2)

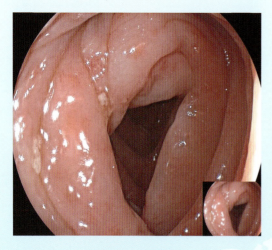

图23-9　胃镜所见